Rückenschmerzen

Prof. Dr. med. Heinrich Hess
Klaus Eder · Hans-Jürgen Montag
Karin Schutt

Natürliche Behandlungsmethoden bei

Rücken-schmerzen

Massage · Gymnastik Entspannung

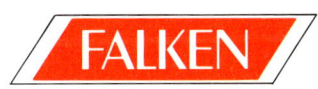

Zum Thema Natur und Medizin sind im FALKEN Verlag unter anderem erschienen:

Shiatsu-Massage (615)	Gesunder Schlaf (1036)
Akupressur (4419)	Heilatmen (1047)
Tai-Ji-Quan (850)	Wetterfühligkeit (998)
Autogenes Training (1035)	Homöopathie (1334)

Das Autorenteam bedankt sich recht herzlich für die freundliche Mitarbeit von Frau Johanna Scherm.

ISBN 3 8068 4447 X

© 1990/1992 by Falken-Verlag GmbH, 6272 Niedernhausen/Ts.
Titelbild: Isabella Wirth, Wiesbaden
Zeichnungen: Wilfried und Britta Peuser, Merenberg
Die Ratschläge in diesem Buch sind von den Autoren und vom Verlag sorgfältig erwogen und geprüft, dennoch kann eine Garantie nicht übernommen werden. Eine Haftung der Autoren bzw. des Verlages und seiner Beauftragten für Personen-, Sach- und Vermögensschäden ist ausgeschlossen.
Satz: LibroSatz, Kriftel bei Frankfurt
Druck: Auer, Donauwörth

817 2635 4453

Inhaltsverzeichnis

Einleitung

PROF. DR. MED. HEINRICH HESS

In der Bundesrepublik Deutschland werden 60 Prozent aller vorzeitig gestellten Rentenanträge mit »Bandscheibenschäden« begründet, und bis zu 50 Prozent unserer Schulkinder weisen bereits Haltungsfehler auf. Auch bei sonst gesunden Menschen sind schon im relativ frühen Erwachsenenalter, zumindest im Röntgenbild, mehr oder weniger ausgeprägte Wirbelsäulenschäden zu erkennen. Meist sind sie den Betroffenen gar nicht bekannt, weil sie keine Beschwerden haben. Bei oberflächlicher Betrachtung könnte man daher die Wirbelsäule für ein schlecht konstruiertes Organ halten, das dem lieben Gott nicht gerade gut gelungen ist. Dennoch wäre dies ein Fehlschluß, denn unsere Wirbelsäule ist in Wirklichkeit ein Organ von faszinierender Konstruktion und enormer Leistungsbreite. Sie ist nicht nur äußerst stabil, sondern auch außerordentlich beweglich und muß Tag für Tag enorme Stoß-, Scher- und Drehbelastungen aushalten.

In unseren hochzivilisierten Ländern sind Wirbelsäulenschäden viel weiter verbreitet als in den Entwicklungsländern. Es gibt sicher auch eine ganze Reihe von Ursachen dafür, daß Rückenschmerzen offenbar ein Tribut an die Zivilisation sind: Zum Beispiel schlafen wir in weichen Betten, tragen beengendes Schuhwerk und sitzen, sowohl beruflich als auch in der Freizeit, viel zuviel auf zumeist ungeeigneten niedrigen und weichen Sesseln. Wir bewegen uns körperlich nur wenig, haben Übergewicht und strapazieren dadurch unsere Wirbelsäule Tag für Tag. Infolge der bewegungsarmen Lebensführung sind die stabilisierenden Muskeln der Wirbelsäule schlaff und untrainiert und daher nicht mehr in der Lage, die Wirbelsäule zu stützen. Auch unsere vitaminarme, zu fett- und zu eiweißhaltige Kost ist gemeinsam mit dem Übergewicht ein weiterer wesentlicher Schadensfaktor.

Allerdings zeigen die Röntgenaufnahmen ägyptischer Mumien, daß offenbar schon damals die Menschen – bedingt durch ungünstige Lebensbedingungen – an Wirbelsäulenschäden gelitten haben. Sicherlich sinnen die Ärzte schon lange über Möglichkeiten nach, bei Rückenschmerzen Abhilfe zu schaffen, wie die uralten Ratschläge mit dem »Katzenfell« beweisen.

Viele dieser altüberlieferten, aber auch viele der modernen medizinischen Heilmittel sind überflüssig, wenn wir lernen, genügend muskuläre Aktivität in unser tägliches Leben einzubauen. Dadurch können wir den fatalen Folgen unserer durch die Zivilisation erzwungenen Bewegungsarmut entgegenwirken, uns vor dauernden Schmerzen bewahren und unter Umständen auch vermeiden, daß wir Zuflucht bei Medikamenten und Operationen suchen müssen: Wir haben zu lernen, daß es in unserer Hand liegt, den Zustand unserer Wirbelsäule zu beeinflussen, weil wir die Hauptursachen für Beschwerden – Streß, Bewegungsmangel und falsche Ernährung – beseitigen können.

Es gibt Menschen, die im Röntgenbild erschreckende Wirbelsäulenschäden aufweisen, aber dennoch bis an ihr Lebensende überhaupt keine Schmerzen verspüren, weil sie körperlich gut trainiert sind, sich bewegen, vernünftig essen und entspannen können. Das Beispiel dieser Menschen lehrt den schmerzgeplagten, oft verzweifelten Wirbelsäulenkranken, daß er sich keineswegs gottergeben in sein Schicksal fügen muß, sondern daß es Mittel und Wege gibt, auch ohne tägliche Medikamenteneinnahme und ohne Operation frei von Wirbelsäulenbeschwerden zu sein.

Dieses Buch ist einzig zu dem Zweck geschrieben worden, durch das Aufzeigen von Hilfsmaßnahmen, die weder besonders zeitaufwendig noch teuer sind, aber ein wenig Vernunft und tägliche Disziplin erfordern, einen Weg in diese Richtung zu weisen.

Die Wirbelsäule

PROF. DR. MED. HEINRICH HESS

Aufbau und Funktionsweise

Wenn man zu denjenigen gehört, die unter Rückenschmerzen leiden, wird man die Wirbelsäule sicherlich für eine Fehlkonstruktion halten. Weiß man aber erst, wie sie aufgebaut ist und wie kompliziert das Zusammenspiel von Muskeln, Bändern und Knochen ist, wird man die Wirbelsäule schon fast als ein Wunder der Natur begreifen.

Die Wirbelsäule als zentrales Achsenorgan des menschlichen Körpers ist aus knöchernen Anteilen, den *Wirbeln,* den dazwischenliegenden *Bandscheiben* sowie vielen *Bändern,* die eine Haltefunktion haben, aufgebaut. Sie besteht aus drei mehr oder weniger beweglichen Abschnitten – der *Halswirbel*säule, der *Brustwirbel*säule und der *Lendenwirbel*säule – sowie aus zwei unbeweglichen Abschnitten – dem *Kreuzbein* und dem *Steißbein.* Letzteres ist ein verkümmertes Relikt des bei vielen Wirbeltieren noch erhaltenen Schwanzes.

Insgesamt zählen wir 24 bewegliche Wirbel: sieben *Halswirbel,* zwölf *Brustwirbel* und fünf *Lendenwirbel.*

Die Wirbelsäule des erwachsenen Menschen weist normalerweise eine charakteristische Form auf. Durch die sogenannten *physiologischen Krümmungen* erhält die Wirbelsäule von der Seite das Aussehen eines großen »S«. Die entsprechenden Krümmungen nennt man an der Halswirbelsäule *Lordose,* an der Brustwirbelsäule *Kyphose,* an der Lendenwirbelsäule wieder *Lordose.*

Die knöchernen Elemente der Wirbelsäule, die Wirbel, haben alle eine einheitliche Form und bestehen aus einem Wirbelkörper, den Wirbelbögen sowie den Gelenk- und den Querfortsätzen.

Die Größe der *Wirbel* und die Festigkeit des Wirbelknochens nehmen vom ersten Halswirbel bis zum letzten Lendenwirbel kontinuierlich zu. Dies erklärt sich aus den unterschiedlichen Funktionen, die die einzelnen

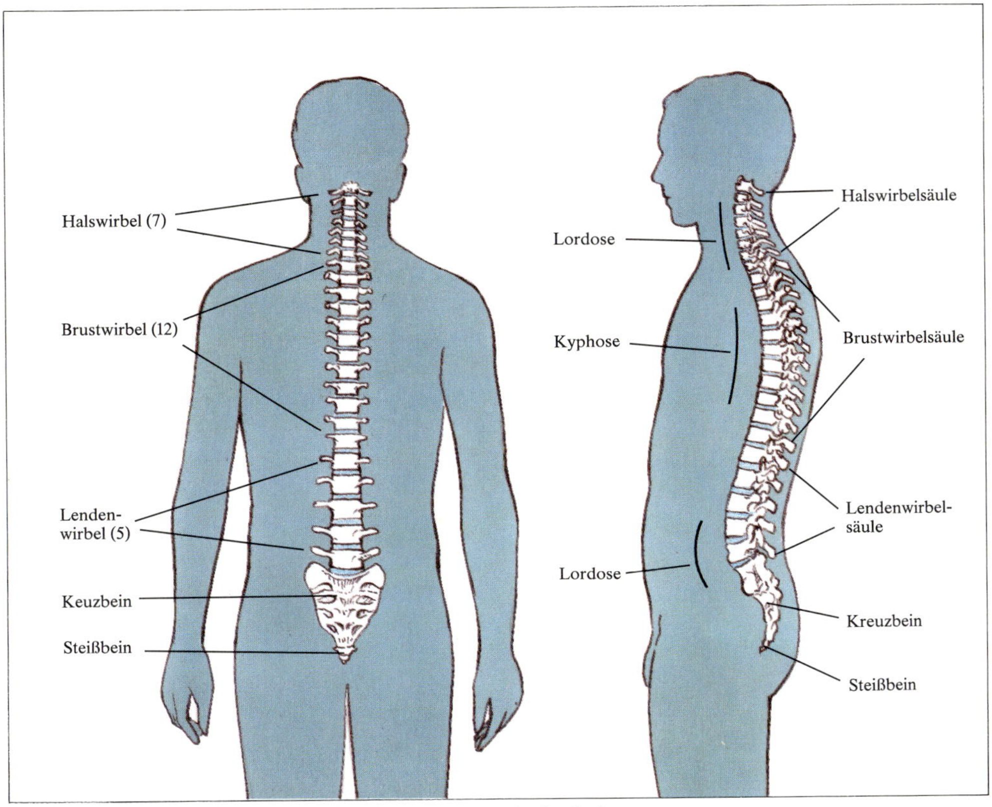

Die Wirbelsäule: Vorderansicht (links) und Seitenansicht (rechts)

Vorderansicht-Beschriftungen:
- Halswirbel (7)
- Brustwirbel (12)
- Lendenwirbel (5)
- Keuzbein
- Steißbein

Seitenansicht-Beschriftungen:
- Lordose
- Kyphose
- Lordose
- Halswirbelsäule
- Brustwirbelsäule
- Lendenwirbelsäule
- Kreuzbein
- Steißbein

Wirbelsäulenabschnitte zu erfüllen haben. Die Lendenwirbel müssen kräftiger und massiver gebaut sein als die Halswirbel, da sie einer wesentlich höheren statischen Belastung ausgesetzt sind. Die Halswirbel hingegen müssen beweglich sein.

Die *Wirbelbögen* sind aus einem sehr harten knöchernen Material gebaut, dienen als rückwärtige Verstrebung und sind gleichzeitig Schutz für das *Rückenmark* und die *Nervenwurzeln,* die durch die Wirbellöcher ziehen (siehe Seite 14–16). Übereinanderliegend, bilden sie eine knöcherne Röhre, den *Wirbelkanal,* der das Rückenmark enthält. Es schwimmt in der Rückenmarksflüssigkeit und ist von Häuten umgeben, die es gut schützen. Das Rückenmark selbst reicht nur bis etwa zur unteren Brustwirbelsäule. Von dort an ziehen nur Nervenwurzeln durch den Wirbelkanal.

Von den Wirbelbögen gehen auch die *Wirbelfortsätze* aus. Sie dienen der gelenkigen Verbindung mit den benachbarten Wirbeln. Ihre Gelenkflächen haben in den einzelnen

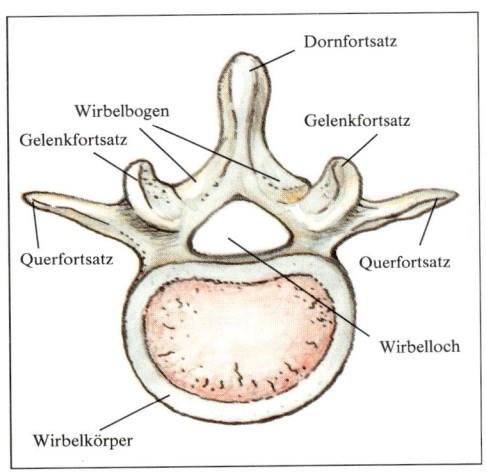

Beschriftungen:
- Dornfortsatz
- Wirbelbogen
- Gelenkfortsatz
- Gelenkfortsatz
- Querfortsatz
- Querfortsatz
- Wirbelloch
- Wirbelkörper

Wirbelkörper (Ansicht von oben)

Wirbelsäulenabschnitten eine unterschiedliche Neigung und unterschiedliche Stellwinkel, wodurch die verschiedenen Bewegungsformen, wie Beugen, Neigen und Drehen, in den einzelnen Wirbelsäulenabschnitten ermöglicht werden. Die Wirbelgelenke selbst sind von einer festen *Gelenkkapsel* umschlossen, die mit sehr vielen feinen Nervenenden, darunter auch Schmerzfasern, versehen ist. Dies erklärt die Tatsache, daß viele Wirbelsäulenschmerzen eigentlich von den kleinen Wirbelgelenken herrühren.
Zum anderen sind die Wirbelfortsätze auch Ansatzpunkte der *Rückenmuskeln* und vieler *Haltebänder.* Ihre Festigkeit verdankt die Wirbelsäule allein den Bändern und den Muskeln; ohne sie würden die aufeinandergestellten Wirbel wie ein Kartenhaus in sich zusammenfallen.

Die Bandscheiben

Wer hat nicht schon einmal von ihnen gehört oder selbst unter ihnen gelitten: Die Bandscheiben gehören zu den wichtigsten Elementen der Wirbelsäule, doch nicht viele Menschen wissen, worum es sich dabei wirklich handelt.
Zwischen je zwei Wirbelkörpern liegt eine *Bandscheibe,* die auch als Zwischenwirbelscheibe bezeichnet wird. Sie ist über sogenannte knorpelige Deckplatten fest mit dem Wirbelknochen verwachsen. Die Bandscheibe hat immer den gleichen Durchmesser wie die Wirbel, zwischen die sie geschaltet ist, und ändert deshalb genauso wie die Wirbelkörper von der Hals- bis zur Lendenwirbelsäule ihre Form und ihre Höhe.
Sie besteht aus einem äußeren Ring aus straffem, sehnenartigem Bindegewebe, *Faserring* oder Anulus fibrosus genannt, und einem zentral im Inneren gelegenen, gallertartigen, rundlichen *Kern* (Nucleus pulposus). Zwischen dem Hinterhaupt und dem ersten Halswirbel (Atlas) sowie zwischen dem Atlas und dem zweiten Halswirbel (Epistropheus) gibt es keine Bandscheibe. Auch das Kreuzbein und das Steißbein haben normalerweise keine Bandscheibe, weil diese Wirbelsäulenabschnitte im Laufe der stammesgeschichtlichen Entwicklung aus ehemaligen Wirbeln zusammengewachsen sind und eine einheitliche Knochenmasse bilden.
Der kugelige *Gallertkern* steht wie ein wassergefüllter Ballon unter einem ständigen Spannungsdruck, und er verändert genau wie ein Ballon bei verschiedenen Bewegungen seine Form. Außerdem kann er sich auch innerhalb der Bandscheibe verschieben. So wird zum Beispiel beim Vorwärtsneigen der vordere Teil der Bandscheibe zusammengedrückt und der hintere Teil entlastet und erweitert. Dadurch schiebt sich der Gallertkern etwas nach hinten. Umgekehrt wird beim Rückwärtsneigen der hintere Anteil der Bandscheibe zusammengedrückt, der vordere entlastet und größer. Damit rückt der Gallertkern etwas nach vorne. Bei allen Bewegungen der Wirbelsäule verändern also die einzelnen Bandscheiben unter Umständen ganz erheblich ihre Form und sind damit zusammen mit den kleinen Wirbelgelenken die eigentlichen Bewegungselemente.
Zusätzlich müssen sie auch noch ihre Aufgabe als Stoßdämpfer erfüllen und ähnlich wie ein Wasserkissen Erschütterungen der Wirbelsäule auffangen und abfedern. Daher unterliegen die Bandscheiben, die sich als so

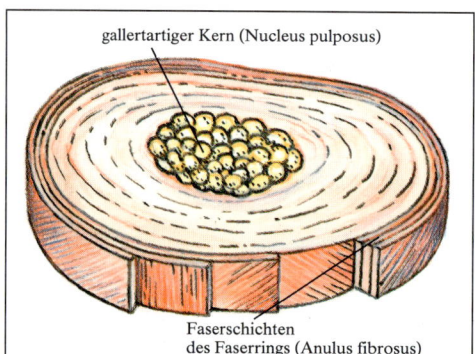

gallertartiger Kern (Nucleus pulposus)

Faserschichten
des Faserrings (Anulus fibrosus)

Bandscheibe (Ansicht von oben)

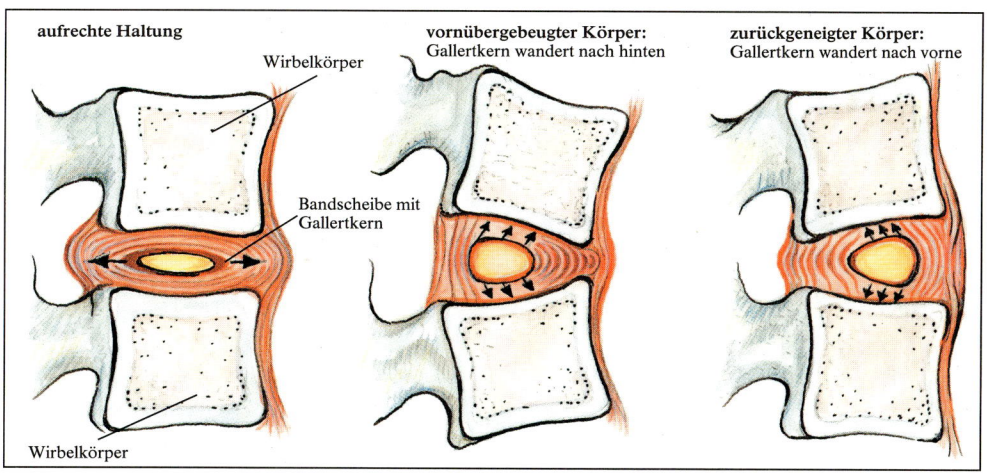

Bandscheibe mit Gallertkern bei unterschiedlicher Körperhaltung (Seitenansicht)

enorm beweglich erweisen, während eines normalen »bewegten« Tagesablaufs ständigen Formveränderungen, um jedoch elastisch immer wieder, wie durch Zauberhand, in ihre normale Form zurückzukehren; ja sie leben geradezu von dieser ständigen Verformung, dem Wechsel von Be- und Entlastung. Während der Nacht, wenn der Mensch ruht, dehnen sich die Bandscheiben etwas aus, und sobald man am nächsten Morgen beginnt, wieder »auf seinen Bandscheiben zu stehen«, drücken sie sich durch Wasserverlust ein wenig zusammen. Das »Aufquellen« der Bandscheiben während der Nacht ist oft die Ursache für morgendliche Rückenschmerzen, die als Spannungsschmerzen aufgefaßt werden.

Mit zunehmendem Alter verlieren die Bandscheiben an Wassergehalt, Elastizität und Höhe, so daß der Mensch dann etwas kleiner wird. Die Altvorderen sagten dazu: »Er wächst langsam in die Erde hinein«.

Je nach Lage, Körperhaltung und Belastung unterliegen die Bandscheiben ganz verschiedenen Kräften. Je nach Körperhaltung kann die Beanspruchung des Bandscheibengewebes um ein Vielfaches differieren: In Rückenlage ist die Belastung am geringsten, beim Stehen steigt der Druck, der auf den Bandscheiben lastet, um das Vierfache, beim leicht gebückten Stehen oder beim Sitzen sogar um das Sechsfache.

Beim Bücken und beim Heben von Lasten kommt es erst recht zu ganz enormen Druck- und Scherbelastungen, insbesondere auf die Bandscheiben im unteren Lendenwirbelsäulenbereich. So beträgt etwa die Belastung der letzten Bandscheibe bei gebückter Sitzhaltung, zum Beispiel wenn eine Hausfrau im Sitzen Kartoffeln schält, etwa 140 Kilogramm und beim Anheben einer Last von nur 50 Kilogramm fast 300 Kilogramm, also das Mehrfache des Körpergewichts. Bei Gewichthebern sind sogar Belastungen von 1,5 Tonnen und mehr berechnet worden.

Die Bandscheibe steht im Mittelpunkt eines *Bewegungssegmentes* der Wirbelsäule, das für die Bewegungsvorgänge zwischen zwei Wirbeln zuständig ist. Es umfaßt neben der Bandscheibe die kleinen Wirbelgelenke mitsamt ihren Gelenkkapseln und ihren Bandverbindungen sowie die dazugehörigen Nerven, Gefäße und Rückenmuskeln. Alle Bewegungssegmente zusammen bilden die Funktionseinheit der Wirbelsäule. Die vollständig erhaltene Beweglichkeit in den Bewegungssegmenten ist ein Beweis für die Leistungsfähigkeit der gesamten Wirbelsäule. Krankhafte Veränderungen an den kleinen Wirbelgelenken und an den Bandscheiben führen zu Funktionsstörungen und Schmerzen.

Die Rumpfmuskulatur

Mit dem aufrechten Gang des Menschen fing alles an! Während die Wirbelsäule bei den Vierfüßlern vier Unterstützungspunkte hat und wie eine Hängebrücke gebaut ist, hat sie beim Menschen durch den Erwerb des aufrechten Ganges zwei Unterstützungspunkte verloren. Damit wir beim Stehen und beim Sitzen nicht ständig umfallen, müssen die Muskeln den Körper in aufrechter Stellung halten. Kräftige Muskelzüge, die rechts und links neben der Wirbelsäule entlanglaufen (Erector trunci) und aus vielen einzelnen, teils kürzeren, teils längeren Muskelfasern bestehen, verstreben die einzelnen Wirbelkörper und Wirbelsäulenabschnitte miteinander, stabilisieren sie und bewegen sie auch. Zusätzlich sorgen große, flache Muskelpakete, die zum Schultergürtel ziehen, sowie die Bauchmuskulatur für eine weitere Verspannung dieses Systems. Bauch und Brust einschließlich der Rippen tragen ganz wesentlich zur Stabilisierung der Wirbelsäule bei. Insbesondere der Bauchmuskulatur als aktivem Stabilisator der Wirbelsäule kommt eine große Bedeutung zu. Deshalb werden auch die beiden Muskelgruppen, Rücken- und Bauchmuskulatur, sinnbildlich mit den Tauen verglichen, die den Mast eines Segelschiffes nach vorne zum Bug und nach hinten zum Heck verspannen und damit verhindern, daß er umfällt. Dort, wo der Mast im Schiffsboden sitzt, findet sich beim Menschen über die beiden Kreuz-Darmbein-Gelenke die Verankerung der Wirbelsäule im knöchernen Becken. Schon vom mechanischen Verständnis her ist einzusehen, daß in diesem Punkt große Kräfte ansetzen. Deswegen muß die Verankerung der Wirbelsäule zur Stabilisierung im Übergangsbereich zum Becken beson-

ders massiv gebaut sein. Aus diesem Grunde haben aber auch die beiden Kreuz-Darmbein-Gelenke als Verbindungsstelle zwischen Wirbelsäule und Becken besondere Bedeutung bei der Entstehung von Kreuzschmerzen: Sie sind als »Wetterecke« zu betrachten, aus der viele Stürme und Regenschauer kommen.

Da die Rücken- und die Bauchmuskulatur eine derart entscheidende Bedeutung für die Stabilität des gesamten Funktionssystems Wirbelsäule haben, wird auch klar, warum eine schlechte Muskulatur, insbesondere bei fettleibigen Menschen mit schlaffen Bauchdecken, auf die Dauer verheerende Auswirkungen auf die Lebensqualität der Wirbelsäule mit schlimmen Folgen für die Bandscheiben und die Wirbelgelenke haben muß. Der leider oft erzwungene, aber leider noch öfter widerspruchslos hingenommene unnatürliche Bewegungsmangel läßt die Muskulatur verkümmern. Sie erschlafft, büßt ihre Haltefunktion ein und kann damit ihre schützenden Aufgaben für die Wirbelsäule nicht mehr erfüllen. Da wir aber nicht mehr auf vier Füßen herumlaufen, sondern aufrecht gehen und stehen, viel mehr aber noch im Auto, im Beruf und in der Freizeit sitzen, müssen wir wieder lernen, unsere Muskulatur ihren Aufgaben entsprechend zu trainieren, damit sie ihre Stützfunktion für die Wirbelsäule wahrnehmen kann.

Rückenmark und Nervenwurzeln

Das *Rückenmark* ist eine untergeordnete Schaltzentrale des Zentralnervensystems. Es wird vom Wirbelkanal umschlossen und geschützt. Von ihm gehen Nervenfasern, die wie einzelne Stränge in einem Leitungskabel zu Nervenwurzeln zusammengefaßt sind, aus. Gehirn, Rückenmark und Nervenwurzeln werden von Häuten umhüllt. Das eigentliche Rückenmark reicht bis in die Höhe der unteren Brustwirbelsäule, während im knöchernen Kanal der Lendenwir-

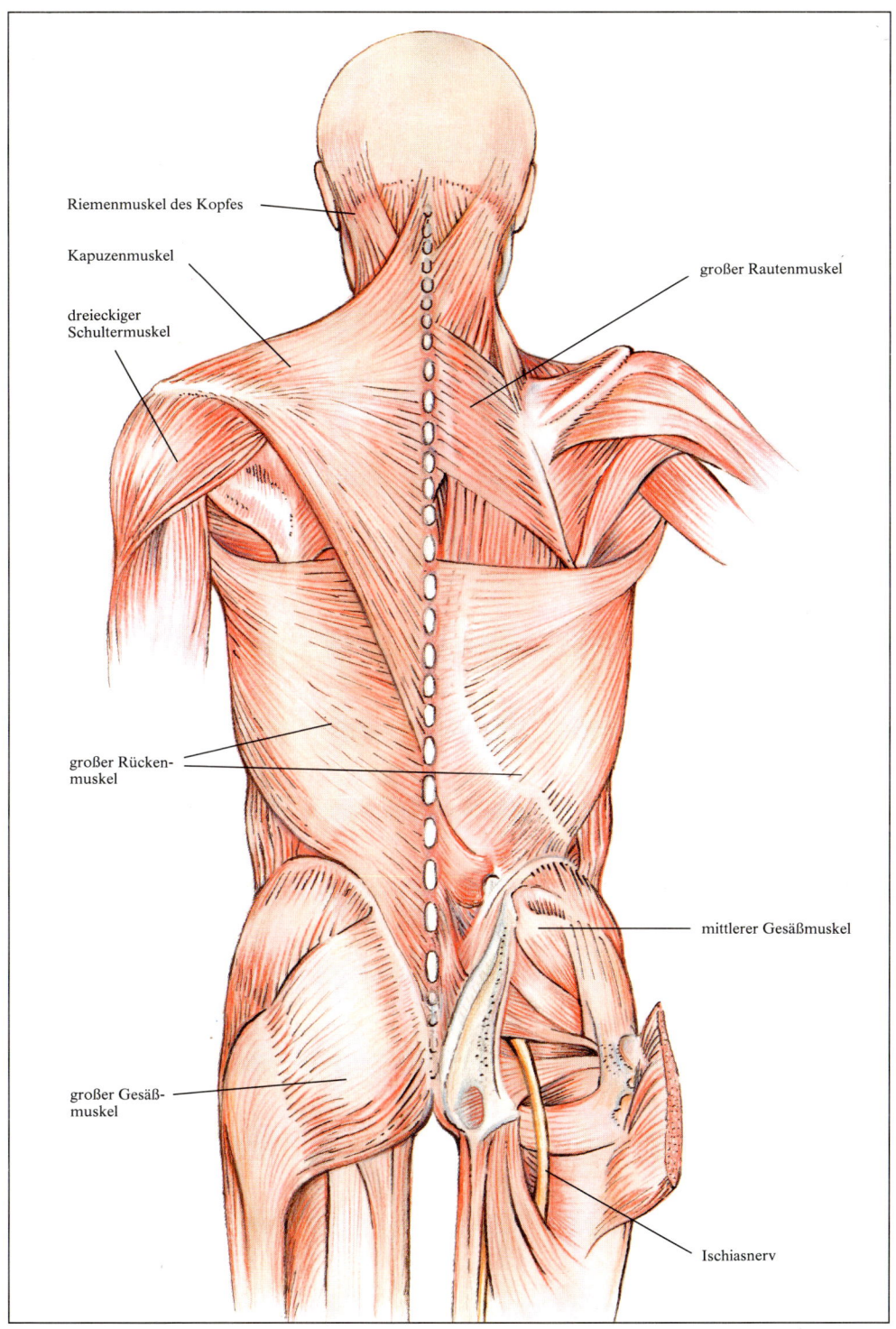

Riemenmuskel des Kopfes

Kapuzenmuskel

dreieckiger
Schultermuskel

großer Rautenmuskel

großer Rücken-
muskel

mittlerer Gesäßmuskel

großer Gesäß-
muskel

Ischiasnerv

Gesamtansicht des Rückens

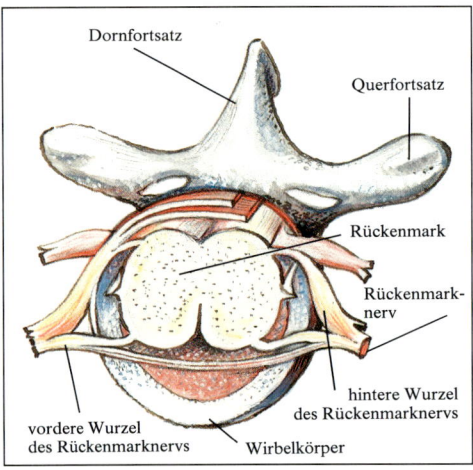

Wirbelkörper mit Rückenmark und Nervenwurzeln (Ansicht von oben)

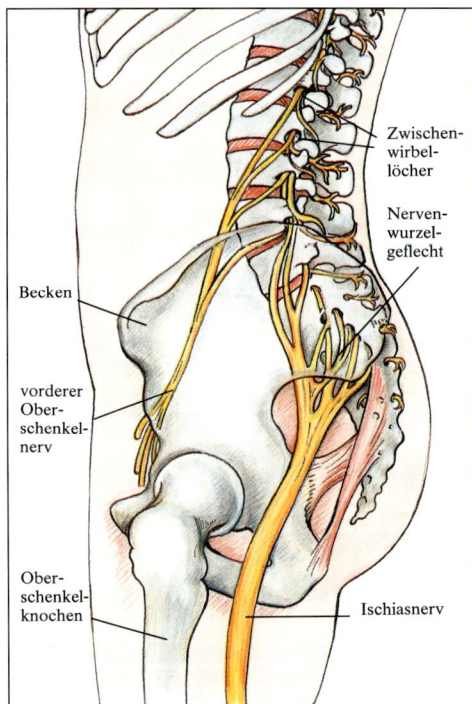

Verlauf der Nervenwurzeln (Seitenansicht)

belsäule nur noch die Nervenwurzeln für die Versorgung eines Teils der inneren Organe sowie der Bauch- und der Beinmuskeln verlaufen.

Die *Nervenwurzeln* treten aus dem Wirbelkanal durch kleine Öffnungen, sogenannte Zwischenwirbellöcher, aus und vereinigen sich außerhalb des Wirbelkanals zu Nervenwurzelgeflechten, aus denen dann die eigentlichen, zum Teil sehr kräftigen Nerven, wie zum Beispiel der Ischiasnerv, hervorgehen. Er ist gut bleistiftdick, für die Beinmuskulatur zuständig und setzt sich aus den Wurzeln der Lenden- und der Sakralnerven zusammen.

Möglichkeiten der Schädigung des Rückenmarks und der Nerven gibt es natürlich viele. Allgemein bekannt und besonders schlimm sind die sogenannten *Querschnittslähmungen* als Folge von Verkehrs-, Arbeits- und Sportunfällen. Eine nicht seltene Ursache ist der leichtsinnige Sprung in unbekannte, flache Gewässer, wobei der Kopf auf ein Hindernis, zum Beispiel einen Stein oder einen Pfahl im Wasser, aufschlägt. Dadurch zerbrechen die Halswirbel sowie der knöcherne Wirbelkanal. In das Rückenmark eindringende Knochensplitter und Blutungen können es bis zur völligen Durchquetschung beschädigen. Je höher die Verletzung sitzt, desto vollständiger ist die Lähmung und um so schlimmer sind die Folgen. Sie können sogar tödlich sein, zum Beispiel bei Brüchen der oberen Halswirbel, weil hier – im oberen Halsmark – lebenswichtige Zentren sitzen. Aber auch Tumore, Entzündungen und Veränderungen der Bandscheiben können Rückenmark und Nervenwurzeln schädigen und damit Anlaß für Schmerzen oder Lähmungen sein.

Die Ursachen von Rückenschmerzen

PROF. DR. MED. HEINRICH HESS

Der Bandscheibenschaden

Entstehung und Folgen des Bandscheibenvorfalls

Die Bandscheiben unterliegen einem natürlichen Alterungs- und Degenerationsprozeß. Schon bei Kindern und Jugendlichen werden in den Bandscheiben Spaltbildungen und Verschleißerscheinungen gefunden. Die Alterungsprozesse führen zu einem Elastizitätsverlust der Bandscheibe und damit zum Verlust eines Teils ihrer Pufferfunktion, was sich natürlich auch nachteilig auf die Wirbelsäulenbeweglichkeit auswirken muß. Beim älteren Menschen sieht man im Röntgenbild auch, daß die Bandscheiben schmäler geworden sind.

Durch Schrumpfungs- und Austrocknungsprozesse entstehen Risse und Spalten in den Bandscheiben. Sie sind die Ursache dafür, daß sich der Gallertkern ausdehnt und manchmal aufgrund einer Schwäche im Faserring die Bandscheibe an einer Stelle vorwölbt. Wenn der Faserring sogar aufplatzt

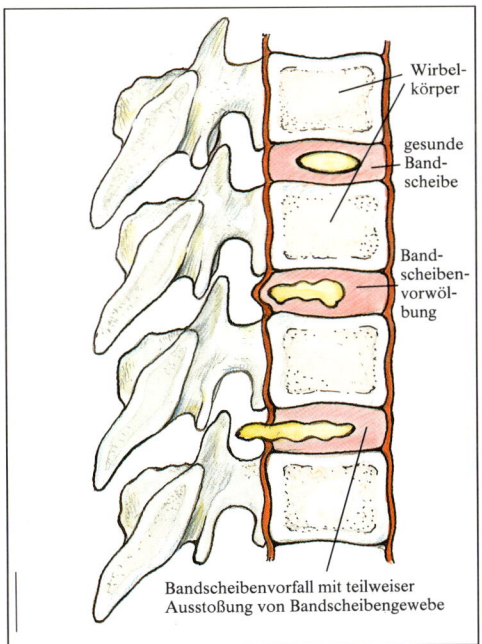

Wirbel-
körper

gesunde
Band-
scheibe

Band-
scheiben-
vorwöl-
bung

Bandscheibenvorfall mit teilweiser
Ausstoßung von Bandscheibengewebe

Verschiedene Stadien der Bandscheibendegeneration (Seitenansicht)

17

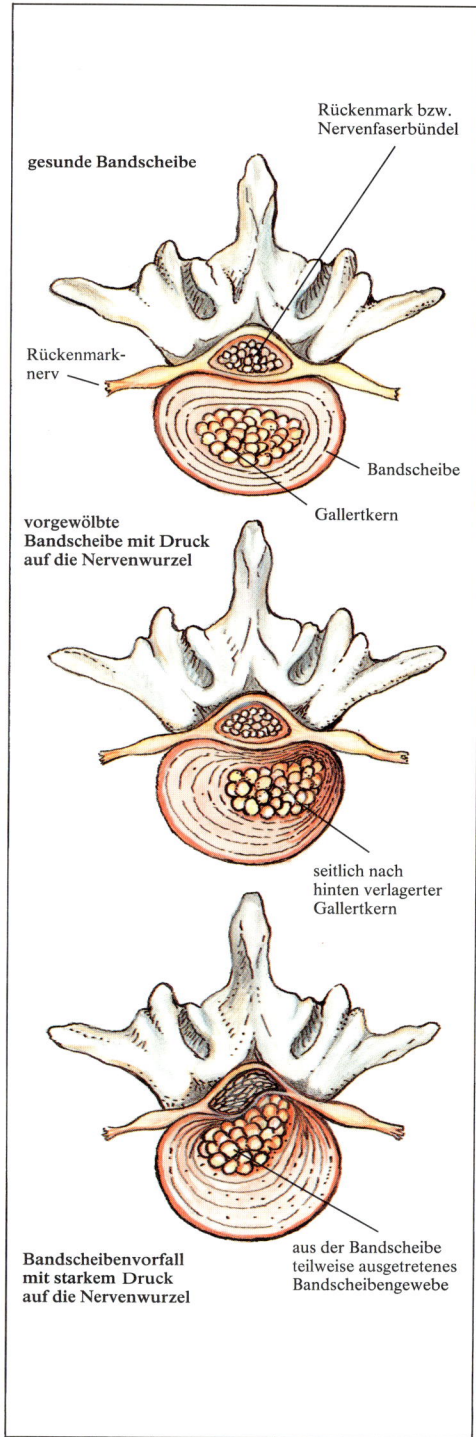

gesunde Bandscheibe

Rückenmark bzw.
Nervenfaserbündel

Rückenmark-
nerv

Bandscheibe

Gallertkern

vorgewölbte
Bandscheibe mit Druck
auf die Nervenwurzel

seitlich nach
hinten verlagerter
Gallertkern

Bandscheibenvorfall
mit starkem Druck
auf die Nervenwurzel

aus der Bandscheibe
teilweise ausgetretenes
Bandscheibengewebe

*Verschiedene Stadien der Bandscheibendegeneration
(Ansicht von oben)*

und Bandscheibengewebe durch diesen Riß nach außen vordringt, spricht man von einem *Bandscheibenvorfall.* Die Bandscheibenvorwölbung und der Bandscheibenvorfall erfolgen praktisch immer nach hinten, also dorthin, wo das Rückenmark und die Nervenwurzeln verlaufen. Bandscheibenvorwölbungen bilden sich meist von selbst wieder zurück und heilen aus, ohne daß der Betroffene überhaupt je etwas davon verspürt hat. Nicht selten aber wird aus der Vorwölbung ein großer Vorfall, der zum Druckreiz der Nervenwurzel und zu typisch ausstrahlenden Beinschmerzen führt *(Ischiasschmerz).*

Da die Bandscheibe aber nicht isoliert, sondern – neben den Bändern, den Muskeln und den kleinen Wirbelgelenken – ein Bestandteil des gesamten Bewegungssegmentes ist, kommt es bei kleineren Bandscheibenvorfällen zunächst nicht zu Beinschmerzen, sondern »nur« zu Kreuzschmerzen als Ausdruck der Funktionsstörung im Bewegungssegment. Eine gut trainierte Rücken- und Bauchmuskulatur kann die Bandscheibenveränderungen und die Funktionsstörungen im Bewegungssegment auffangen. Eine schlaffe Muskulatur ist dazu allerdings nicht mehr imstande. Es kommt dann entweder zu akut auftretenden, blitzartigen Rückenschmerzen *(Hexenschuß)* oder zu chronischen Rückenbeschwerden.

Gerade die kleinen Wirbelgelenke, deren Kapseln durch zahlreiche Nervenfasern hochsensibel versorgt sind, reagieren sehr empfindlich mit meist stechenden, blitzartigen Bewegungsschmerzen auf eine derartige Gefügestörung. Es kommt dann zur weiteren Reizung schmerzempfindlicher Nerven in der Umgebung und zu schmerzhaften Muskelverspannungen mit Bewegungseinschränkung der Wirbelsäule, die oft von einer sichtbaren, typischen Schiefhaltung begleitet wird, eben dem oben bereits erwähnten Hexenschuß.

Er kann ganz plötzlich auftreten, zum Beispiel beim Bücken, Heben, Drehen und ähnlichem, er kann aber auch Folge einer chronischen Erkrankung des Bewegungssegmentes sein. Es wird immer wieder diskutiert, ob ein derartiger »Hexenschuß« die Blockierung eines Wirbelgelenkes (»ausgerenkt«) odcr die Verlagerung einer Bandscheibe dokumentiert – wahrscheinlich ist beides möglich.

Viele Patienten haben oft jahrelang »Hexenschüsse« ohne Beinschmerzen, bis dann plötzlich die Verlagerung des Bandscheibengewebes mit einem großen Bandscheibenvorfall die typischen Ischiasschmerzen im Bein auslöst.

Bandscheibenvorfälle, die eventuell mit der Ausstoßung größerer Bandscheibenanteile durch einen Riß im Faserring einhergehen, der sich um die Bandscheibe zieht, gibt es sowohl in der Hals- als auch in der Lendenwirbelsäule. Vorfälle der Bandscheiben im unteren Lendenwirbelsäulenbereich verursachen die sogenannte *Ischiaserkrankung*.

Die Symptome sind immer die gleichen: Durch den Druck des Bandscheibengewebes auf die Nervenwurzel und durch deren Entzündung kommt es zu Schmerzen entlang des Nervs und in seinem Versorgungsgebiet, also in Gesäß, Bein und Fuß. Je nach Lage des Bandscheibenvorfalls kann es auch zu Schmerzen in beiden Beinen kommen. Die Schmerzen sind oft sehr intensiv, schneidend, bohrend, stechend und nicht mit anderen Schmerzen vergleichbar. Sie können so quälend und so unaufhörlich bohrend sein, daß die Patienten manchmal nur mit stärksten Schmerzmitteln, zum Beispiel mit Morphium, einigermaßen zu beruhigen sind.

Von der Höhe des Bandscheibenvorfalls, von seinem Ausmaß und seiner Lage zu den Nervenwurzeln hängt auch die Ausstrahlung von Schmerzen in bestimmte Körperregionen ab. Es kann zu *Gefühlsstörungen* in der Haut kommen, die sich als Kribbeln, Einschlafen und Taubheit äußern, oder sogar zu *Lähmungserscheinungen* bestimmter Muskeln. Diese durch Druck auf

die Nerven hervorgerufenen Lähmungen bemerkt der Betroffene meist selbst, zum Beispiel dadurch, daß er beim Gehen mit dem Knie einknickt oder mit dem Fuß hängenbleibt.

Manchmal verschwinden die starken Schmerzen auch schlagartig, weil eine totale Lähmung und damit auch eine Schmerzbefreiung eintritt. Fälschlicherweise wird das Nachlassen der Schmerzen als Besserung oder als Behandlungserfolg angesehen und die weitere dramatische Verschlechterung der Erkrankung nicht erkannt.

Besonders schlimm sind dabei Störungen von Blase und Mastdarm mit Versagen der Schließmuskeln beim Wasserlassen und beim Stuhlgang. Diese Störungen können allein schmerzbedingt sein, weisen aber im allgemeinen auf einen großen Bandscheibenvorfall mit beginnender Querschnittslähmung hin und bedeuten damit eine unbedingte Notfallsituation. Das heißt, daß bei einem derartigen Verlauf der Erkrankung sofort ein operativer Eingriff notwendig wird, dessen Erfolgschancen mit zunehmender Dauer der Lähmung geringer werden.

Neben den typischen Bandscheibenvorfällen gibt es gelegentlich noch andere Ursachen für einen Druck auf die Nervenwurzeln, zum Beispiel Veränderungen des Wirbelkanaldurchmessers oder der knöchernen Zwischenwirbellöcher, durch welche die Nerven ziehen.

Auch eine Verengung des Wirbelkanals ohne erkennbare Ursache *(idiopathische Wirbelkanalstenose)* hat, ähnlich wie ein Bandscheibenvorfall, Schmerzen und Beinkrämpfe zur Folge. Typisch für dieses Krankheitsbild ist, daß sich die Beinschmerzen beim Gehen, insbesondere beim Bergabgehen, verstärken und in Ruhe bessern. Sie verschwinden manchmal sogar, wenn der Rumpf etwas nach vorne gebeugt wird. Solche Wirbelkanalstenosen werden, genau wie Bandscheibenvorfälle, durch Kontrastmitteluntersuchungen und computertomographische Verfahren abgeklärt. Bei Versagen der konservativen Therapie heilt man sie durch eine operative Erweiterung der verengten Stelle und damit durch Druckentlastung der Nervenwurzeln. Auch die knöchernen Randwülste, die sich bei Verschleißerscheinungen an den Wirbeln bilden, können unter Umständen so groß werden, daß sie auf die Nervenwurzel drücken. Dies ist insbesondere an der Halswirbelsäule durch Verengung der Zwischenwirbellöcher möglich. Bei unerträglichen und nicht durch konservative Behandlung zu bessernden Schmerzen helfen moderne Operationsmethoden.

Eine weitere Ursache für ischiasartige Beinschmerzen ist die sogenannte *Pseudoischialgie,* bei der die Schmerzen zwar in das Bein ausstrahlen, aber die anderen typischen Zeichen des Bandscheibenvorfalls bei der Untersuchung fehlen. Meist sind diese Schmerzen Ausdruck der Blockierung eines Kreuz-Darmbein-Gelenkes oder eines Wirbelgelenkes. Durch eine chirotherapeutische Manipulation oder das Unterspritzen des Schmerzpunktes mit einem örtlichen Betäubungsmittel lassen sich diese Beschwerden meist schlagartig bessern.

Auch *entzündliche Erkrankungen* der Wirbel, *gutartige* und *bösartige Tumoren* sowie *Fernwirkungen von Erkrankungen,* zum Beispiel Mandel- und Nasennebenhöhlenentzündungen oder vereiterte Zähne, können die Ursache für ischiasähnliche Beschwerden sein. Im Zweifelsfalle müssen solche Krankheitsherde im Körper aufgespürt und saniert werden. Gerade ein vereiterter Zahn ist oft für solche Beschwerden verantwortlich. Nach Entfernung oder Beseitigung des Eiterherdes sind auch oft schlagartig die monatelangen quälenden Schmerzen verschwunden.

Diagnose des Bandscheibenvorfalls

Wichtig für den Arzt sind die Vorgeschichte, die ihm der Patient erzählt, seine Angaben über die Art und den Verlauf der Schmerzen, die er empfindet, über Gefühls-

störungen oder Lähmungen. Zur normalen Untersuchung gehört eine *Röntgenaufnahme* der Wirbelsäule. Weitergehende Untersuchungen können zum Ausschluß anderer Erkrankungen, die ähnliche Symptome wie ein Bandscheibenvorfall auslösen (Tumoren) notwendig sein. Sie können aber auch als Vorbereitung für eine Operation dienen, so zum Beispiel die *Kontrastmitteldarstellung* des Wirbelkanals (Myelographie) oder eine *Computertomographie.* Bei einer Ischialgie, die sich mit herkömmlichen konservativen Methoden beherrschen läßt, die sich weder verschlimmert noch zu Lähmungen führt, sind Myelographie und Computertomographie zur Diagnostik nicht erforderlich. Der erfahrene Arzt kann die Diagnose auch ohne diese Hilfsmittel in 99 von 100 Fällen allein durch die Untersuchung mit seinen Händen und aufgrund seiner Erfahrung stellen.

Konservative Behandlung des Bandscheibenvorfalls

Manchen Leuten geht es bei körperlicher Bewegung, zum Beispiel beim Laufen oder im Stehen, besser als im Liegen, weil die Schmerzen oft nur im Liegen und eventuell im Sitzen auftreten. Häufig führt eine *Lagerungsbehandlung,* zum Beispiel im Stufenbett mit Druckentlastung der Nervenwurzel, unterstützt durch entzündungshemmende Maßnahmen und Medikamente, zur Beschwerdefreiheit. Vom erfahrenen Arzt kann ferner eine *Injektionsbehandlung* des Wirbelgelenks oder der Nervenwurzel vorgenommen werden. Außerdem können lokale *Wärmeanwendungen* (heiße Rolle, Fangopackungen, feuchtheiße Umschläge), Bäder, Blitzgüsse, Elektrotherapie sowie Kurzwelle und Ultraschallbehandlung, angezeigt sein. Oft aber bringt die *Kältetherapie* mit Eismassagen und -packungen wesentlich bessere Erfolge als die Wärmetherapie. Auch die *Massage* führt durch Lockerung verkürzter und versteifter Muskelpartien zur Schmerzlinderung. Durch eine zusätzliche

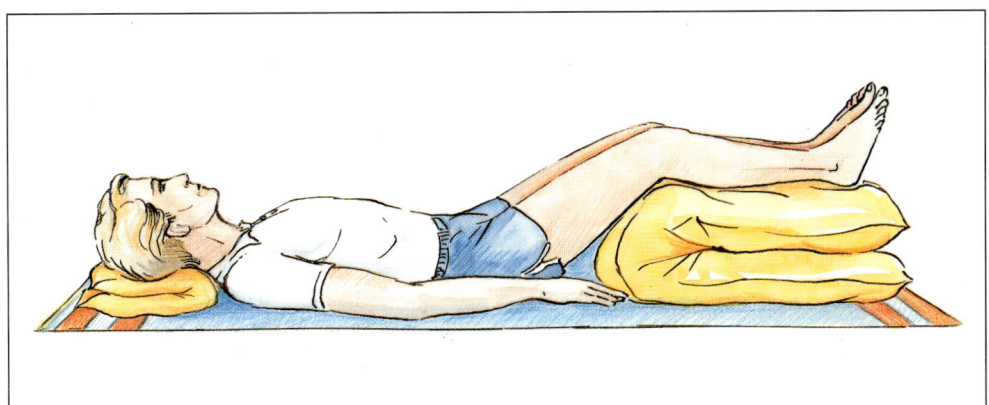

Entlastungslagerung durch Höherlegen der Beine

Streckbehandlung (Extensionsbehandlung) gelingt es nicht selten, die gereizte und gedrückte Nervenwurzel zu entlasten. Besonders wichtig jedoch ist die *Krankengymnastik.* Hier müssen ganz bestimmte Übungen zur Kräftigung der Rücken-, Becken- und Bauchmuskulatur erlernt werden. Sie sollte eigentlich ein Programm für das ganze Leben sein, wenn man von Kreuzschmerzen geplagt wird. Die *Chirotherapie,* das »Einrenken«, sollte hingegen bei einem Bandscheibenvorfall nicht durchgeführt werden. Manchmal kann durch eine chirotherapeutische Manipulation ein Bandscheibenring platzen und das Bandscheibengewebe in den Wirbelkanal vordringen. Es ist möglich, daß dies unter Umständen zu sofortigen Lähmungen führt. Ein Einrenkungsmanöver darf deshalb nie ohne Vorliegen eines Röntgenbildes erfolgen. Auch die *Akupunktur* hat ihren Stellenwert und ist in der Lage, Schmerzzustände im Bereich der Wirbelsäule und bei Ischialgien zu beheben. Allerdings sollte auch sie, genau wie die Chirotherapie, nur von dafür ausgebildeten Ärzten durchgeführt werden. Eine besondere Form der Behandlung des Bandscheibenvorfalls ist die sogenannte *Chemonukleolyse,* das heißt die Auflösung der erkrankten Bandscheibe durch Enzyme, die in die Bandscheibe gespritzt werden. Die Enzyme werden aus der Papayafrucht gewonnen und führen infolge der Auflösungsvorgänge im Innern der Bandscheibe zur Druckentlastung der Nervenwurzel. Die Chemonukleolyse ist ein Verfahren, das nur für bestimmte Ischialgien in Frage kommt. Sie stellt im allgemeinen jedoch keine Alternative zur Operation dar. Die Chemonukleolyse muß meist auch in Vollnarkose im Operationssaal durchgeführt werden und erfordert ganz besondere Erfahrungen.

Wann soll operiert werden?

Grundsätzlich gilt, daß eine Ischialgie mit Bandscheibenvorfall so lange wie möglich konservativ zu behandeln ist. Wenn die ambulante Behandlung nicht mehr hilft, sollte im Krankenhaus ein intensiver, zunächst konservativer Behandlungsversuch gemacht werden. Eine Operation ist nur dann erforderlich, wenn unstillbar rasende Schmerzen bestehen oder wenn eine Lähmung eintritt. Auch immer wiederkehrende Ischialgien, die ein- bis zweimal jährlich auftreten, sind meist noch kein Grund zur Operation. Grundsätzlich ist auch dann abzuwarten, wenn sich eine nur langsame Besserung der Beschwerden einstellt.

Die Bandscheibenoperation ist eine Operation, die fast immer dann zur absoluten Schmerzfreiheit führt, wenn sie reiflich überlegt wurde. Es gab Zeiten, als man grundsätzlich fast jeden Bandscheibenvorfall mit länger andauernder Ischialgie operierte, die Dauererfolge waren nicht beeindruckend, vielen Patienten ging es einige Zeit nach der Operation schlechter als zuvor. Manchen dieser Kranken war nur noch durch einen letzten operativen Eingriff mit Versteifung des betroffenen Wirbelsäulenabschnitts zu helfen.

Der schmerzgeplagte Bandscheibenpatient jedoch, dem von seinem Operateur nach reiflicher Überlegung und unter sorgfältiger Abwägung aller Vor- und Nachteile die Operation vorgeschlagen wird, braucht keine Angst davor zu haben. Er entscheidet nach vorausgegangener eingehender Aufklärung mit, ob die Operation stattfindet oder nicht. Einen Patienten zur Operation zu drängen – außer zum Beispiel bei einer Lähmung – ist falsch! Er muß selbst für die Operation »reif« werden und die Entscheidung mittragen. Viele Patienten sagen eines Tages von selbst: »So kann ich nicht mehr leben!« Dann ist der Zeitpunkt für die Operation gekommen, und der Arzt muß mit seinem Patienten darüber reden.

Die Operationstechniken selbst haben sich in der letzten Zeit etwas geändert und sind verfeinert worden: Die Bandscheibe wird eingeschnitten und das zerstörte Bandscheibenmaterial ausgeräumt. Waren dazu früher größere Hautschnitte notwendig, führt man heute mit dem Ziel der möglichst geringen Gewebsschädigung mit Hilfe der Operationslupe und des Operationsmikroskops Minieingriffe durch. Die Bandscheibe wird entweder ausgeräumt oder über eine Vorrichtung abgesaugt. Dabei entfernt man aber nicht die gesamte Bandscheibe, sondern nur die Teile, die sich von ihr losgelöst haben oder stark verfallen in ihrem Inneren liegen. Früher hat man versucht, die ausgestoßenen und entfernten Bandscheibenteile durch künstliche Materialien, zum Beispiel durch Stahlkugeln oder Kunststoffeinlagen, zu ersetzen. Diese Verfahren haben sich jedoch alle nicht bewährt, wenngleich in jüngster Zeit bessere Methoden entwickelt wurden.

Die Bandscheibe vernarbt nach der Operation und verschmälert sich im allgemeinen etwas. Das sich bildende Narbengewebe ist jedoch stark genug, um eine weitere Funktion zu gewährleisten. Eine gut durchgeführte und wohlüberlegte Operation ist auch heute noch ein segensreicher Eingriff.

Das Verhalten nach einer Bandscheibenoperation

Im allgemeinen dauert der Krankenhausaufenthalt nach einer typischen Bandscheibenoperation nur 1 bis 2 Wochen – einen komplikationslosen Verlauf vorausgesetzt. Während dieser Zeit muß der Patient lernen, mit der operierten Bandscheibe zu leben und seine Zukunft danach auszurichten. Das langfristige Ergebnis der Operation wird nämlich ganz wesentlich von der Verhaltensweise des Patienten mitbestimmt. Im allgemeinen darf der Operierte am 1. oder 2. Tag nach der Operation mit Unterstützung durch die Krankengymnastin das Bett verlassen und einige Schritte umhergehen. Es hat sich als hilfreich erwiesen, wenn er für die nächsten 1 bis 2 Wochen an zwei Stockstützen geht, wodurch die Wirbelsäule entlastet wird. Er muß jetzt im Stehen essen und darf in der nächsten Zeit auch nur wenig sitzen, vor allem nicht in tiefen, weichen Sesseln. Er muß nach der Operation eine *Stabilisierungsgymnastik* erlernen und darf dann zunehmend größere Wegstrecken gehen. Manchmal wird die Nachbehandlung in einem sogenannten Rehabilitationszentrum bis zur 6. Woche nach der Operation fortgesetzt. Dies ist aber nicht unbedingt erforderlich, wenn der Operierte vernünftig genug ist, sich auch zu Hause richtig zu verhalten.

Nach der Operation ist der Patient normalerweise fast oder völlig schmerzfrei und bleibt es auch für die Zukunft. Er sollte jedoch darüber informiert sein, daß in einigen Fällen auch nach einer Operation Kreuzschmerzen und andere unangenehme Empfindungen auftreten können, die nicht immer völlig verschwinden. Das gleiche gilt für Störungen des Hautgefühls und der Muskelkraft sowie für gelegentliche Kälteempfindungen in den Beinen. Der Kranke muß wissen, daß es der Sinn der Bandscheibenoperation ist, durch Beseitigung des Bandscheibenvorfalls die Schmerzen im Bein zu beenden. Die Operation kann jedoch nicht immer die krankhaften Veränderungen an den Wirbelgelenken und die Funktionsstörungen des Wirbelsegmentes aufheben. Da diese degenerativen Veränderungen weiterbestehen, bleibt oft auch ein Teil der Rückenschmerzen erhalten. Als »wirbelsäulenbewußter« Mensch lernt man jedoch, damit umzugehen. Nur selten kommt es vor, daß manchmal nach Monaten oder erst nach Jahren das gleiche Schmerzbild wie vor der Operation wieder auftritt. Hieran können narbige Verwachsungen oder erneut ausgestoßene Teile des Bandscheibengewebes schuld sein. Manchmal tritt auch ein Vorfall der darüber- oder der darunterliegenden Bandscheibe oder auch derselben Bandscheibe auf der anderen Seite der Wirbelsäule auf. Nur wenn diese neuerlichen Beschwerden trotz intensiver konservativer Maßnahmen nicht in erträglichen Grenzen zu halten sind, muß unter Umständen noch einmal operiert werden. Das erneute Entstehen von Verwachsungen ist jedoch niemals sicher auszuschließen; deshalb sind solche Zweit- oder Drittoperationen gut zu überlegen. In besonders schlimmen Fällen muß manchmal der entsprechende Wirbelsäulenabschnitt operativ versteift werden.

Einige Patienten verspüren nach der Bandscheibenoperation noch eine Zeitlang andersartige Schmerzen als vorher. Sie sind meist auf eine entzündliche Reizung der Nervenwurzel zurückzuführen, die erst langsam abklingt. Manchmal treten auch Fehlregulationen im vegetativen Nervensystem mit schneidend-brennenden Schmerzen auf. Ferner können durch die langdauernde Fehlhaltung vor der Operation mit Überlastungserscheinungen an Muskeln, Bändern und Gelenken Schmerzen verursacht werden. Derartige Beschwerden lassen sich jedoch in begrenztem Rahmen halten, wenn der Patient nach der Operation sein ganzes Leben lang konsequent und täglich seine vorgeschriebene Wirbelsäulengymnastik durchführt und sich in seiner ganzen Lebensweise entsprechend umstellt. Da auch psychische Fehlregulationen mitunter ähnliche Krankheitsbilder wie ein echter Bandscheibenvorfall hervorrufen können, ist es ganz besonders wichtig, gerade solche Patienten vor einer Operation zu bewahren und sie einer psychosomatischen Behandlung zuzuführen. Ihnen kann durch eine Operation nicht geholfen werden! Vielmehr wird sich ihre psychische Situation dadurch nur noch verschlechtern.

Das Verhalten nach der Operation ist für das spätere Leben ganz besonders wichtig. Der Patient muß selbst wissen, was er zu tun oder zu lassen hat. Er lernt dies schon im Krankenhaus, übt es mit der Krankengymnastin und erfährt es durch seinen Arzt. Körperliche Schonung nach der Operation ist im allgemeinen für 6 bis 8 Wochen erforderlich. In dieser Zeit soll der Operierte nicht lange sitzen, zum Beispiel vor dem Fernseher. Statt dessen soll er sich viel bewegen, spazierengehen und sein Stabilisierungstraining durchführen. Vor starken körperlichen Belastungen aber, besonders vor Bücken, Heben und Verdrehen der Wirbelsäule, soll er sich hüten. Auch langes Autofahren in sitzender Haltung sollte in dieser Zeit vermieden werden. Bei Patienten, die beruflich viel mit dem Auto unterwegs sein müssen, kann eine orthopädische Korrektur des Fahrersitzes oder der Einbau eines speziell rückenstabilisierenden Sitzes enorme Vorteile bringen.

Manchmal ist auch eine Umschulung auf einen weniger wirbelsäulenbelastenden Beruf ins Auge zu fassen. Im allgemeinen werden die Umschulungsmaßnahmen und deren Kosten von den zuständigen Krankenkassen übernommen.

In seinem Sexualverhalten braucht der Patient nur in den ersten Wochen und Monaten nach der Operation Vorsicht walten zu lassen. Dies wird ihm, insbesondere mit Hilfe eines verständnisvollen Partners, ohne weiteres gelingen. Wenn er sich eine kräftige Muskulatur antrainiert hat, sind keine Einschränkungen im Sexualleben mehr nötig. Für sportliche Betätigung gilt im Prinzip genau das gleiche. In den ersten Monaten sollten leichte, vor allem kreislauftrainierende Ausdauersportarten wie Rückenschwimmen bevorzugt werden. Es gibt viele Patienten, die ein halbes Jahr nach der Operation mit ihrer früheren sportlichen Betätigung, zum Beispiel Fußball, wieder beginnen und beschwerdefrei sind. Von extrem wirbelsäulenbelastenden Sportarten, zum Beispiel Turnen, Gewichtheben und Turmspringen, sollte allerdings auf Dauer abgeraten werden, dies nicht so sehr wegen der Operation selbst, sondern wegen der unverändert fortbestehenden degenerativen Schädigung des Bewegungssegmentes.

Die wichtigsten Erkrankungen der Wirbelsäule

Die folgende Übersicht erhebt keinen Anspruch auf Vollständigkeit, sondern soll nur diejenigen Schäden und Erkrankungen aufzählen, die viele Menschen oft so unglücklich machen.

Von der Wirbelsäule ausgehende Schmerzsyndrome
Das Halswirbelsäulensyndrom
Die Halswirbelsäule ist der empfindlichste Abschnitt des gesamten Wirbelsäulengefüges. Ihre Muskeln und Bänder sind schwächer als die der übrigen Wirbelsäule. Sie muß jedoch das Gewicht des Kopfes tragen. Deswegen kommt es relativ leicht zum vorzeitigen Verschleiß einzelner Bewegungssegmente, insbesondere in der mittleren und in der unteren Halswirbelsäule. Chronische

Fehlbelastungen, wie zum Beispiel beruflich bedingte Sitzhaltungen mit vornübergeneigtem Kopf und hängenden Schultern oder monotone Arbeiten mit den Armen, mit Arbeitsgeräten oder an Maschinen, verstärken noch die Beschwerden. Ein typisches Beispiel hierfür ist die *»Sekretärinnenkrankheit«*, hervorgerufen durch stundenlange Schreibarbeiten auf ungeeigneten Bürostühlen und an schlecht konstruierten Schreibmaschinentischen. Im Laufe des Tages treten dabei oft Nacken- und vor allem helmartige Kopfschmerzen auf, die vom oberen Teil der Halswirbelsäule über den Kopf bis zur Stirn hin ausstrahlen, gelegentlich kombiniert mit Kribbeln und Taubheitsgefühlen in den Händen. Zusätzlich können noch Augenflimmern, Ohrensausen und Schwindelerscheinungen auftreten. Diese Symptome erklären sich aus der Reizung der Nervenwurzeln in den Zwischenwirbellöchern und durch Krämpfe und dauerhafte Verkürzungen der Hals-, der Brust- und der Nackenmuskulatur. Aber nicht nur bei Sekretärinnen treten diese Beschwerden auf, sondern auch bei allen anderen Menschen, deren berufliche Tätigkeiten mit körperlichen Zwangshaltungen verbunden sind, insbesondere auch bei Hausfrauen.
Es ist wichtig zu wissen, daß die oben beschriebenen Beschwerden mit der Halswirbelsäule in Zusammenhang stehen können, aber nicht unbedingt müssen. Es gibt eine Reihe anderer Krankheiten im Kopf-, Gesichts- und Nackenbereich, die zu ähnlichen Krankheitsbildern führen können. Eine ärztliche Untersuchung kann hierüber Aufschluß geben, jedoch lassen sich die Ursachen für solche Symptome, insbesondere für Kopfschmerzen, nicht immer klären.

Das Brustwirbelsäulensyndrom
Im allgemeinen kommt es zu von der Brustwirbelsäule ausstrahlenden Schmerzen nur dann, wenn schon eine Schädigung in früher Jugend, wie zum Beispiel bei der Scheuermann-Krankheit, eingetreten ist. Die Brust-

wirbelsäule ist der am wenigsten bewegliche Wirbelsäulenabschnitt, da er durch den Brustkorb stabilisiert wird. Er neigt deshalb im allgemeinen auch kaum zu Beschwerden. Auch wenn schon relativ starke Verschleißerscheinungen aufgetreten sind, die im Röntgenbild oft als massive Verknöcherungen sichtbar werden, müssen die Beschwerden nicht automatisch entsprechend stark sein. Es gilt der Grundsatz, daß das Ausmaß der im Röntgenbild erkennbaren Schäden nicht zu Rückschlüssen auf die Stärke der Beschwerden verleiten darf. Häufig drücken sich die Schädigungen der Bewegungssegmente der Brustwirbelsäule in Störungen der Herztätigkeit aus, woraufhin manchmal fälschlicherweise Angina pectoris oder Herzinfarkt angenommen werden. Sie können aber auch zu Atemstörungen mit Atemnot führen, insbesondere dann, wenn es zur Blockierung eines Wirbelgelenks oder eines Rippenwirbelgelenks kommt.

Wenn im Brustkorbbereich die von der Wirbelsäule ausgehenden und unter den Rippen entlanglaufenden Nerven gereizt werden, dann können die entstehenden Schmerzen ganz besonders quälend sein und dazu noch Herz-, Bronchial- und Speiseröhrenbeschwerden verursachen. Manchmal kann hier bei besonders starken Schmerzen eine operative Behandlung erfolgreich sein.

Das Lendenwirbelsäulensyndrom

Auch für die Lendenwirbelsäule gilt, wie für alle anderen Wirbelsäulenabschnitte, daß die Sünden des Alltags (wie langes Sitzen, zu langes Autofahren, stundenlanges Fernsehen, Überbeanspruchung im Beruf und bei der Hausarbeit, ungeschicktes Heben von Lasten, ungeschicktes Bücken und vor allem mangelnde körperliche Bewegung sowie ungenügende sportliche Betätigung einschließlich Fehlernährung und Übergewicht) die häufigsten Ursachen für dort auftretende Schmerzen sind. Meist machen sie

sich im unteren Teil der Lendenwirbelsäule genau in der Mitte bemerkbar, manchmal auch seitlich oder über den Kreuz-Darmbein-Gelenken. Wer sein »Kreuz« noch nie »gespürt« hat, kann da nicht mitfühlen. Er weiß auch nicht, wie wichtig eine gute Wirbelsäulengymnastik ist. Bandscheibengeschädigte seien deshalb darauf hingewiesen, daß sie die Wirbelsäulengymnastik erlernen und ein Leben lang beibehalten sollten. Zusätzlich empfiehlt es sich, die schon genannten Risikofaktoren unserer modernen bewegungsarmen Freizeitgesellschaft auf ein für ihre Wirbelsäule erträgliches Maß zu reduzieren.

Die Scheuermann-Krankheit

Diese Erkrankung, die früher auch als *Bäckerrundrücken* bezeichnet wurde, hat der dänische Röntgenarzt Scheuermann erstmals im Jahr 1921 beschrieben; der deutsche Orthopäde Schanz hatte sie allerdings schon 2 Jahre zuvor als *Lehrlingsrundrücken* bezeichnet. Sie ist eine Erkrankung des Entwicklungsalters und tritt meist zwischen dem 14. und dem 17. Lebensjahr auf. Jungen leiden häufiger daran als Mädchen; sie betrifft überwiegend die Brustwirbelsäule. Ursache ist eine anlagebedingte *Verknöcherungsstörung* der wachsenden Wirbel, und zwar der Abschlußdeckplatten, die erst gegen Ende der Pubertät verknöchern. Setzt diese Verknöcherung zu spät ein, dann kommt es in den vorderen Wirbelanteilen aufgrund des Belastungsdruckes zu Verformungen, so daß die Wirbel vorne zusammensintern und dabei eine Keilform annehmen. Damit nicht genug: Das Bandscheibengewebe, das unter Quellungsdruck steht, kann sich beim Jugendlichen durch die Schwachstellen der noch knorpeligen Abschlußplatten hindurchdrücken und so in die Wirbelknochen eindringen. Dadurch verlieren die Bandscheiben stetig an Masse und verschmälern sich zusehends. Das ausgeprägte Bild einer Scheuermann-Krankheit mit den typischen Schmorlschen Knorpel-

25

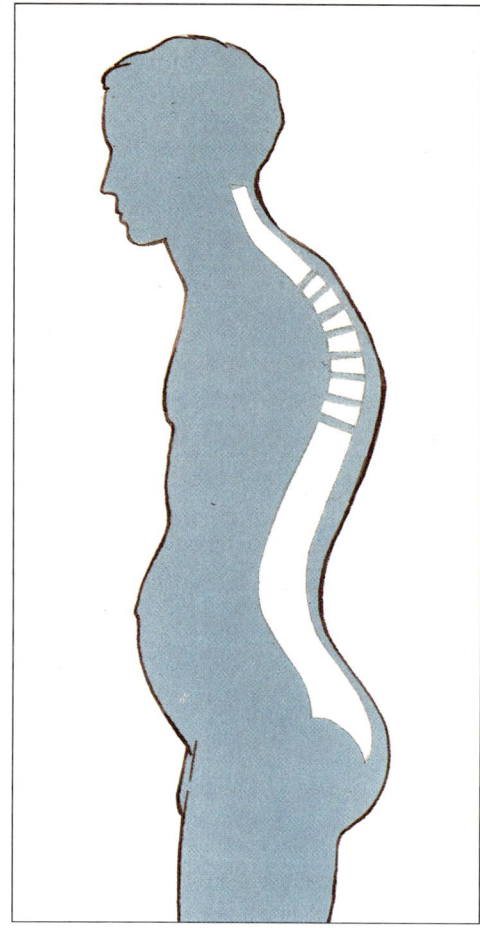

Scheuermann-Krankheit

knötchen läßt sich im Röntgenbild sehr gut erkennen, auch noch bis ins hohe Lebensalter hinein, weil diese Veränderungen nicht mehr rückgängig zu machen sind. Verschiedene Statistiken legen dar, daß sich in der mitteleuropäischen Bevölkerung bei über 30 Prozent der Erwachsenen Zeichen einer früheren Scheuermann-Krankheit finden. Jedoch hat nur ein Teil von ihnen auch entsprechende Beschwerden. Die eigentlichen Nachteile ergeben sich durch die Verformung der Wirbelkörper, die auch nach Wachstumsabschluß bestehenbleibt und den typischen Rundrücken ausmacht, so daß sich diese Krankheit schon äußerlich erkennen läßt. Natürlich leiden auch die be-

nachbarten Wirbelsäulenabschnitte unter diesen Veränderungen. Nicht nur die gesamte Brust-, sondern auch die Lenden- und die Halswirbelsäule verändern ihre normale Biegung.

Die ärztlichen Behandlungsmaßnahmen konzentrieren sich vorwiegend darauf, eine weitere Verschlechterung während des Wachstums zu verhüten, jedoch ist auch durch noch so intensive Maßnahmen, zum Beispiel Gipsliegeschalen oder korrigierende Korsette, ein schon eingetretener Schaden nicht mehr rückgängig zu machen. Viel wichtiger als all diese passiven Maßnahmen sind die Kräftigung der Rücken- und der Bauchmuskulatur sowie die Dehnung der verkürzten Brustmuskulatur.

Eine Schulsportbefreiung sollte nur vorübergehend, nie generell, und auch nur in den schmerzhaften Phasen ausgesprochen werden, denn Sport ist grundsätzlich besonders wichtig. Eine Berufsberatung ist ebenfalls erforderlich. In schweren Fällen empfiehlt es sich, von wirbelsäulenbelastenden Berufen ganz abzuraten. Wenn rechtzeitig stabilisierende Maßnahmen für die jugendliche Wirbelsäule eingeleitet werden und die Betroffenen ständig ein Trainings- und Sportprogramm für ihre Wirbelsäule absolvieren, bleibt deren Leistungsfähigkeit jedoch lebenslang vollständig erhalten. Es ist dann keine Einschränkung der allgemeinen Wirbelsäulenbelastbarkeit gegeben, allerhöchstens für maximal wirbelsäulenbelastende Sportarten (zum Beispiel Turnen, Trampolinspringen, Turmspringen, Gewichtheben) und für extrem wirbelsäulenbelastende Berufe, die beispielsweise mit ständigem Tragen schwerer Lasten auf dem Rücken verbunden sind.

Seitliche Wirbelsäulenverkrümmungen: Skoliosen

Jede Verkrümmung der Wirbelsäule zur Seite wird als Skoliose bezeichnet. Im wesentlichen unterscheiden wir zwischen folgenden Formen:

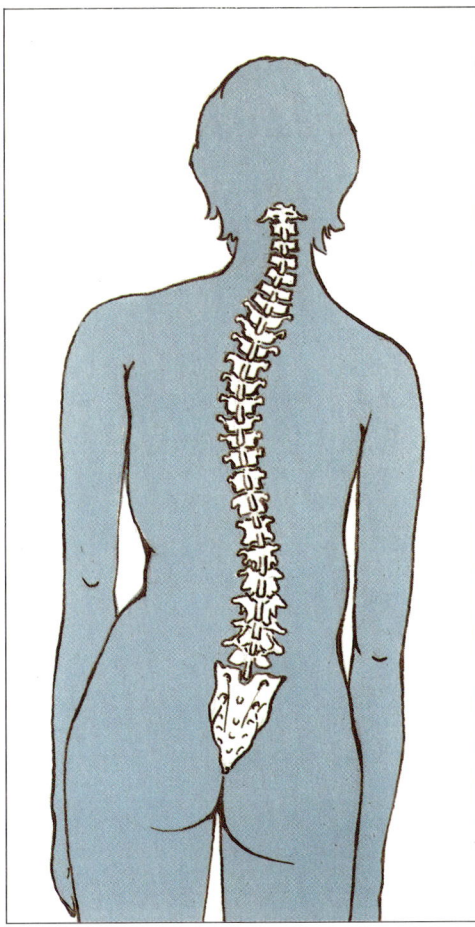

Skoliose

⇨ angeborene Skoliosen infolge Mißbildung eines oder mehrerer Wirbelkörper (zum Beispiel angeborener Keilwirbel)

⇨ Skoliosen, die im wesentlichen durch angeborene oder erworbene Verkürzungen eines Beines mit folgendem Beckenschiefstand bedingt sind (statische Skoliosen)

⇨ Skoliosen, die ohne erkennbare Ursache während des Wachstums entstehen und im Volksmund auch als Rückgratverkrümmung bezeichnet werden (idiopathische Skoliosen).

Darüber hinaus können natürlich auch durch entzündliche Veränderungen an den Wirbelkörpern (zum Beispiel Tuberkulose)

oder nach schweren Wirbelkörpertrümmerbrüchen seitliche Verbiegungen der Wirbelsäule entstehen.

Die angeborene Skoliose

Sie beruht auf einer Wirbelmißbildung und ist nur sehr schwer zu behandeln, da man diese meist nicht beseitigen kann. Sie hat aber auch den Vorteil, daß sie nur selten im Laufe des Lebens weiter zunimmt.

Skoliosen durch Beinlängenunterschiede

Sie können durch einen Ausgleich der verschiedenen Beinlängen verringert oder behoben werden. Dies geschieht beim Erwachsenen durch Einlagen im Schuh, durch Schuherhöhung oder in besonders schweren Fällen durch operative Verlängerung des verkürzten Beines oder durch eine operative Verkürzung des längeren. Bei Kindern kommt es oft im Laufe des Wachstums zu Beinlängenunterschieden, die dann ständig kontrolliert werden müssen, wenn sie mehr als 2 Zentimeter betragen. Bei diesen Kindern ist es nämlich möglich, durch eine vorübergehende operative Blockierung der Wachstumsfugen am längeren Bein einen Beinlängenausgleich herbeizuführen. Dies geschieht, indem kleine Edelstahlklammern über den Wachstumsfugen des Ober- und des Unterschenkelknochens in Kniegelenksnähe angebracht werden, die dann so lange dort bleiben, bis ein entsprechender Ausgleich erzielt worden ist. Die Operation kann jedoch erst ab dem 7. bis 8. Lebensjahr erfolgen.

Skoliosen ohne erkennbare Ursache

Die eigentliche »Rückgratverkrümmung« oder die idiopathische Skoliose ist auch heute noch eine sehr ernstzunehmende Erkrankung, die unter Umständen mit einer schweren Verbiegung der Wirbelsäule auf Lebenszeit einhergeht. Die Erkrankung ist vererbbar. Die Verbiegung beginnt sich meistens in der Pubertät zu entwickeln und betrifft vorwiegend Mädchen. Das Fortschreiten des seitlichen Schiefwuchses der Wirbelsäule geht mit einer Verkürzung des Rumpfes, einem Rippenbuckel und einer Verdrehung einher. Rippen und Wirbel werden verformt, der Brustkorb wird verdreht, die Brust- und die Bauchorgane werden verlagert. Auch Schädel und Gesicht sind fast immer in die Skoliose mit einbezogen. Im weiteren Verlauf kommt es dann zu einer wesentlichen Funktionseinschränkung der inneren Organe, insbesondere der Lunge und des Herzens, so daß bei schweren Skoliosen die gesamte körperliche Leistungsfähigkeit erheblich vermindert ist. Besonders wichtig ist es, eine entstehende Skoliose so früh wie möglich zu erkennen und zu behandeln. Jedoch ist dies leider oft

sehr schwierig, da die Kinder die Skoliose selbst nicht bemerken und auch die Eltern sie oft nur zufällig erkennen. Gerade im Alter zwischen 12 bis 14 Jahren kommt noch die Schamhaftigkeit dazu, sich vor den Augen der Eltern in unbekleidetem Zustand zu zeigen.

Das sicherste *Frühzeichen* der beginnenden Skoliose ist nicht so sehr die seitliche Verbiegung der Dornfortsatzreihe, sondern die Niveaudifferenz der Taillendreiecke und die Weichteilasymmetrie rechts und links neben der Wirbelsäule. Dies erkennt man aber erst anläßlich einer Untersuchung bei der Rumpfbeugung nach vorne. Gerade weil die Anfangszeichen der Skoliose so schwer zu erkennen sind, ist es wichtig, während der

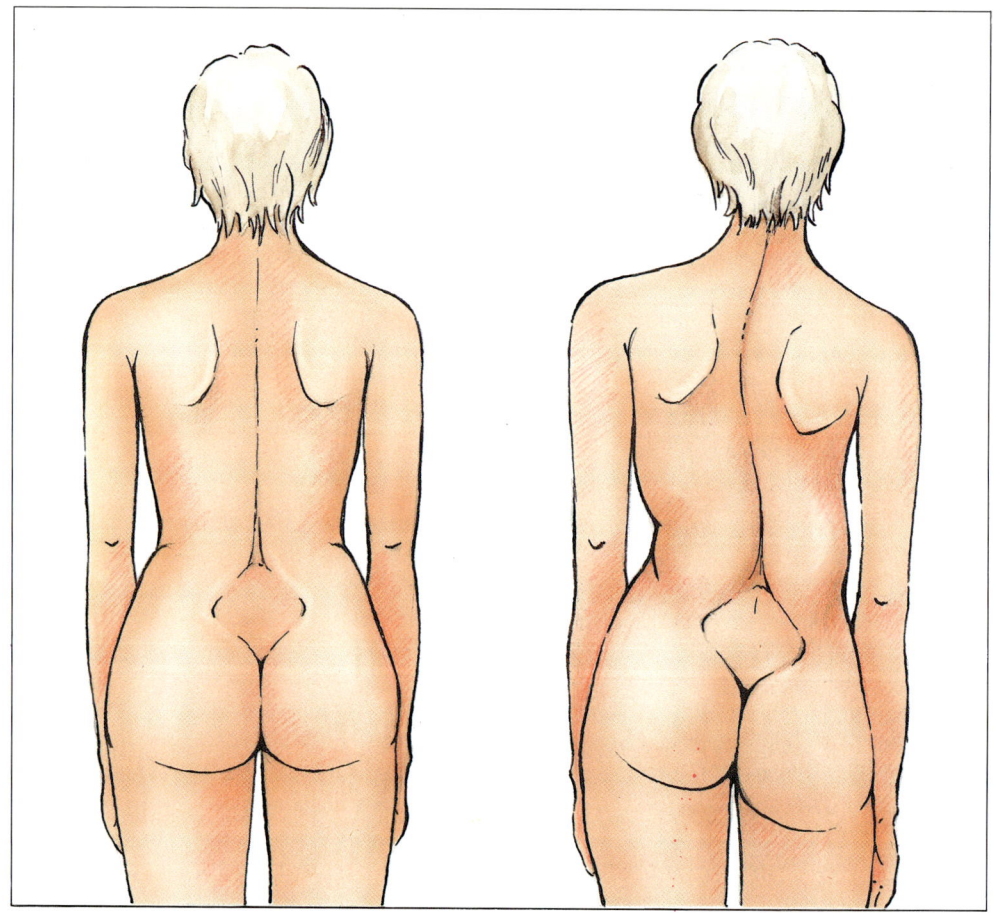

Gesunder Rücken (links) und Rücken mit Zeichen der Skoliose (rechts)

Wachstumsphase, gerade bei Mädchen, regelmäßig schulärztliche Untersuchungen durchzuführen.

Ist eine Skoliose erkannt, muß sofort gehandelt werden. Die wichtigste Behandlungsmöglichkeit ist nach wie vor die spezielle *Skoliosengymnastik,* eventuell unterstützt durch spezielle Korsette. Nur selten gelingt es jedoch hierdurch, die Skoliose zu verringern oder sogar auszuheilen – man ist schon froh, wenn man wenigstens ein Fortschreiten verhindern kann.

Gerade weil eine Rückgratverkrümmung nur schwer wieder zu verringern ist, sollte die Diagnose so früh wie möglich gestellt werden. Leider kommt es jedoch bei jungen Mädchen trotz intensiver Behandlung oft in relativ kurzer Zeit zu ganz massiven Wirbelsäulenverbiegungen, die dann nicht nur wegen der erheblichen kosmetischen Störung, sondern auch wegen der zu befürchtenden allgemeinen Minderung der körperlichen Leistungsfähigkeit dringend operiert werden müssen.

Bei den modernen Operationsverfahren wird die Wirbelsäule gestreckt, gleichzeitig die Verdrehung der Wirbelkörper behoben und der am stärksten betroffene Abschnitt versteift. Die Erfolge der Skoliosenoperation sind heute als sehr gut zu bezeichnen, jedoch ist es wichtig zu wissen, daß auch nach einem erfolgreichen Eingriff über viele Jahre hinweg eine konsequente Nachbehandlung mit täglicher Gymnastik und mit Kräftigung der Rückenmuskulatur erforderlich ist.

Hinsichtlich der sportlichen Betätigung gilt für Kinder und Jugendliche mit Skoliose im wesentlichen dasselbe wie für solche, die an der Scheuermann-Krankheit leiden: Es besteht bei leichten bis mittelschweren Skoliosen keine wesentliche Einschränkung für eine allgemeine sportliche Betätigung, insbesondere nicht für den Schulsport. Auch die von manchen Ärzten und Eltern befürchtete ungünstige Wirkung von Sportarten mit einseitiger Armbelastung (zum Beispiel Tennis) ist bisher noch nicht schlüssig bewiesen.

Wegen der allgemeinen Kräftigung der Muskulatur und der Verbesserung der Lungenfunktion mit entsprechender Kräftigung des Brustkorbes sollten deshalb gerade Kinder mit Skoliosen relativ viel Sport in allen möglichen Sportarten betreiben. Nur bei ganz schweren Skoliosen und für spezielle, die Wirbelsäule stark belastende Leistungssportarten, zum Beispiel Turnen und Gewichtheben, müssen Einschränkungen gemacht werden.

Die Bechterew-Krankheit

Viele Erkrankungen der Wirbelsäule, die mit Schmerzen einhergehen, werden als Rheuma bezeichnet. Meistens handelt es sich jedoch nicht um rheumatische Erkran-

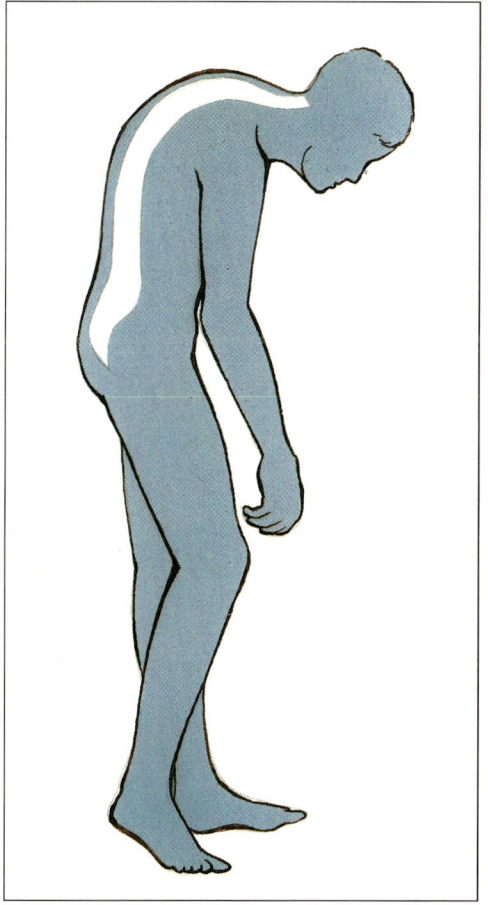

Bechterew-Krankheit im fortgeschrittenen Stadium

kungen im echten Sinn. Nur die Bechterew-Krankheit macht hier eine unrühmliche Ausnahme. Sie ist eine chronisch fortschreitende, rheumatisch-entzündliche Erkrankung, die im Endstadium zu einer totalen Versteifung der Wirbelsäule, des Brustkorbes und gelegentlich auch noch der Hüftgelenke führen kann. Leider sind auch hier, wie bei den meisten Wirbelsäulenerkrankungen, die ersten Krankheitsanzeichen recht uncharakteristisch. Einige wenige sind jedoch so typisch, daß bei ihrer Beachtung unter Umständen schon relativ früh die Diagnose gestellt werden kann.

Oft klagen die Patienten schon zu Beginn der Erkrankung über eine *Erschütterungsempfindlichkeit* der Wirbelsäule, was sich beispielsweise beim Fahren in schlecht gefederten Fahrzeugen und beim Verfehlen einer Treppenstufe unangenehm bemerkbar macht. Auch treten manchmal *Fersenschmerzen, Schmerzen im Sitzbein* und *Beschwerden beim Anstoßen* an ein im Weg liegendes Hindernis auf. Ein weiteres Frühzeichen sind morgendliche oder nächtliche *Schmerzen im Rücken, die in das Gesäß, das Kreuzbein oder in die Beine ausstrahlen* können. Oft sind diese Beschwerden nur flüchtig, sie kommen und gehen. Neben Beschwerden in den Hüft- oder den Schultergelenken tritt manchmal auch das Gefühl einer gewissen *Behinderung beim Bücken* und eine *Morgensteifigkeit* im Kreuz auf.

Von der Krankheit sind meistens Männer betroffen. Der Krankheitsbeginn liegt typischerweise zwischen dem 20. und dem 40. Lebensjahr. Auch hier spielt, wie bei vielen anderen Wirbelsäulenerkrankungen, eine erbliche Veranlagung eine bestimmte Rolle. Leider sind im Frühstadium der Bechterew-Erkrankung noch keine verläßlichen Zeichen im Röntgenbild zu sehen. Die typischen Veränderungen an den Kreuz-Darmbein-Gelenken, am Übergang von der Brust- zur Lendenwirbelsäule und an den seitlichen Begrenzungen der Wirbelkörper treten erst viel später auf.

Die sogenannten *Rheumafaktoren* im Blut sind eigentlich immer negativ, auch die *Blutsenkungsgeschwindigkeit* ist nur selten erhöht, nur ein bestimmter Faktor im Blut, *HLA-B* genannt, ist meist positiv. Eine wichtige Möglichkeit der Frühdiagnostik ist heute die *Szintigraphie,* eine Methode, bei der ein schwach radioaktives Mittel in den Körper gespritzt wird, das sich in entzündeten Geweben niederschlägt und dort mit einem dem Geigerzähler ähnlichen Gerät im Sinne einer erhöhten Aktivität abgetastet werden kann.

Die Behandlung der Bechterew-Erkrankung hat zum Ziel, die Schmerzen zu lindern, die Entzündung aufzuhalten und eine Versteifung der Wirbelsäule zu verhindern. Zusätzlich zu entzündungshemmenden Medikamenten und speziellen Immunseren kommt – neben der Wassertherapie mit Bewegungs-, Moor-, Schwefel-, Thermal- und Radiumbädern – insbesondere eine spezielle *Bechterew-Gymnastik* zur Anwendung. Die Übungen müssen von dem Kranken sehr gründlich erlernt und ein Leben lang beibehalten werden.

Auch schwerbehinderte Bechterew-Kranke, bei denen manchmal noch andere Gelenke außer denen an der Wirbelsäule von dem Leiden betroffen sind, kämpfen oft mit bewunderungswürdiger Intensität und Ausdauer gegen ihr Leiden. Die Mehrzahl von ihnen bleibt ständig berufstätig und lehnt auch eine Frühberentung ab.

Wir haben heute die Möglichkeit, bei ganz besonders schweren, fortgeschrittenen Formen der Bechterew-Erkrankung – wenn die Betroffenen wegen der starken Krümmung der Wirbelsäule nach vorne nicht einmal mehr den Kopf heben können und nur noch den Boden vor ihren Füßen sehen – durch eine Operation mit Entnahme eines keilförmigen Knochenstückes aus der Wirbelsäule deren Krümmung wieder aufzurichten.

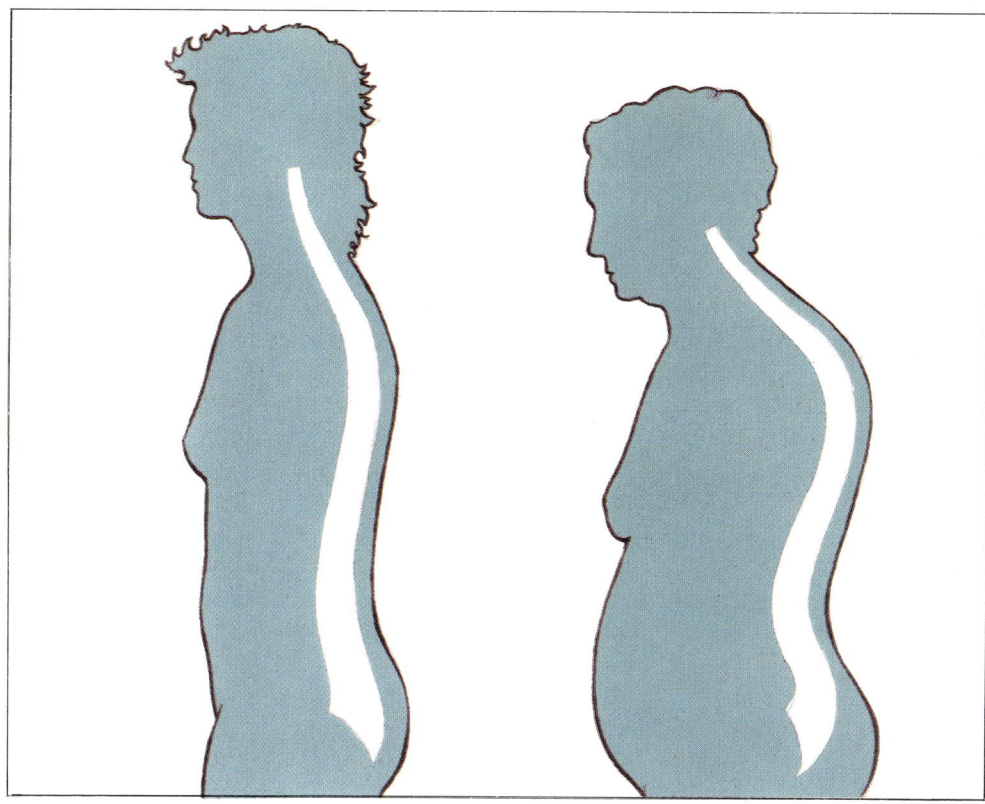

Die Entstehung des Altersrundrückens

Die Osteoporose – der Altersrundrücken

Schon die alte Hexe in Grimms Märchen von »Hänsel und Gretel« litt an einem schweren Knochenabbauprozeß, *Alters-osteoporose* genannt, und ging deshalb ganz gebückt.

Das führende Symptom für den Knochenschwund der Wirbel ist die im Röntgenbild erkennbare strähnige und durchsichtig erscheinende Struktur der Wirbelkörper. Und wenn auch ein gewisser Schwund der Knochenmasse mit zunehmendem Alter normal ist, so wußten schon früher die Frauenärzte, daß es bei vielen Patientinnen erst nach den Wechseljahren zu einer Osteoporose kam. Die einleuchtende Erklärung hierfür war, daß die nach den Wechseljahren einsetzenden hormonellen Ausfälle zu den Knochenveränderungen beitrugen. Doch auch wenn diese Altersosteoporose bei Frauen wesent-

lich häufiger vorkommt als bei Männern, so ist doch der Wegfall gewisser weiblicher Hormone heute nicht mehr uneingeschränkt als alleinige Ursache anerkannt. Da zudem immer mehr Menschen ein hohes Lebensalter erreichen und damit Gefahr laufen, eine Osteoporose zu bekommen, erhält die Erkrankung eine zusätzliche sozialmedizinische Komponente.

Unsere Knochen, unsere Wirbelknochen eingeschlossen, leben genauso intensiv wie alle anderen Organe und sind damit ebenfalls einem ständigen Prozeß der Umwandlung, des Abbaus und des Aufbaus unterworfen. Auch im Knochen werden also die Bausteine ständig ausgetauscht, alte Knochensubstanz wird ab- und neue aufgebaut. Im gesunden Knochen halten sich diese Vorgänge die Waage, beim osteoporotischen jedoch überwiegt der Abbau gegenüber dem Aufbau, so daß es im Laufe der Jahre zu einem zunehmenden Schwund an Knochenmasse kommt.

Eine wichtige Rolle für die Einlagerung der für den Knochenaufbau so wichtigen Substanzen, insbesondere *Calcium,* spielen der Darm (weil dort die Substanzen aus der Nahrung resorbiert werden), die Nieren (weil sie derartige Substanzen zurückhalten oder ausscheiden können), und das Blut (weil es sie transportiert). Die Knochenbildungszellen im Knochen können nur dann gut funktionieren, wenn die Steuerungs- und Regelmechanismen stimmen und alle erforderlichen Stoffe zur rechten Zeit und in der richtigen Menge angeliefert werden. Fehlt nur ein einziger wichtiger Bestandteil – es werden beispielsweise fast 20 verschiedene *Aminosäuren* für die Herstellung des Knocheneiweißes benötigt –, oder werden die erforderlichen Stoffe in ungenügenden Mengen oder in schlechter Qualität angeliefert, dann funktioniert die »Großbaustelle Knochen« nicht mehr. Da aber die Knochenabbauzellen trotzdem ungestört weiterarbeiten, kommt es schließlich zu einem Schwund der Knochenmasse. Dies hat, wenn es nur kurzfristig der Fall ist, keine schwerwiegenden Folgen, weil der Organismus das Defizit wieder ausgleichen kann. Wenn diese Negativbilanz allerdings längere Zeit anhält, kommt es zur Osteoporose. Eine Ursache kann zum Beispiel die ungenügende Resorption der Bausteine im Darm oder das unzureichende Angebot über die zugeführte Nahrung sein, insbesondere wenn Calcium und andere Mineralien, Eiweiß oder Vitamin D fehlen. Deswegen ist es besonders für alte Menschen wichtig, für eine ausgeglichene, vitaminreiche Ernährung mit hochwertigem Eiweiß, zum Beispiel Milcheiweiß (Milch, Käse, Quark usw.) zu sorgen und eine gute Darmfunktion aufrechtzuerhalten.

Da die Tragfähigkeit der Wirbel bei der Osteoporose herabgesetzt ist, besteht zunächst einmal eine erhöhte Bruchgefahr.

Ältere Menschen können schon beim bloßen Hinfallen auf das Gesäß Wirbelbrüche erleiden. Bei hochgradiger Osteoporose können die Wirbel sogar ohne einen Sturz brechen. Die Wirbel verbiegen und verformen sich unter dem Druck der Belastungskräfte. Im fortgeschrittenen Stadium kommt es dabei meistens zu dumpfen Kreuz- und Rückenschmerzen, die sich im Laufe des Tages verstärken, aber in Ruhe wieder nachlassen. Allmählich entsteht dann eine Verkrümmung der Wirbelsäule, die zu einer Verminderung der Körpergröße mit Bildung des typischen Rundrückens führt. Alte Menschen, insbesondere Frauen, sollten also bei dumpfen Kreuzschmerzen, die sich unter Belastung verstärken, immer daran denken, daß sie an einer Osteoporose leiden könnten. Die Bestätigung hierfür erfahren sie bei einer ärztlichen Untersuchung, die insbesondere auch das Aussehen der Wirbelsäule im Röntgenbild berücksichtigt. Der Arzt wird ihnen raten, durch die Ernährung für genügend Zufuhr von Eiweiß und Mineralien zu sorgen und häufiger kleinere Mahlzeiten zu sich zu nehmen, weil dann die Aufnahme der Baustoffe im Darm besser gewährleistet ist. Außer Obst, Salaten, frischem Gemüse und Vollwertkost sind besonders Eiweiß- und Mineralienlieferanten, wie Milch, Milchprodukte, Fisch und Eier, wichtig. Mit ½ Liter Milch oder drei bis vier Bechern Joghurt kann man beispielsweise schon mehr als die Hälfte des täglichen Calciumbedarfs decken und hat außerdem noch größere Mengen der fettlöslichen Vitamine A, D und E zu sich genommen. Die zusätzliche Zufuhr von Vitamin E und Calcium wird allgemein empfohlen, jedoch ist die Wirkung nicht bewiesen. Gute Erfolge werden auch von der Behandlung mit Fluorpräparaten und Hormonen (zum Beispiel Östrogenen) sowie mit Calcitonin berichtet.

Als weiteres wird der Arzt raten, sich körperlich viel zu betätigen. Die körperliche Aktivität führt zur besseren Durchblutung und übt damit einen Wachstumsreiz auf die Knochen aus. Sich genügend zu bewegen heißt für ältere Menschen, körperlich aktiv zu bleiben, also nicht nur zu lesen, sondern vielmehr täglich mehrere Stunden spazierenzugehen, zu laufen, zu schwimmen, zu wandern und radzufahren oder aber Volleyball, Faustball, Tennis oder Golf zu spielen. Eine gute, wohldosierte und erlernte Rükkengymnastik oder besser noch eine Ganzheitsgymnastik ist enorm wichtig.

Die körperliche Aktivität ist eigentlich das einzige Mittel, von dem wir ziemlich sicher wissen, daß es in der Lage ist, eine Osteoporose schweren Ausmaßes zu verhüten. Ganz selten sind es echte, schwere Stoffwechselstörungen, die zu einer rasch fortschreitenden Osteoporose führen können. Da diese jedoch speziell zu behandeln sind, ist es besonders wichtig, sich einer ärztlichen Untersuchung zu unterziehen. Auch scheinen untergewichtige, magere Frauen öfter eine Osteoporose zu bekommen als normalgewichtige.

Ein orthopädisches Korsett ist nur in besonders schweren Fällen von Osteoporose erforderlich und wird leider zu oft und zu früh verordnet. Besser ist eine rechtzeitig begonnene »Rückenschule«.

Nicht von der Wirbelsäule verursachte Kreuzschmerzen

Kreuzschmerzen können viele Ursachen haben. Eine Reihe davon hat nichts mit der Wirbelsäule selbst zu tun, sondern mit fernerliegenden Organen, zum Beispiel den Nieren, den ableitenden Harnwegen und den weiblichen Geschlechtsorganen. Aber auch eine Fehlstatik der Beine oder der Füße, die Folge einer Allgemeinerkrankung, zum Beispiel einer Virusinfektion, Leiden des rheumatischen Formenkreises und Störfelder in den Mandeln, den Zähnen oder den Nebenhöhlen können Kreuzschmerzen verursachen. Deshalb soll man

bei nicht erklärbaren Rückenbeschwerden an diese Möglichkeiten denken, Zähne, Mandeln und Nebenhöhlen untersuchen lassen und zum Urologen oder zum Gynäkologen gehen.

Insbesondere bei Kindern und Jugendlichen dürfen Kreuzschmerzen niemals auf die leichte Schulter genommen werden. Häufig sind ernstzunehmende Organstörungen oder Wirbelsäulenveränderungen die Ursachen, nur selten haben Jugendliche schon einen echten Bandscheibenschaden oder einen Bandscheibenvorfall.

Kreuzschmerzen durch Fehlstellungen der Beine und der Füße

Besonders häufig führen *unterschiedlich lange Beine* wegen der Beckenschrägstellung und der Wirbelsäulenverbiegung zu Kreuzschmerzen. Allerdings wissen die meisten Menschen mit verschieden langen Beinen gar nicht, daß ihre Beine ungleich lang sind. Auch eine mangelnde Streckfähigkeit im Knie- oder im Hüftgelenk kann der Grund für Kreuzschmerzen sein. Deswegen sind gerade bei *Arthrosen* der Hüftgelenke Kreuzschmerzen ein häufiges Symptom, ohne daß zunächst das Hüftgelenk überhaupt weh tut. Durch die andauernde Fehlbeanspruchung der Wirbelgelenke und durch die Korrekturversuche des Körpers kommt es zur ständigen Muskelüberlastung und damit zu schmerzhaften Muskelverspannungen und Kreuzschmerzen.

Da bei vielen Hüftgelenkserkrankungen die Schmerzen zusätzlich in den Oberschenkel ausstrahlen, werden derartige Beschwerden öfter als Zeichen für eine Ischiaserkrankung angesehen und entsprechend behandelt. Auch die Füße können schuld an Kreuzschmerzen sein, weil eine *Fehlstellung der Füße* ebenso wie eine Arthrose zu einseitigen Muskelüberlastungen und Verspannungen im Rückenbereich und damit zu Kreuzschmerzen führen kann. Manchmal hilft schon eine Einlage oder ein weiches Fersenkissen im Schuh mit stoßdämpfender Wirkung (zum Beispiel Viscoheel), die Fehlstellung zu korrigieren.

Kreuzschmerzen durch falsche Schuhe

Um einer weiteren Ursache von Kreuzschmerzen auf die Spur zu kommen, könnte man sagen: »Zeigt her eure Füße, zeigt her eure Schuh'!« Denn auch falsche Schuhe können zu Rückenschmerzen führen.

Die Schuhe sind gerade bei Frauen in ihrer Form mehr von der Mode als von gesundheitsbewußten Überlegungen beeinflußt. Ob der Absatz flach und breit oder hoch und spitz oder mittelhoch und mittelbreit zu sein hat, entscheiden nicht in erster Linie die Frauen, die die Schuhe tragen und möglicherweise unter ihnen leiden, sondern diejenigen, die für die jeweilige Schuhmode verantwortlich sind.

Frauen, die jahrelang Schuhe mit zu hohen Absätzen getragen haben, verspüren bei

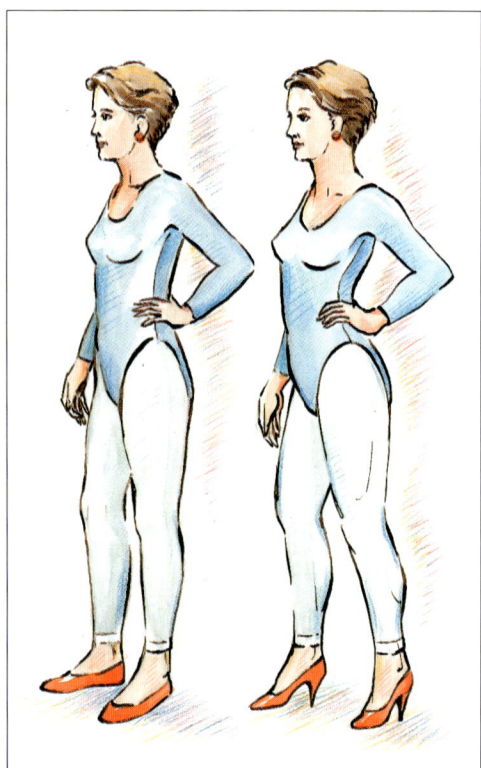

Schuhen mit niedrigen Absätzen nach kurzer Zeit Beinschmerzen. Bei ihnen haben sich durch die hohen Absätze im Laufe der Zeit die Bein- und die Hüftmuskulatur verkürzt. Außerdem schwächen hohe Absätze die Wadenmuskulatur und verlagern den Körperschwerpunkt, so daß Knie- und Hüftgelenke gebeugt, das Becken vorgeschoben und die Lendenwirbelsäule in eine Hohlkreuzstellung gebracht werden. Dies sieht zwar elegant aus und macht auch schlanke Beine, hat aber meist unangenehme Folgen für die Bauch- und die Rückenmuskulatur, die sich als chronische Kreuzschmerzen bemerkbar machen.

Bei hochhackigen Pumps wird das Körpergewicht fast ausschließlich vom Fußquergewölbe und von den Mittelfußköpfchen getragen, was auf Dauer zu einem Spreizfuß mit entsprechender Fußverformung führt. Deshalb sollte man aus Gründen der Fürsorge für seine Wirbelsäule und die Füße, zumindest für den täglichen Gebrauchsschuh, eine mittlere Absatzhöhe von 2 bis 4 Zentimetern bevorzugen.

Nieren und Kreuzschmerzen

Viele Erkrankungen der Nieren, der ableitenden Harnwege und der Prostata gehen auch mit Kreuzschmerzen einher. Bei entzündlichen Veränderungen der Niere können Stauungszustände einen dumpfen Schmerz auslösen, der meist in die Flanke, die Lendengegend und die Hoden sowie den Oberschenkel und den Unterbauch ausstrahlt. Auch bei einer Nierenkolik kommt es fast immer zu sehr schmerzhaften Verspannungen der Lendenmuskulatur mit Ausstrahlung des Schmerzes in die Lendenwirbelsäulengegend.

Da fast alle inneren Organe sogenannte *Projektionsfelder* auf der Körperoberfläche, also in der Haut, haben, gibt es für viele Erkrankungen geradezu typische Schmerzfelder. So strahlen die Schmerzen zum Beispiel vom mittleren Harnleiter in den Rücken und vom unteren Harnleiterbereich in die

Körperhaltung bei flachen und bei hohen Absätzen

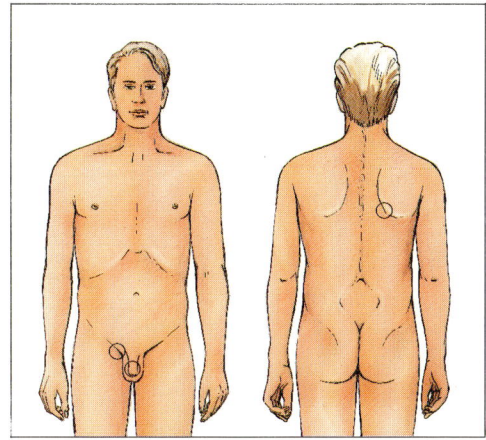

Schmerzfelder der Harnleiter, ...

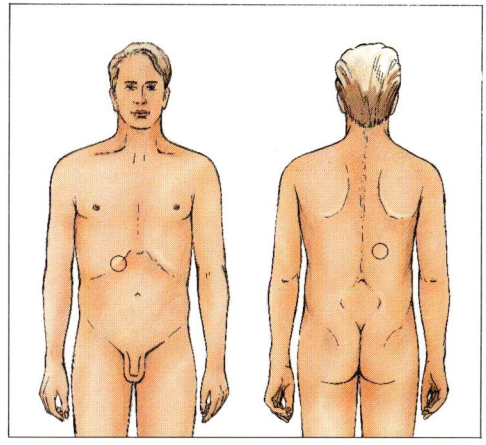

der Gallenblase, ...

Leiste oder den Hoden aus. Die Schmerzen werden aber oft im Unterschied zu den echten Kreuzschmerzen vom Patienten mehr in der Tiefe und dumpfer wahrgenommen.

Kreuzschmerzen bei Erkrankungen der Bauchorgane

Auch für die übrigen Organe des Bauches gilt, daß sie Schmerzprojektionsfelder in der Haut haben. Störungen an einem inneren Organ rufen in dem ihm zugeordneten Bereich oft sichtbare und fühlbare Veränderungen der Haut und des Unterhautgewebes einschließlich schmerzhafter Muskelverspannungen hervor. Dies ist ein Grund dafür, daß man mit einer Massage der Körperoberfläche über mechanische Reizung der dort verlaufenden Nerven eine Beeinflussung der inneren Organe erreichen kann. Erkrankungen der Gallenblase und der Gallenwege bereiten oft geradezu typische Schmerzen im Rücken, wobei die charakteristischen Hautprojektionszonen für die Gallenblase rechts neben dem 12. Brustwirbeldornfortsatz und dem 1. Lendenwirbel sowie unterhalb des rechten vorderen Rippenbogens liegen.

Genauso führen Erkrankungen der Bauchspeicheldrüse zu Rückenschmerzen, die sich in der Kreuzgegend etwa eine Handbreit links neben der Wirbelsäule und links

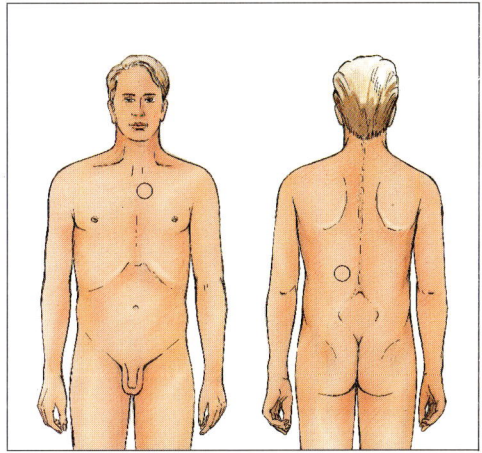

der Bauchspeicheldrüse, ...

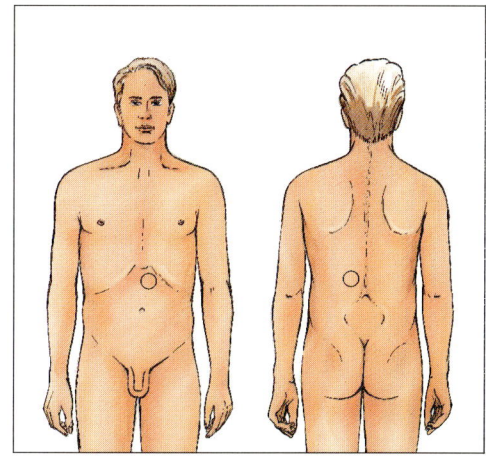

des Magens ...

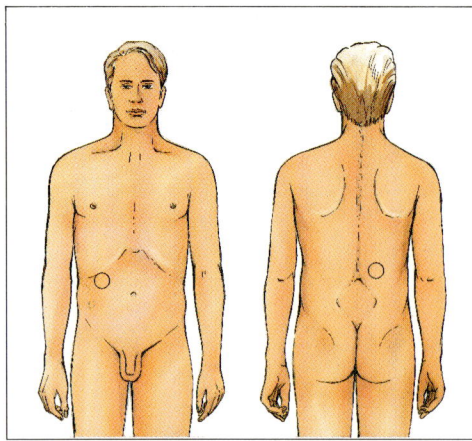

und des Zwölffingerdarms

unter dem oberen Brustbein manifestieren können. Manchmal sind sie nicht unähnlich den Schmerzen, die man gemeinhin als »Hexenschuß« bezeichnet.

Auch Magen- und Darmerkrankungen können zu Kreuzschmerzen führen, wenn auch nicht so häufig wie eine Erkrankung der Gallenblase oder der Bauchspeicheldrüse. Die Schmerzprojektionsfelder des Magens liegen etwa eine Handbreit links neben der oberen Lendenwirbelsäule und eine Handbreit oberhalb des Bauchnabels; diejenigen für den Zwölffingerdarm entsprechen denen für die Gallenblase.

Auch eine arterielle Durchblutungsstörung bei beginnender Verstopfung der Beckenschlagadern führt oft zu dumpfen und bohrenden Kreuzschmerzen, die schon im Sitzen und in Ruhe zu spüren sind und die sich beim Gehen und Stehen verstärken.

Kreuzschmerzen infolge seelischer Belastungen

Die Wirbelsäule kann auch ein Projektionsfeld seelischer Schmerzen sein. Viele Leute, die ständig unter einem inneren Spannungsgefühl leben, haben eine verspannte Muskulatur, insbesondere eine verspannte Rücken- und Nackenmuskulatur. Viele Kopfschmerzen erklären sich allein schon aus einem derartigen ständigen Spannungszustand. Besonders ungelöste innere Konflikte aus dem Beruf, aus dem familiären Bereich oder dem sozialen Umfeld bewirken letztlich eine Verkrampfung, die auf Dauer Kreuzschmerzen hervorruft. Diese Situation ist jedoch in der Regel den Menschen, die darunter leiden, fast nie bewußt, weil es sich oft um verdrängte Konflikte handelt, die mit der gegenwärtigen persönlichen Lage kaum noch in Beziehung stehen.

Gerade weil die Wechselbeziehungen zwischen Wirbelsäule und Psyche sehr umfassend und kompliziert sind, ist die Diagnose einer solchen psychisch bedingten »Wirbelsäulenerkrankung« oft gar nicht einfach. Umgekehrt ist zu bedenken, daß chronische Kreuzschmerzen Auswirkungen auf die Psyche haben und den Patienten im Laufe der Zeit seelisch erheblich belasten können. Viele Patienten, die mit vermeintlichen Bandscheibenschäden als Ursache für die Kreuzschmerzen zum Orthopäden, zum Masseur oder zur Krankengymnastin gehen, wären daher besser mit einer psychosomatischen Behandlung beraten.

Die orthopädische Behandlung, die Krankengymnastik, Massagen und andere physikalische Therapieformen sind zwar wohltuend, aber sie helfen hier nicht auf Dauer. Leider bleiben vielfach solche psychogenen Kreuzschmerzen über Jahre hinweg unerkannt und sind die Ursache für ständigen Arztwechsel, viele Massagen, Fangopackungen, krankengymnastische Übungsbehandlungen, Badekuren und dergleichen: »Daran denken« ist in solchen Fällen alles! Der erfahrene Arzt, die erfahrene Krankengymnastin und der erfahrene Masseur werden oft aus dem Krankheitsverlauf und dem Verhalten des Patienten die seelische Ursache für seine Kreuzschmerzen erkennen und ihn einer psychosomatischen Behandlung zuführen.

Die Kreuzschmerzen der Frau

Fast alle Erkrankungen im gynäkologischen Bereich können Kreuzschmerzen auslösen.

Meist sind dies tiefe, dumpfe Kreuzschmerzen, die sich nicht genau lokalisieren lassen. Zum Teil hängt dies mit den Besonderheiten des weiblichen Körperbaus zusammen: Das weibliche Skelettsystem ist graziler, das Becken etwas breiter und die Lendenwirbelsäule etwas länger als beim Mann. Die Lendenlordose ist meist verstärkt, die Muskulatur etwas schwächer und das Fettpolster dicker. Diese geschlechtsspezifischen anatomischen Besonderheiten sind wichtige Voraussetzungen für Schwangerschaft und Geburt, bedingen allerdings auch ungünstige biomechanische Verhältnisse mit stärkerer Belastung der Wirbelsäule. Hinzu kommt, daß der weibliche Organismus stärkeren periodischen Hormonschwankungen unterworfen ist als der des Mannes, insbesondere während der Schwangerschaft. Hierdurch kommt es zu einer Auflockerung des Bindegewebes und der straffen Gelenkverbindungen im Beckenringbereich (Schambeinfuge, Iliosakralfugen) und zu Veränderungen der Muskeln.

Bekannt sind Kreuzschmerzen, die während der Menstruation sowie während und nach der Schwangerschaft auftreten können. Viele Frauen leiden noch monate- und jahrelang nach der Geburt ihres Kindes unter ständigen Rückenschmerzen. Dabei handelt es sich fast ausschließlich um muskuläre Überlastungserscheinungen als Folge der vermehrten Haltearbeit der Muskulatur von Wirbelsäule, Becken und Bauch während der Schwangerschaft und danach.

Besonders charakteristisch für viele Frauen ist eine Schwäche der Bauchmuskulatur, die der Wirbelsäule von vorne Halt verleihen soll und Stabilisator für Becken und Lendenwirbelsäule ist. Gerade bei Frauen ist die »Leibbindenfunktion« der Bauchmuskulatur besonders wichtig. Aus dem Gefühl, »Halt zu benötigen«, greifen viele Frauen zu einer orthopädischen Leibbinde, ohne allerdings zu wissen, daß es viel besser wäre, eine gut trainierte Bauchmuskulatur zu haben. Gerade weil die Frau im Vergleich zum Mann einen relativ langen Oberkörper hat, ist die muskuläre Ausgangssituation für sie schlechter. Daher ist auch eine größere Leistungsfähigkeit der Bauch- und der Rückenmuskulatur gefordert.

Während der letzten Monate der Schwangerschaft und noch einige Monate danach sind die Bauchmuskeln überdehnt. Erst einige Zeit nach der Geburt kommt es wieder zur Verkürzung und Straffung der Muskeln und des Bindegewebes. Dies hängt aber von vielen Faktoren ab, zum Beispiel von der Konstitution und von der Qualität der Schwangerschaftsgymnastik, insbesondere von einer konsequenten Muskelkräftigung nach der Geburt. Bei vielen Frauen bleibt jedoch leider eine dauerhafte Schwächung der Bauchmuskulatur zurück. Dies ist eigentlich vollkommen unnötig, denn durch ein entsprechendes Training der Rücken- und der Bauchmuskulatur ist es durchaus möglich, die schlaffen Bauchdecken wieder zu kräftigen.

Eine gute muskuläre »Bauchbinde« und ein gutes »Muskelkorsett« verhindern ständige Kreuzschmerzen. Die üblichen physikalischen Therapien, wie Massage und Fango, helfen nur vorübergehend, wenn nicht zusätzlich eine gezielte Muskelkräftigung erfolgt.

Die typische erzwungene Haltung in vielen Frauenberufen und bei der Hausarbeit führt zu einer weiteren Verschlechterung der muskulären Situation und verstärkt nur noch die weiblichen Kreuzschmerzen. Auch die Modernisierung und die Mechanisierung des Haushalts, die ja eigentlich Hilfe für den geplagten Frauenrücken bringen sollten, haben nicht zur Verringerung der Kreuzschmerzen bei den Frauen geführt. Eine der wesentlichen Ursachen ist wohl, daß die Arbeitsbedingungen in den modernen Haushalten vom arbeitstechnischen Gesichtspunkt aus nicht viel besser sind als in den Haushalten unserer Großmütter, eher sogar schlechter. Leider ist es bei den serienmäßig produzierten Kücheneinrichtungen nicht möglich, die individuellen Faktoren, wie zum Beispiel die Körpergröße, zu berücksichtigen. Allerdings könnten schon höhenverstellbare Sitze mit einer guten Sitzfläche und einer anatomisch geformten Rückenlehne ohne großen Aufwand wesentliche Abhilfe schaffen. Viele Kücheneinrichtungen sind einfach nur schlecht durchdacht. Warum zum Beispiel muß der Backofen auf dem Boden stehen, so daß sich die Hausfrau ständig bücken muß? Und aus welchem Grund sind andere Haushaltsgeräte, wie zum Beispiel Staubsauger, nicht rückenschonender konstruiert?

Viele Frauen wissen aus Erfahrung, daß bei ihren Rückenschmerzen Bettruhe keine Besserung bringt. Unter körperlicher Schonung, Ruhe und Bewegungsarmut werden die Schmerzen oft sogar noch stärker. Sie empfinden dies sehr richtig, denn nur ein ständiges Training durch Bewegung kann die erschlaffte und überdehnte Muskulatur kräftigen und die Beschwerden bessern. Es ist also gerade für Hausfrauen notwendig, ein tägliches Übungsprogramm mit »Rückenschule« zu absolvieren, sich körperlich viel zu bewegen, Gymnastik zu machen und Sport zu treiben. Deswegen ist es auch begrüßenswert, daß sich heute viele Frauen zu Gymnastikgruppen zusammenschließen oder in Vereinen Sport treiben.

Die Bedeutung einer richtigen Körperhaltung

Was ist Haltung?

Wer hat es nicht schon einmal in seinem Leben gehört: »Nehmen Sie etwas mehr Haltung an!« Allerdings läßt sich diese erzwungene und befohlene Haltung immer nur so lange einhalten, wie das Gehirn den Befehl dazu gibt. Wenn man den Befehl vergißt, läßt die Spannung der Haltemuskulatur nach, und der Körper fällt, je nach Kräftezustand der Muskulatur, mehr oder weniger in sich zusammen.

Auch der Befehl der Eltern beim sonntäglichen Spaziergang (»Halte dich gerade!«) nutzt nur vorübergehend, genauso wie der Spazierstock des Großvaters, der zur Haltungsverbesserung über den Rücken gespannt wird.

Die menschliche Haltung ist in jedem Lebensalter Ausdruck eines sehr komplexen Zusammenspiels körperlicher und seelischer Faktoren, deren Steuerung vielen Einflüssen unterliegt. So spielen zum Beispiel die ererbte Qualität des Gewebes, das Geschlecht, das Alter, der Trainingszustand der Muskulatur, psychische Einflüsse und die Umgebung, in der wir uns gerade befinden, eine Rolle. Männer, die ansonsten unbeobachtet das Kreuz durchhängen lassen, nehmen beim Anblick eines hübschen Mädchens im Freibad Haltung an und strecken den Rücken. Und gerade psychische Faktoren, wie Angst, Freude oder Niedergeschlagenheit, drücken sich oft in der Haltung aus. Nicht zuletzt ist die Haltung dann von anatomischen Voraussetzungen abhängig, also vom Knochenbau, der Körpergröße und der angeborenen Form der Wirbelsäule.

Der Trainingszustand der Muskulatur spielt ebenfalls eine entscheidende Rolle. Ein trainierter und muskelkräftiger Mensch hat auch eine gute Haltung. Deshalb kann ein gutes *Krafttraining* auf bestimmte muskulär bedingte Rückenschmerzen positiv einwirken. Eine echte Haltungsänderung allerdings kann nur durch eine entsprechende *Haltungsschulung* erreicht werden. Bei Menschen mit schlechter, zum Beispiel vornübergeneigter Haltung kommt es nicht nur zu einer Überdehnung der schlaffen Rückenmuskulatur, sondern auch zu einer Verkürzung der Brustmuskulatur und damit auch irgendwann zu einer Fixierung dieser schlechten Haltung.

Wenn diese Menschen jetzt plötzlich unkontrolliert und ohne sachgerechte Anleitung ein Muskeltraining durchführen, kann es passieren, daß sie die falschen Muskeln trainieren, so daß die schon überdehnten

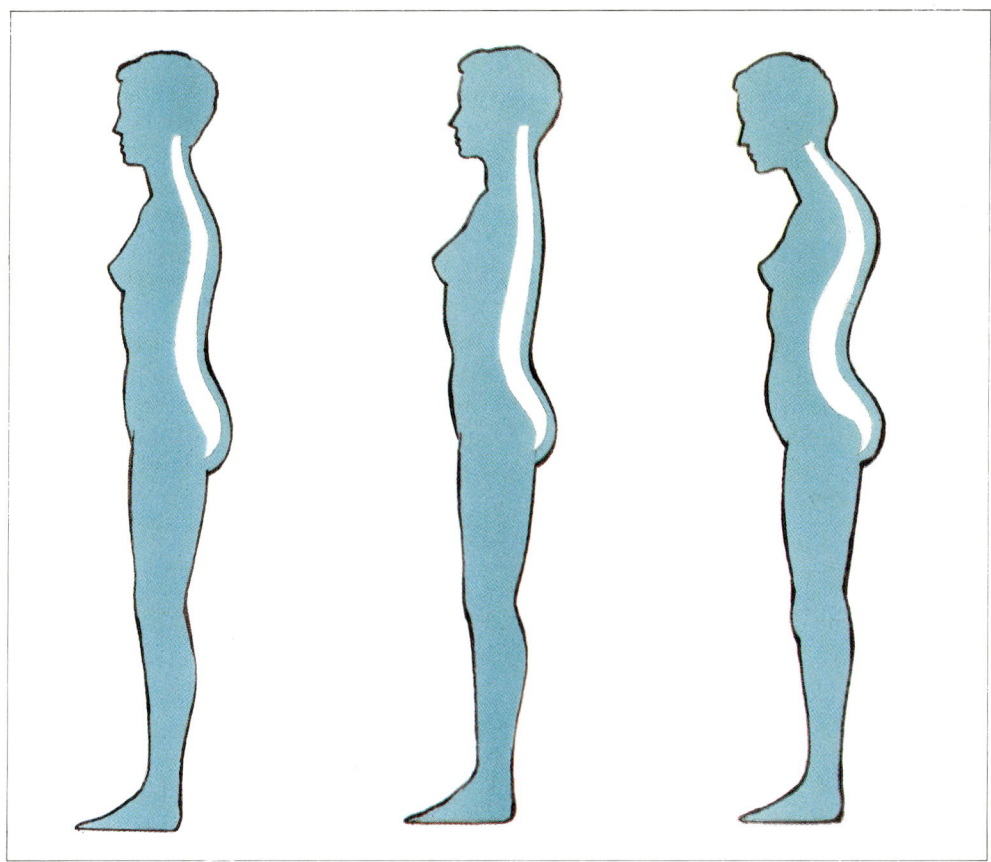

Von links nach rechts: normale Haltung, Flachrücken und Hohlrundrücken

Muskeln unter Umständen noch weiter gedehnt und die verkürzten Muskeln noch weiter verkürzt werden.

Dadurch verstärken sich die Schmerzen, anstatt besser zu werden. Das gleiche kann passieren, wenn ein solcher Patient auf Anraten seines Arztes, »er solle doch mal öfter schwimmen gehen«, jetzt anfängt zu schwimmen und beispielsweise durch Brustschwimmen mit erhobenem Kopf das Hohlkreuz noch weiter verstärkt. Er wundert sich dann, daß er trotz der Befolgung des ärztlichen Rates weiter Schmerzen hat. Dies zeigt, daß es unsinnig und falsch sein kann, irgendein beliebiges Training durchzuführen, weil man seine Haltung verbessern will. Nur eine konsequente »Rückenschule« ist hierzu imstande.

Wer seine Haltung verbessern will, sollte auch daran denken, daß gerade im Sitzen die Muskulatur nicht genügend angespannt wird, bereits geschädigte Muskeln überdehnt und damit Schäden vorprogrammiert werden. Dies macht deutlich, wie wichtig passende Stühle und Schreibtische sein können.

Wir müssen uns noch einmal vor Augen halten, daß die schlechte Haltung eigentlich schon im Kindesalter entsteht und sich dann im späteren Leben auswirkt. Der bekannte Orthopäde Idelberger hat darüber geschrieben: »Die schlechte Haltung ist kein belangloser ästhetischer Mangel einer bestimmten Altersstufe, der sich im Laufe der Entwicklung von selbst ausgleicht, sondern eine ernstzunehmende gesundheitliche Schädigung, die nur allzuoft eine dauernde Leistungsminderung in Beruf und Leben verursacht.«

Haltungsschwache und haltungsgeschädigte Kinder klagen nur selten über Schmerzen, solange sie sich frei bewegen können. Erst wenn sie längere Zeit eine Zwangshaltung, zum Beispiel beim stundenlangen Klavierspielen oder bei langwierigen Schulaufgaben, einnehmen müssen, hört man ihre Klagen. Später im Berufsleben wird durch die erzwungene Haltung bei der Arbeit die Funktionsstörung der Wirbelsäule und die Überforderung der Muskulatur deutlich. Schließlich kommt es zu Rücken-, Kreuz- und Nackenschmerzen.

Ein Haltungsfehler ist also mehr als nur ein Schönheitsfehler, der vom Schneider durch gute Anzüge korrigiert werden kann. Er verursacht vielmehr im späteren Alter häufig starke Beschwerden, welche die Lebensqualität des Erwachsenen erheblich beeinträchtigen können. Haltungsfehler und Haltungsverfall werden nicht von alleine schlimmer. Nachlässigkeit und Faulheit tragen dazu bei, daß sie mit zunehmendem Alter den gesamten Organismus wesentlich in Mitleidenschaft ziehen. Dies reicht bis zu mangelhafter Belüftung der Lungen, eingeschränkter Zwerchfellatmung und fehlender Blutzirkulation, kurz: bis zur ungenügenden Sauerstoffaufnahme mit Verschlechterung der Gewebsernährung. Schließlich stellen sich dann im Alter Abnutzungserscheinungen an der Wirbelsäule ein, welche die Beweglichkeit und die Belastbarkeit schmerzhaft einschränken. Das muß nicht sein! Sie werden im weiteren Verlauf des Buches lesen und lernen, wie sich diese Fehler vermeiden lassen.

Maßnahmen zur Vermeidung von Haltungsschwächen und Haltungsschäden bei Kindern

Trotz einer ständigen Verbesserung der medizinischen Versorgung suchen immer mehr Eltern mit ihren Kindern die orthopä-

dische Sprechstunde auf, weil sie bemerkt haben, daß die Haltung ihres Kindes nicht in Ordnung ist. Meistens handelt es sich um Kinder, die, anstatt Sport zu treiben, lieber mit einem Buch in der Ecke oder vor dem Fernseher sitzen; es sind aber auch Kinder darunter, die regelmäßig Sport treiben. Die Schulärzte schicken jedes dritte bis vierte Kind zur Untersuchung zum Orthopäden, wobei dann festgestellt wird, daß ungefähr 10 Prozent aller Kinder einen erheblichen Haltungsschaden aufweisen und weitere 15 bis 20 Prozent zumindest eine Haltungsschwäche oder sogar einen drohenden Haltungsverfall zeigen.

Die Haltungsschwächen sind anfänglich meist leichterer Natur und bedürfen keiner intensiven ärztlichen Maßnahme, sondern nur einer vernünftigen Haltungserziehung im Sinne einer »Rückenschule«.

Wenn die Haltungsschwäche des Kindes aber unerkannt bleibt und sich während des Wachstums nicht bessert, sondern in den endgültigen Haltungsschaden des Erwachsenen übergeht, dann lassen sich später allenfalls noch die Symptome, wie zum Beispiel Rückenschmerzen, behandeln, der Fehler aber bleibt.

Die Haltungsschwächen des Kindes und auch die selteneren echten Haltungsschäden sind nicht an eine bestimmte Entwicklungsphase des kindlichen Skeletts gebunden. Sie können in jedem Lebensalter auftreten, entstehen nicht plötzlich und verschlechtern sich auch nur langsam.

Erbfaktoren spielen eine entscheidende Rolle, denn so wie die Qualität der Zähne und die Sehschärfe der Augen werden auch Haltung und Beschaffenheit der Wirbelsäule vererbt. So gibt es regelrechte »Wirbelsäulenfamilien«, in denen über Generationen hinweg immer wieder Wirbelsäulenschäden auftreten, in denen es aber auch »Ausreißer« gibt, Kinder also, die trotz schlechter Veranlagung mit einer guten Haltung heranwachsen und später auch als Erwachsene keine wesentlichen Rückenprobleme haben.

Das sind meist die Kinder, die schon früh den Drang zur körperlichen Bewegung in sich verspüren, die Sport treiben, ihre Muskulatur kräftigen, später einen aktiven, bewegungsfördernden Beruf ergreifen und schädigende Einflüsse meiden, also Kinder, die insgesamt für eine kräftige Rücken- und Bauchmuskulatur sorgen. Diese Ausnahmen von der Regel beweisen, daß eine schlechte Veranlagung nicht unbedingt auch später in eine Wirbelsäulenerkrankung einmünden muß.

Sport und Spiel sowie körperliche Betätigung mit wechselnden Belastungsanforderungen führen zu einer besseren Durchblutung der Wirbelsäule, ein gezieltes Training kräftigt die Muskulatur und schafft für Kinder, Jugendliche und Erwachsene das unentbehrliche »Muskelkorsett«. Der Bewegungsdrang des Säuglings und des Kleinkindes ist noch sehr groß, gelegentlich sogar überschießend, so daß bei einem normalen Kind eine gezielte Gymnastik nicht erforderlich ist. Allerdings darf der Säugling in seinem Bewegungsdrang auch nicht gehemmt werden. Er soll nicht durch enge Leibchen, Strampelhosen oder straffe Gurte wie ein Paket verschnürt werden. Er soll sowohl tagsüber als auch nachts möglichst viel Gelegenheit zur freien Bewegung haben. Leider versuchen ungeduldige Eltern oder Großeltern oft, das Kind möglichst früh zum Sitzen, Stehen und Gehen zu bringen, indem sie es an den Händen halten, hochziehen und dabei übersehen, daß ihre gute Absicht gerade das Gegenteil bewirkt, weil Skelett und Muskulatur des Kindes erst ab einem bestimmten Alter für derartige Belastungen geeignet sind.

Normale Kinder sitzen und stellen sich von selbst; sie fangen auch aus eigenem Antrieb und zum richtigen Zeitpunkt zu krabbeln und zu laufen an – wenn man ihnen die freie Entscheidung überläßt. Gerade die Krabbel- und Kriechphase ist für das Kind besonders wichtig, und es besteht kein Grund zur Aufregung, wenn sie etwas lang erscheint. Natürlich gibt es auch bewegungsgestörte Kinder, bei denen eine echte Entwicklungsverzögerung vorliegt, die dann allerdings nicht durch Eigenbehandlung, sondern nur durch eine gezielte Krankengymnastik zu bessern ist.

Ganz besonders schlimm für die Entwicklung der Wirbelsäule ist die Unart, die Kinder richtig in Pose zu setzen, indem man sie in Kissen und Decken bettet, und so lange sitzen läßt, bis sie vor Müdigkeit einschlafen. Die Wirbelsäule der Kleinkinder ist diesen Sitzversuchen schutzlos preisgegeben. Genauso unsinnig ist das Anschnallen der Kinder in Sitzgestellen, zum Beispiel in hohen Eß-Stühlen, nur damit sie möglichst früh bei den Erwachsenen am Tisch sitzen können. Nachdem aus dem »Krabbelkind« ein »Laufkind« geworden ist, bildet sich auch die S-förmige Krümmung der Wirbelsäule heraus. Etwa zum Zeitpunkt der Einschulung zwischen dem 5. und dem 7. Lebensjahr beginnt eine sichtbare Umwandlung der Haltung und der gesamten Figur des Kindes. Das Kind streckt sich, die rundlichen Formen werden straffer und die Muskeln kräftiger. Gerade im Vorschul- und im Einschulungsalter sind die Bewegungsreize für das kindliche Skelett besonders wichtig und wirksam. Das Kind lernt jetzt immer neue Bewegungsabläufe. Es fängt an, schneller zu laufen, zu werfen, zu springen, zu fangen und mit älteren Kindern zu spielen: Es ahmt Bewegungsabläufe nach, die neu und interessant sind. Allerdings wird das Kind in dieser Phase durch die vielen neuen Eindrücke und durch die ungewohnten Bewegungsformen immer sehr schnell müde. Es benötigt daher ausgiebige Ruhephasen, in denen sich der Körper erholen kann, zumal auch viel Energie für das Wachstum der Organe benötigt wird. In dieser Phase hat es noch keinerlei Sinn – es ist sogar schädlich –, das Kind »zu trainieren«, es also in sportliche Schemata hineinzupressen, die den Vorstellungen der Erwachsenen entsprechen.

Das Schulkind hat es zunächst schwer, sich der Bewegungsarmut in der Schule anzupassen und das lange Stillsitzen zu ertragen. Leider sind wir in den Schulen trotz der 100 Jahre alten orthopädischen Forderung nach einer täglichen Sportstunde oder kürzeren Stunden mit entsprechenden Pausen diesem Ziel immer noch nicht nähergekommen. Daher müssen die Eltern hier besonders aktiv mitarbeiten. Ein vernünftiger Wechsel zwischen Belastung und Erholung durch entsprechende Zeiteinteilung wird sich sowohl positiv auf die schulischen Leistungen des Kindes als auch auf seine körperliche Entwicklung auswirken. Das Kind braucht genügend Freizeit, die es nach Belieben ausfüllen kann und in der es sich vor allem auch ausreichend bewegen darf. Fernsehfreizeit ist für den Körper des Kindes nutzlose Zeit, die Bewegungsorgane profitieren überhaupt nicht davon. Zumindest von orthopädischer Seite aus betrachtet, ist es ein pädagogischer Irrweg, die Kinder in dieser Phase sich selbst und ihrer »Selbsterfahrung« zu überlassen, denn die körperlich schwachen und trägen Kinder werden dadurch zumindest physisch Schaden nehmen. Ein vernünftiger Tagesablauf mit regelmäßigen Aufsteh- und Schlafenszeiten, ohne Überladung mit allzuvielen Pflichten, mit einem sinnvollen Wechsel von geistiger und körperlicher Arbeit helfen dem Kind in dieser Phase seiner persönlichen und körperlichen Entwicklung.

Das Haltungsproblem kommt gerade in den jetzt folgenden Jahren auf das Kind zu. Die unphysiologischen Dauerbelastungen, der Zwang zum stundenlangen Stillsitzen in der Schule und bei den Hausarbeiten und die oft schlechten Schulmöbel bedingen eine Fülle negativer Faktoren, die durch eine entsprechende körperliche Aktivität ausgeglichen werden müssen. Die Pausen in der Schule sind dafür zu kurz und die Sportstunden zu selten. Nur regelmäßig betriebener Sport ist in der Lage, die notwendigen Wachstumsreize für die Muskulatur zu schaffen. Leider spüren viele Kinder und Jugendliche nur wenig spontane Begeisterung für sportliche Aktivitäten.

Auch hier können vernünftige Eltern durch Verständnis und Unterstützung der kindlichen Neigungen viel mithelfen. Das Kind muß nicht unbedingt den Sport betreiben, den Vater oder Mutter früher besonders gerne, vielleicht sogar leistungsmäßig betrieben hat. Die meisten Kinder kommen erst über die Geselligkeit mit anderen Kindern zum Sport, weshalb gerade die Möglichkeiten, die heute die Sportvereine den Kindern bieten, nicht hoch genug eingeschätzt werden können. Auch wenn es hier und da für die Eltern schmerzliche Rückschläge gibt, beispielsweise weil das Kind nun trotz der neuen und teuren Tennisausrüstung partout lieber Fußball spielen will, ist dies kein Grund zum Verzweifeln, sondern allenfalls dafür, mit perfekten Ausstattungen vorsichtiger zu sein. Aber auch die Sportlehrer haben in diesem Lebensalter eine besonders wichtige Aufgabe, denn es gilt den Sportunterricht gerade für die leistungsschwachen Kinder so zu gestalten, daß sie ihm folgen können und nicht immer nur große Enttäuschungen erleben. Meiner Meinung nach sind die Enttäuschungen auch der Grund für die meisten der angeforderten Schulsport-Befreiungsatteste und nicht ein besonderes körperliches Leiden.

Neben körperlicher Betätigung ist ausreichender Schlaf für die Erholung des Kindes wichtig. Kleinere Kinder im Schulalter brauchen bis zu 12 Stunden Schlaf täglich und Kinder zwischen 10 und 12 Jahren mindestens noch 10 Stunden. Natürlich gibt es hier individuelle Unterschiede, aber diese Größenordnungen sollten schon bekannt sein. Allzulanges Sitzen vor dem Fernseher kann die Einschlafphase stören und so die nötige Nachtruhe verkürzen. Es hat außerdem einen störenden Einfluß auf die Wirbelsäule, weil die Kinder die vielen Stunden vor dem Fernseher meist in unmöglichen Körperhaltungen verbringen.

Aber nur ausgeruhte Kinder sind am nächsten Tag wieder fähig zu lernen, herumzutoben und Sport zu treiben und damit auch zur gesunden Entwicklung ihrer Wirbelsäule einen entscheidenden Beitrag zu leisten. Vernünftige Eltern sollten ihre Kinder dabei nach allen Kräften unterstützen.

Vorbeugende Ratschläge für Erwachsene

Die richtige Haltung ist wichtig. Bandscheibengeschädigte und solche, die schmerzfrei bleiben wollen, müssen sich daran gewöhnen, in jeder Situation eine anatomisch günstige und die Wirbelsäule geringstmöglich belastende Körperhaltung einzunehmen. Fast bei jedem Menschen schleichen sich im Laufe des Lebens schlechte Haltungsgewohnheiten ein – im Stehen, Gehen, Sitzen und im Liegen –, die ihm gar nicht bewußt werden. Diese Fehler gilt es zu korrigieren und durch eine gute Haltung zu ersetzen. Allerdings geht das nicht von heute auf morgen, sondern bedarf monatelang der intensiven Selbstkontrolle und der Übung. Dann jedoch geht diese Haltungskontrolle allmählich in Fleisch und Blut über. Wir müssen also mit unserem Rücken wieder »in die Schule« gehen.

Beim Sitzen werden die meisten schweren Fehler gemacht. Viele Sessel sind, mal zu tief und mal zu weich, ungeeignet. Die Sitzfläche ist zu niedrig, und die Lehnen haben eine falsche Position. In vielen Veröffentlichungen wurde immer wieder darauf hingewiesen, wie wichtig eine gute Sitzhaltung sowohl für die Kinder in der Schule und bei ihren Hausaufgaben als auch für den erwachsenen Menschen im Beruf und während der Freizeit ist. Leider sind diese Erkenntnisse aber nur in zu geringem Umfang bis zu den Sitzmöbel-, Tisch- und Küchenmöbelherstellern gelangt. Die meisten dieser Möbel werden heute noch nach rein modischen und ästhetischen Gesichtspunkten gebaut und gekauft.

Geeignet sind Stühle mit fester, leicht schräger Rückenlehne und unter Umständen einem leicht abgeschrägten Sitzpolster. Die Sitzfläche darf nicht zu lang und auch nicht zu hoch sein, so daß die Füße fest auf den Boden aufgestellt werden können. Dies gilt ganz besonders für Schulkinder, denen meist viel zu hohe Stühle hingestellt werden. Für die Sitzhaltung im beruflichen Leben gelten die gleichen Anforderungen. Wenn die Arbeiten unbedingt im Sitzen ausgeführt werden müssen, dann sollten die Sitzmöbel und die Arbeitstische anatomisch gut gestaltet sein. Die Oberschenkel sollten waagrecht auf der Sitzfläche aufliegen und die Füße

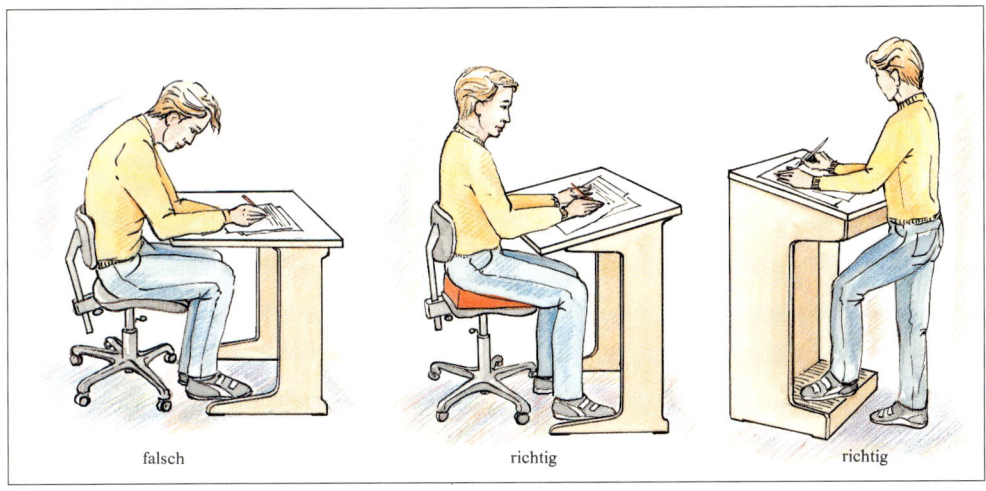

falsch · richtig · richtig

Fast immer kann man etwas für den Rücken tun: beim Sitzen, ...

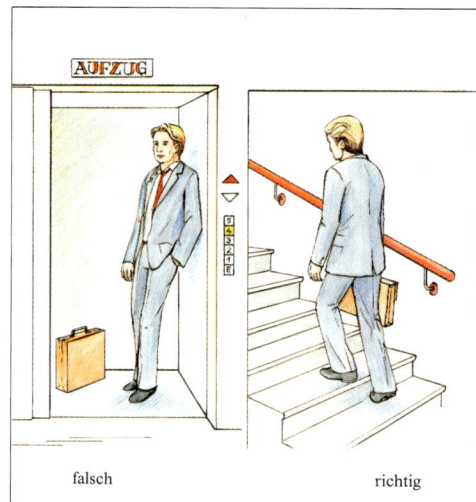

falsch   *richtig*

bei der Wahl des Fortbewegungsmittels, ...

mit rechtwinkliger Kniebeugung fest auf dem Boden stehen. Eine feste Lehne mit guter anatomischer Form ist genauso wichtig wie die richtige Sitzhöhe. Beides muß verstellbar sein und den persönlichen Ansprüchen angepaßt werden können.

Das alte Stehpult, das früher in allen Büro- und Geschäftsräumen üblich war, ist heute leider zu Unrecht fast völlig verschwunden. Es war für die Gesundheit der Wirbelsäule wesentlich vorteilhafter als viele der heutigen Sitzmöbel. Wir haben deshalb in der

orthopädischen Ambulanz unserer Klinik schon vor vielen Jahren in jedem Behandlungsraum ein Schreibpult an der Wand installiert, an dem der Arzt und das ärztliche Hilfspersonal ihre Schreibarbeiten verrichten können, ohne ständig in gekrümmter Haltung an einem schlechten Schreibtisch sitzen zu müssen. Ein paar wichtige Grundsätze zur Vorbeugung vor Wirbelsäulenschäden sollen hier ohne Anspruch auf Vollständigkeit angeführt werden:

⇨ Gehen und Wandern sind mit das Nützlichste, was wir in unserem Alltagsleben für den Rücken tun können. Auch Treppensteigen ist besser als mit dem Aufzug zu fahren.

⇨ Wenn Lasten gehoben und getragen werden müssen, dürfen sie die Wirbelsäule nicht überfordern und nicht zu schwer sein. Das Anheben der Lasten darf nie mit gestreckten Beinen und gebeugtem Rücken erfolgen, vielmehr müssen Knie und Hüftgelenke gebeugt und der Rücken gestreckt werden.

⇨ Man sollte eine Last nicht einseitig transportieren, sondern nach Möglichkeit das Gewicht gleichmäßig auf beide Arme verteilen. Dabei sollte man sich aber nicht zurückbeugen und ins Hohlkreuz gehen, sondern den Rücken aufrecht halten. Es ist

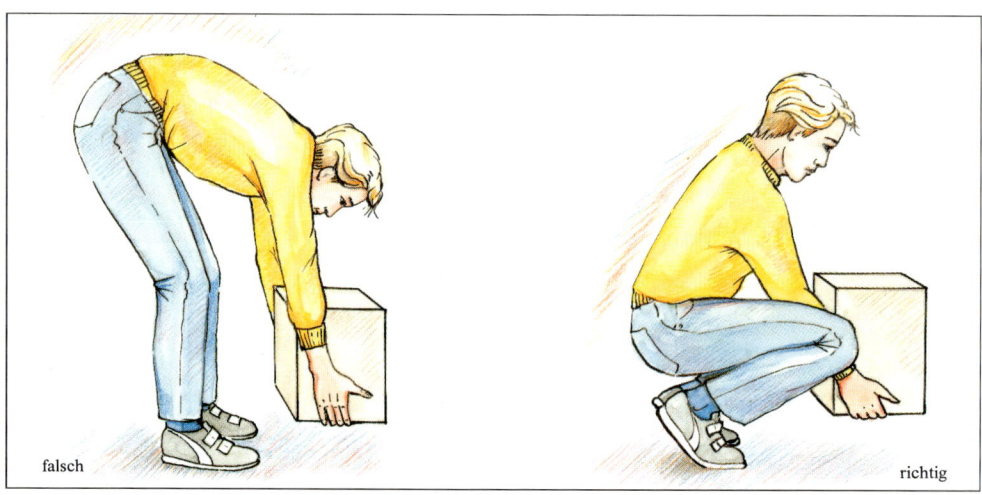

falsch   *richtig*

beim Heben, ...

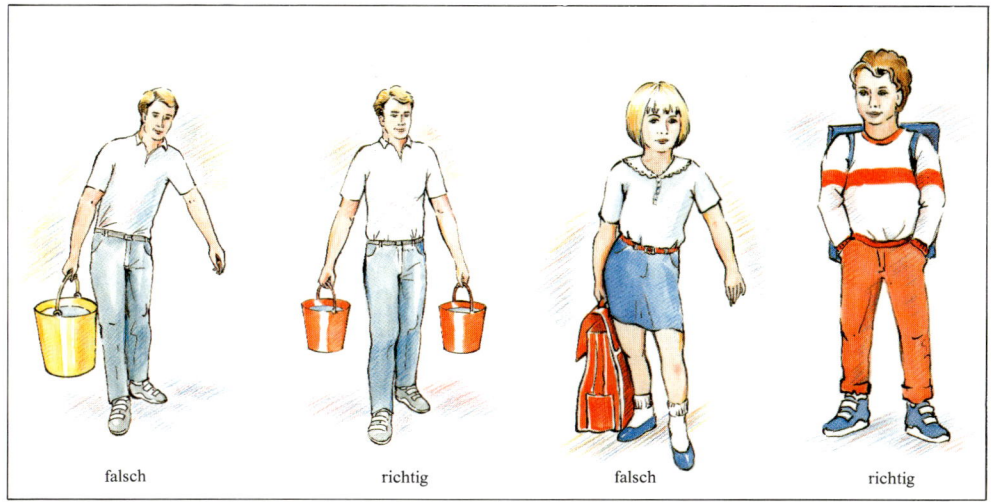

beim Tragen, ...

auch besser, eine Last auf den Schultern zu transportieren, als sie vor der Brust zu tragen.

⇨ Schulkinder, insbesondere wenn sie schon haltungsgeschädigt sind, dürfen schwer bepackte Taschen nicht einseitig tragen. Der Schulranzen, der biomechanisch wesentlich bessere Voraussetzungen bietet als die Schultasche, sollte so lange wie möglich vom Schulkind getragen werden.

⇨ Hausfrauenarbeiten im Sitzen sind zwar nicht immer zu vermeiden, sollten dann aber mit vernünftigen Arbeitsgeräten und an anatomisch richtigen Arbeitsplätzen durchgeführt werden. Dies gilt zum Beispiel für das Spülen im Spülbecken, das oft viel zu niedrig ist. Gut ist eine Kücheneinrichtung, bei der die Hausfrau sich nicht ständig bükken muß, um in die unteren Schränke und Schubladen zu greifen, sondern bei der die Gegenstände so untergebracht sind, daß man sie bequem im Stehen erreichen kann.

⇨ Staubsaugen, Putzen und Kehren in gebückter Haltung sollten möglichst vermie-

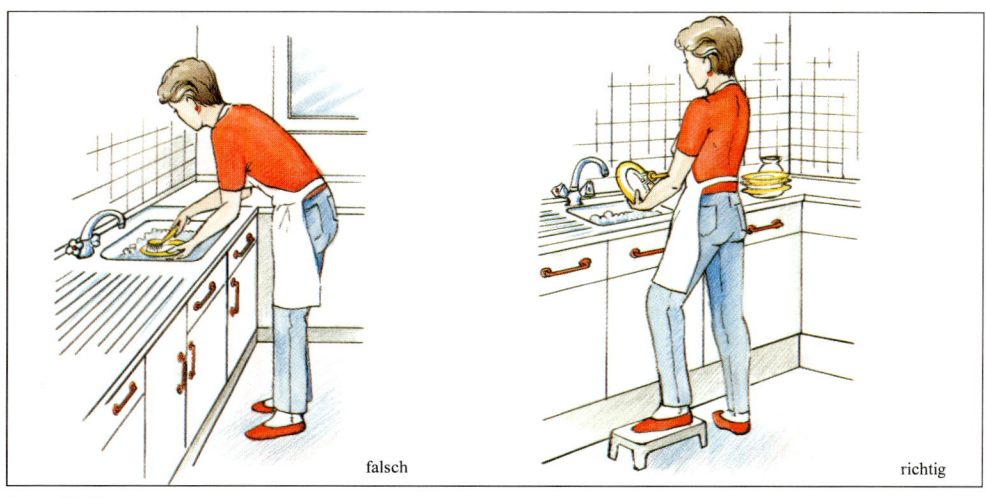

beim Spülen, ...

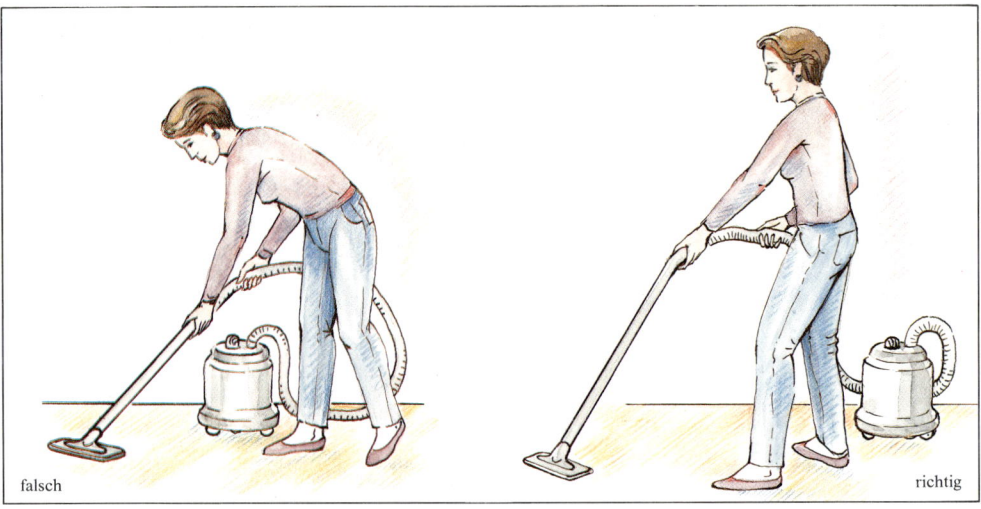

falsch

richtig

beim Saugen, ...

den werden. An den Arbeitsgeräten müssen ausreichend lange Stiele sein. Wenn es unumgänglich ist, soll man besser im Knien als mit gebeugtem Rücken arbeiten. Ein rollengelagerter Bodenstaubsauger beispielsweise ist besser als ein Handstaubsauger.

⇨ Langes Autofahren ist eine der schlimmsten Sünden wider die Wirbelsäule. Das gleiche gilt auch für das Sitzen im Flugzeug. Die meisten Hersteller der Autositze haben offenbar keine Bandscheibenschäden und Rückenschmerzen; anders wäre die oft

ungenügende Konstruktion gar nicht zu verstehen. Wichtig ist auch hier eine gute Konstruktion der Rückenlehne, eine genügende Auflage für die Oberschenkel, die richtige Bedienungshöhe für die einzelnen Bedienungselemente und natürlich auch ausreichende Verstellmöglichkeiten für eine ideale persönliche Sitzposition. Oft vermitteln Autositze am Anfang beim Probesitzen ein trügerisches Gefühl der Bequemlichkeit, und erst nach längeren Autofahrten erkennt man die wirklichen Nachteile. Vor dem Antreten

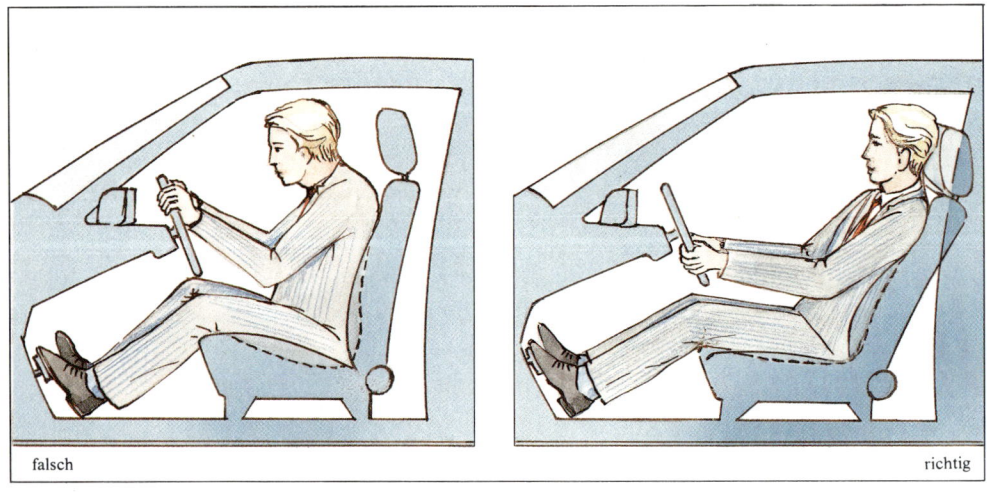

falsch

richtig

und beim Autofahren

längerer Reisen ist es vor allem für Rücken-
geschädigte zweckmäßig, ihre Reiseroute
und die Reisezeit so auszuwählen, daß genügend Zeit für Pausen bleibt, in denen sie sich
entspannen und die Füße vertreten können.
Sie sollten auch noch Zeit haben, eine vernünftige Wirbelsäulengymnastik durchzuführen.

Dies sind nur ein paar Grundsätze, die Sie
zur Schonung und zur Gesunderhaltung der
Wirbelsäule beachten sollten. Bei konse-
quenter Beachtung haben Sie allerdings
schon viel für Ihre Gesundheit getan.

Sport und Wirbelsäule

Es gibt alarmierende Zahlen über Wirbel-
säulenverletzungen und Wirbelsäulenschäden, die durch sportliche Betätigung entstanden sind. So sind zum Beispiel viele
Querschnittslähmungen durch einen Sport-
unfall bedingt, und 8 Prozent aller Todes-
fälle im Sport gehen auf schwere Wirbelsäu-
lenverletzungen zurück, vor allem an der
Halswirbelsäule. Bekannt und besonders ge-
fürchtet sind hier die in jedem heißen Som-
mer immer wieder in großer Zahl auftretenden Halswirbelbrüche mit Querschnittslähmungen infolge von Kopfsprüngen in flache
Gewässer.
Aber nicht nur diese schweren akuten Verletzungen gibt es beim Sport, sondern auch
– bei ganz bestimmten Sportarten –
schwere Dauerschäden, die das Resultat
jahre- und jahrzehntelanger Höchstbelastun-
gen sind. Während man die sogenannten
»Kautschukmenschen« mit ihren extremen
Verrenkungen früher nur im Zirkus und im
Varieté bewundern konnte, sind heute auch
im Leistungssport derartig extreme Übungen im täglichen Training gang und gäbe. So
kennen wir bei Volleyballspielern im Lei-
stungskader ebenso wie bei Turmspringern,
den Wasserballspielern, den Trampolin-
und den Stabhochspringern chronische

Wirbelsäulenschäden, besonders aber zeigen sich diese Schädigungen bei Leistungs-
turnern und Wettkampfgymnasten. Die für
Leistungssportler so typischen Wirbelsäulenschäden treten jedoch niemals beim Brei-
tensportler oder beim Hobbysportler auf,
weil sie nur bei täglichen, stundenlangen
Maximalbelastungen entstehen.
Deshalb brauchen besorgte Eltern keine
Angst zu haben, daß bei ihren Kindern
durch Teilnahme am Schulsport oder am
normalen Vereinssport, zum Beispiel im
Turn-, im Leichtathletik- oder im Fußball-
verein derartige Wirbelsäulenschäden zu be-
fürchten sind. Natürlich hat auch der Nor-
malsportler mal Rückenschmerzen bei oder
nach seiner Sportausübung, aber meistens
nur dann, wenn es wegen einer untrainierten, schlecht entwickelten Rückenmuskulatur zu Verspannungen kommt. Schwere
Wirbelsäulenschäden sind bei Sportlern sogar eher seltener als bei untrainierten Menschen, so daß man davon ausgehen kann,
daß vernünftig und regelmäßig betriebener
Sport als Hobby keine negativen Auswirkungen hat.
Eine gesunde jugendliche Wirbelsäule ist
leistungs- und belastungsstabil – für eine
vorgeschädigte hingegen eignen sich bestimmte Sportarten weniger. So können
zum Beispiel bei der Scheuermann-Krankheit im akuten Stadium sportliche Belastungen Schmerzen hervorrufen. Deshalb sollten jugendliche Sportler mit einer solchen
Erkrankung auf ein wirbelsäulenbelastendes
Hochleistungstraining verzichten.
Bei Jugendlichen, die einen wirbelsäulenbelastenden Leistungssport oder ein Krafttraining betreiben wollen, muß eine klinische
Untersuchung mit einer Röntgenaufnahme
der Wirbelsäule durchgeführt werden. Jugendliche sollten auch vor Abschluß des
Wachstums, das heißt bei Jungen bis zum
16. und bei Mädchen bis zum 15. Lebensjahr
kein spezifisches schwerathletisches Lei-
stungstraining aufnehmen. Der Trainings-
aufbau für den jungen Menschen muß auch

der jeweiligen Entwicklungsstufe angepaßt werden. Am besten sind vielseitiges Üben mit Erlernen technischer Fertigkeiten, Krafttraining unterhalb der maximal möglichen Belastung, gezieltes Lockern und Dehnen vor Training und Wettkampf, um eine gleichmäßige Kraftentwicklung der Muskulatur zu fördern. Großer Wert sollte auch auf Ausgleichssportarten gelegt werden, wie zum Beispiel Schwimmen, Radfahren, Laufen und Ballspiele.

Der Schulsport und auch der Sport im Verein sind gerade beim Jugendlichen als Anreiz für das Muskelwachstum besonders wichtig. Leider werden aber besonders bei Kindern und Jugendlichen, die eine sportliche Betätigung wegen ihrer Haltungsschwäche bitter notwendig hätten, häufig Anträge auf Schulsportbefreiung gestellt. Es gibt jedoch so gut wie keinen Wirbelsäulenschaden in diesem Alter, wenn man einmal von den entzündlichen und schweren Wirbelsäulenerkrankungen absieht, bei dem die Notwendigkeit einer vollständigen Befreiung vom Schulsport bestünde.

Der gesunde erwachsene Mensch braucht bei normalen sportlichen Belastungen ebenfalls keine Angst um seine Wirbelsäule zu haben. Dies gilt auch für Menschen mit bereits geschädigter Wirbelsäule. Wie wir in all den vorausgegangenen Kapiteln gesehen haben, ist der Breitensport enorm wichtig für die Entwicklung einer gesunden, kräftigen Muskulatur und zur Behandlung zivilisationsbedingter Wirbelsäulenschäden, die durch Bewegungsarmut entstanden sind. Es gibt dabei natürlich Unterschiede zwischen mehr und weniger wirbelsäulenfreundlichen Sportarten. Grundsätzlich ist zum Beispiel die Stoßbelastung auf die Wirbelsäule bei Hallensportarten größer als bei Sportarten, die im Freien auf natürlichem, weichem Boden ausgeführt werden. Wenn zusätzlich noch Überstreckungen und Verdrehungen der Wirbelsäule sportarttypisch sind, wie das unter anderem beim Volleyball, beim Handball, beim Fußball, beim Tennis und beim Turnen der Fall ist, dann sind das nicht gerade geeignete Sportarten für Erwachsene mit schmerzanfälligen Wirbelsäulen. Grundsätzlich wirbelsäulenfreundlich sind alle Ausdauersportarten, also Jogging, Radfahren, Wandern, nicht zu vergessen die Wirbelsäulengymnastik.

Mit dem Schwimmen, das den Patienten mit Wirbelsäulenschäden oft wärmstens empfohlen wird, ist es so eine Sache! Wer nur mit dem Kopf über Wasser schwimmen kann, wird sehr leicht Beschwerden an der unteren Halswirbelsäule oder im Rücken bekommen, während er sich doch durch das Schwimmen eine Linderung seiner Beschwerden erhofft. Hier hilft nur richtiges Schwimmen mit Einatmen über und Ausatmen unter Wasser, wie es sportliche Schwimmer tun, oder besser noch Rückenschwimmen.

Natürlich können auch wirbelsäulenfreundliche Sportarten nicht verhindern, daß unsere Wirbelsäule altert, sich also die Bandscheiben verschmälern, daß die Wirbelknochen weicher werden und die Wirbelgelenke verschleißen. Regelmäßig betriebener Sport aber, der zur Kräftigung der Rücken- und der Bauchmuskulatur beiträgt, kann auch bei durch den normalen Alterungsprozeß bedingten Wirbelsäulenschäden verhüten, daß Schmerzen auftreten, die das Leben zur Hölle machen. Fragen Sie deshalb Ihren Arzt um Rat, wie Sie Ihrer Wirbelsäule mit Sport helfen können – er wird Ihnen sicher wichtige Hinweise geben.

Die Behandlung bei Rückenschmerzen

Die Bewegungstherapie

KLAUS EDER

Bevor die gezielte Bewegungstherapie beginnt, muß man sich über die Ursachen der Rückenschmerzen im klaren sein, das heißt darüber, daß im wesentlichen falsche Belastungen im Beruf, in der Schule, im Haushalt oder beim Autofahren der Ausgangspunkt sind. Die entscheidende Rolle spielt in all diesen Bereichen die *übermäßig gekrümmte* (kyphotische) *Körperhaltung.*

Zu den alltagsbedingten Belastungen kommen dann vielfach noch diejenigen, die auf Hobbys oder sportliche Aktivitäten zurückzuführen sind und bei denen sich eine besonders ausgeprägte Biegung der Wirbelsäule ergibt.

Wenn beispielsweise der Gartenfreund mit gestreckten Beinen und gekrümmtem Rükken seinen Garten versorgt, wird er bald die »Früchte« dieser ungesunden Arbeitshaltung in Form von quälenden Rückenschmerzen »ernten«.

Ähnliches gilt für einige Freizeitbeschäftigungen, die im Sitzen ausgeübt werden, wie etwa Briefmarkensortieren, Zeichnen und Malen, Lesen usw., denn auch stundenlanges Sitzen mit nach vorne gebeugtem Rükken belastet die Wirbelsäule stark.

Leider führt auch der Sport – gleichgültig ob er als Leistungssport oder als Freizeitsport betrieben wird – oft zu einer Fehlbelastung der Wirbelsäule und damit zu Schmerzen im Rücken, wenn eine konsequente Ausgleichsgymnastik fehlt. Dies trifft vor allem bei Sportarten zu, die eine gebeugte Haltung erfordern wie Skifahren, Golf, Tennis, Hockey, Eishockey oder auch Schach.

Wenn man die Wirbelsäule zu sehr und/oder zu einseitig belastet, wird dies mit Sicherheit zu einer Schädigung nicht nur der Wirbelsäule, sondern des gesamten Bewegungsapparates führen. So werden sich mit der Zeit auch die Muskeln verändern: Die

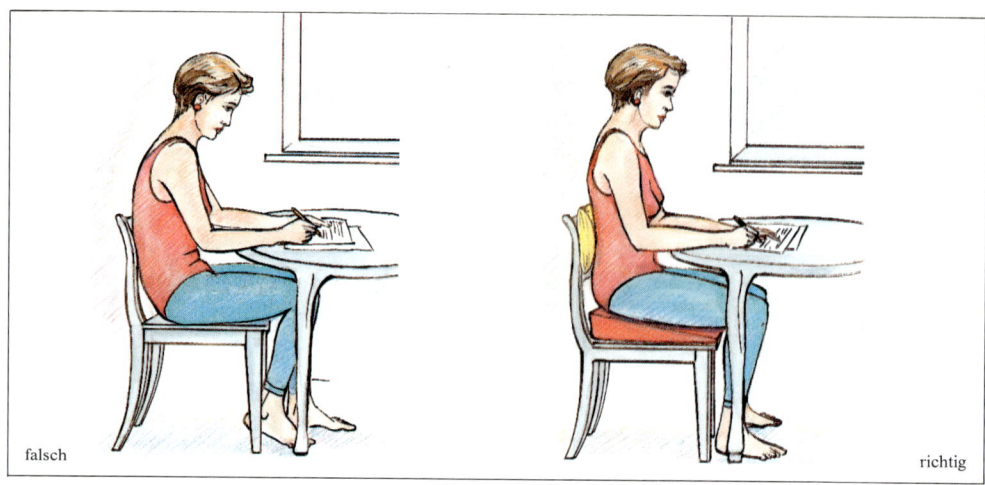

falsch

richtig

Entlastung des Rückens durch die richtige Sitzposition

an der Beugeseite gelegenen Muskeln – wie zum Beispiel die Brustmuskeln – verkürzen sich nach und nach; zudem wird die Streckmuskulatur, wie zum Beispiel die Rückenmuskulatur und die vordere Oberschenkelmuskulatur, durch eine solche schlechte Haltung geschwächt. In der Folge können sie dann ihre Funktion – sie garantieren Beweglichkeit und Stabilität der Wirbelsäule – nicht mehr erfüllen.

Was kann man vorbeugend gegen Rückenschmerzen tun?

Das Wichtigste ist, daß man sich sowohl beim Sitzen als auch beim Gehen und beim Stehen eine gesunde Haltung (normale Krümmung der Wirbelsäule ohne unnötige Belastung der Bandscheiben) angewöhnt. Ganz entscheidende Bedeutung kommt hierbei der richtigen *Sitzposition* zu, was natürlich besonders für diejenigen gilt, die einen Großteil des Tages am Schreibtisch verbringen oder sehr viel mit dem Auto unterwegs sind. Hier können ganz einfache Hilfsmittel (wie zum Beispiel ein Kissen ins Kreuz und/oder ein Sitzkeil) dazu beitragen, daß die gebeugte Haltung korrigiert wird, bis es in Fleisch und Blut übergegangen ist, aufrecht am Schreibtisch, am Telefon oder am Steuer zu sitzen. Des weiteren kann sich

beispielsweise eine Hausfrau ihr *Arbeitsfeld* so gestalten, daß sie nicht mit gekrümmtem Rücken Gemüse schneiden oder stark vornübergebeugt staubsaugen muß: Sowohl die Höhe von Arbeitsplatten als auch die Länge von Staubsaugerrohren lassen sich variieren. Natürlich gibt es Arbeiten, bei denen eine gebeugte Haltung nicht zu vermeiden ist. Dann sollte man daran denken, daß es ja auch noch das Hüftgelenk und die Kniegelenke gibt, die in die Bewegung einbezogen werden können und so die Wirbelsäule beim Beugen und Bücken entlasten.

Was kann man gegen bereits bestehende Rückenschmerzen tun?

Zwischen der Wirbelsäule, der Rückenmuskulatur und dem zentralen Nervensystem besteht ein enger Zusammenhang. Schmerzt beispielsweise die Wirbelsäule an einer bestimmten Stelle, so läßt sich dieser Schmerz oft schnell lindern, wenn man die Wirbelsäule so lagert, daß sie *entlastet und gedehnt* wird (siehe auch Seite 20/21). Dadurch entfernen sich die Wirbel voneinander, und die Schmerzen lassen nach. Neben der schnellen, teilweise aber nur kurzfristigen Schmerzbefreiung durch eine Entlastungslagerung gibt es natürlich die langsamer greifende, dafür dauerhaftere Behandlung in Form der *Bewegungstherapie*. Schmerzfreiheit bedeutet in jedem Fall eine Vergrößerung der Bewegungsfähigkeit sowie der Belastbarkeit der Wirbelsäule. Erreicht wird sie in sehr vielen Fällen durch ein Auftrainieren der Rückenmuskulatur: Die Wirbelsäule wird entlastet und gestützt, die Schmerzen gehen zurück, bis sie nach einiger Zeit gar nicht mehr auftreten. Wie wichtig der gute Zustand der Rückenmuskulatur ist, wird deutlich, wenn wir uns vor Augen führen, daß sie ein Mehrfaches der Arbeit der Bauchmuskulatur leisten muß, um die Wirbelsäule und damit den Rumpf zu stabilisieren. Hinzu kommt, daß sie in vielen Fällen durch eine überwiegend gebeugte Körperhaltung (siehe Seite 49) und durch eine ungesunde Lebensweise (Übergewicht!) noch zusätzlich belastet wird. Gehen wir nun einmal davon aus, daß die Rückenmuskulatur nicht trainiert und ständig an Kraft verlieren würde. Eigentlich müßten wir dann früher oder später nach vorne kippen. Daß dies nicht passiert, liegt an einem ganz einfachen Trick: Wir gehen ins Hohlkreuz (das Becken schiebt sich nach vorne, der Oberkörper – und mit ihm die Brustwirbelsäule – neigt sich etwas nach hinten), und schon haben wir die Rückenmuskulatur entlastet, ohne auch nur eine einzige Muskelfaser mehr bewegen zu müssen. In der Folge entsteht der Eindruck, als hätten wir eine schlaffe Bauchmuskulatur und eine verkürzte Rückenmuskulatur. Nun wäre es jedoch falsch zu meinen, daß mit der Stärkung der Bauchmuskulatur und der Brustmuskulatur alles wieder ins Lot käme. Will man die eigentliche Schwachstelle, die Rückenmuskulatur, in Angriff nehmen, so ist das zwar unmöglich, wenn nicht zuvor ihr Gegenspieler, die Brust- und die Bauchmuskulatur, gedehnt wurde. Doch darf man es dabei nicht bewenden lassen: In jedem Fall muß gleichzeitig die geschwächte Rückenmuskulatur konsequent auftrainiert werden, wenn die Schmerzfreiheit der Wirbelsäule tatsächlich erreicht

werden soll. Dieses Training kann so problemlos aufgebaut werden, daß man mit geringen Mitteln einen optimalen Kraftzuwachs erreicht.

Die Technik der Muskeldehnung

Sprechen wir zuerst über die Dehnung! Um einen Muskel dabei nicht zu schädigen, sondern ihn tatsächlich langsam und stufenweise zu dehnen, müssen einige Punkte beachtet werden, bevor man mit den Übungen beginnt.

Zunächst einmal bedarf es einer optimalen *Ausgangsposition*. Das heißt, daß eine Grundhaltung gewählt wird, die es ermöglicht, den betreffenden Muskel über ein größeres Gelenk zu dehnen. Hierzu ein Beispiel: Wenn der Kniestrecker (Musculus quadriceps femoris), der sich auf der Vorderseite des Oberschenkels befindet, gedehnt werden soll, stellen Sie sich mit einem Abstand von etwa 20 Zentimetern vor eine Wand. Beugen Sie nun den rechten Unterschenkel an, und fassen Sie das Fußgelenk mit der linken Hand. Ziehen Sie nun den Unterschenkel zum Oberschenkel, bis die

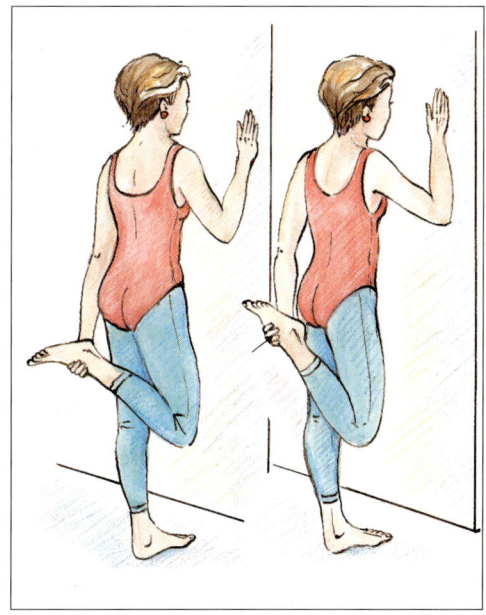

Beispiel für eine Muskeldehnung

Ferse das Gesäß berührt. Im Bereich der Hüfte bleiben Sie gestreckt.

Bei dieser Übung wird der Kniestrecker schonend gedehnt, und zwar über das Kniegelenk.

Zwei weitere Erkenntnisse, die auf Sir Charles Sherrington (brit. Physiologe und Nobelpreisträger, 1857–1952) zurückgehen, sollten wir bei den Übungen ebenfalls mitberücksichtigen.

Zum einen fand er heraus, daß ein Muskel nach einer maximalen Anspannung von 5 bis 7 Sekunden *automatisch erschlafft* (postisometrische Relaxationsphase), was wir ausnützen können, wenn ein Muskel langsam und stufenweise gedehnt werden soll.

Zum anderen erkannte er, daß die *maximale Anspannung* eines Muskels (Agonist) zur *Entspannung* seines Gegenspielers (Antagonist) führt. Wird also der Kniestrecker angespannt, entspannt sich der Kniebeuger (Musculus biceps femoris) und umgekehrt. Ist es erforderlich, einen Muskel zu dehnen (siehe das Beispiel mit dem Kniestrecker), sollte er zuvor isometrisch angespannt werden. Das heißt, wir ändern nicht die Länge des Muskels, sondern ausschließlich seine Spannung, indem wir beispielsweise versuchen, den Unterschenkel gegen die Hand nach unten zu drücken, ohne daß er sich bewegt.

Auf diese Anspannung folgt, wie bereits gesagt, die Entspannung, die wir nutzen, um den Muskel zu dehnen: Der Unterschenkel wird mit der Hand zum Oberschenkel gezogen, bis die Ferse das Gesäß berührt. Um ein optimales Ergebnis zu erzielen, sollte die Übung 3- bis 5mal wiederholt werden.

Dabei ist darauf zu achten, daß es auf gar keinen Fall zu Schmerzen in einem benachbarten Gelenk (zum Beispiel im Kniegelenk) kommt. Passiert es doch einmal, muß man die Ausgangsstellung korrigieren, das heißt die Ferse etwas weiter nach innen ziehen. Ist es auch dann nicht möglich, den Muskel ohne Beschwerden im Gelenk zu dehnen, kann es sein, daß für die Schmerzen nicht die Übung verantwortlich ist, sondern daß die Ursachen woanders liegen, eventuell im Gelenk selbst. In diesem Fall sollte nicht weiter trainiert, sondern der Arzt aufgesucht werden.

Die Muskeldehnung muß außerdem die Bewegungsfähigkeit verbessern. Ist das nach mehrmaligem Dehnen nicht der Fall, muß man auch hier überlegen, ob möglicherweise andere Ursachen als ein verkürzter Muskel der Bewegungseinschränkung zugrundeliegen und das Dehnen völlig unangebracht ist. Auch dann sollte man einen Arzt konsultieren.

Grundsätzlich unterscheiden wir zwischen dem passiven und dem aktiven Dehnen der Muskulatur. Das *passive Dehnen,* in unserem Beispiel durch den Einsatz der Hand, haben wir bereits kennengelernt. Das *aktive Dehnen* sähe wie folgt aus: Sie stellen sich wieder mit einem Abstand von etwa 20 Zentimetern vor eine Wand. Beugen Sie nun den Unterschenkel ohne Hilfe der Hand und versuchen Sie, die Ferse so nahe wie möglich an das Gesäß zu ziehen. Dadurch wird der Agonist (Kniestrecker) aktiv gedehnt und der Antagonist (Kniebeuger) gekräftigt. Zusammenfassend kann gesagt werden: Bei der Muskeldehnung ist es wichtig, daß ausschließlich der Muskel gedehnt wird, bei dem das tatsächlich nötig ist. Erforderlich ist eine günstige Ausgangsposition, damit man möglichst gelenkschonend arbeiten kann. Insgesamt lassen sich bei der Technik der Muskeldehnung drei Phasen unterscheiden: die Phase der *isometrischen Muskelanspannung,* die *passive Dehnungsphase* und die *aktive Dehnungsphase.*

Zu beachten ist im einzelnen, daß man den Muskel vor der passiven Dehnung 5 bis 7 Sekunden lang anspannt und die danach folgende Entspannungsphase ausnutzt, um ihn langsam und stufenweise zu dehnen. Dieser Vorgang muß 3- bis 5mal wiederholt werden, um einen echten Dehnungseffekt zu erreichen. Nach der passiven Dehnung des Muskels sollte sein Gegenspieler kurz angespannt werden, um den verkürzten Muskel auch aktiv zu dehnen und den Gegenspieler zu stärken.

Das Krafttraining

Das eigentliche Auftrainieren der Muskulatur erfolgt durch das Krafttraining. Hier unterscheidet man grundsätzlich zwei Trainingsformen: das statische und das dynamische Krafttraining.

Das statische Krafttraining

Beim statischen oder isometrischen Krafttraining ändert sich während der Kontraktion (Zusammenziehen, Anspannen) des Muskels nichts. Sie erfolgt gegen einen unüberwindlichen Widerstand, zum Beispiel gegen eine Wand, gegen den Boden oder auch gegen eine Hand, und schont die Gelenke, da diese nicht bewegt werden. Normalerweise führt man das statische Krafttraining mit maximaler Kraft durch, wobei die Spannung 5 bis 7 Sekunden gehalten wird. Allerdings ist schon bei einer Anspannung von 75 bis 80 Prozent der maximalen Kraft 100prozentiger Kraftzuwachs gegeben.

Solch intensive Muskelkontraktionen können jedoch bei einem verletzten oder erkrankten Gelenk durch die übermäßige Belastung möglicherweise zu Beschwerden führen. In diesem Fall wird die Muskelkontraktion nur mit 50 bis 70 Prozent der maximalen Kraft durchgeführt, dafür aber 20 bis 30 Sekunden lang gehalten. So werden die Gelenke nicht unnötig belastet und Schmerzen vermieden. Der Kraftzuwachs beträgt dennoch 100 Prozent.

Das dynamische Krafttraining

Beim statischen Krafttraining wird zwar ein optimaler Kraftzuwachs erzielt, die Koordination aber, die wichtig ist, um Belastungen im Alltag, in der Freizeit und beim Sport auszugleichen, kann nicht geschult werden. Deshalb sollte es frühzeitig durch das dynamische Krafttraining abgelöst werden, da dabei neben der Kraft auch die Koordination trainiert wird.

Beim dynamischen Krafttraining verkürzt oder verlängert sich der Muskel gegen einen beweglichen Widerstand, zum Beispiel eine Hantel. Man spricht in diesem Zusammenhang von dynamischen Kontraktionen, die man in konzentrische und in exzentrische Formen unterteilen kann.

Wenn sich ein Muskel beim Heben eines Gegenstandes verkürzt, nennt man das eine *konzentrische Kontraktion*. Hebt man beispielsweise einen Eimer hoch, so wird der Oberarmmuskel (Musculus biceps brachii) konzentrisch belastet. Dieses Krafttraining

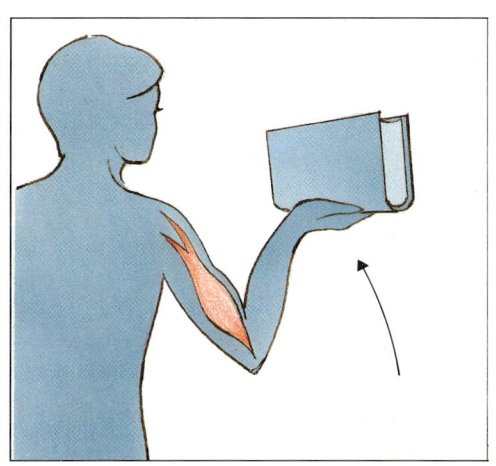

Konzentrische Kontraktion

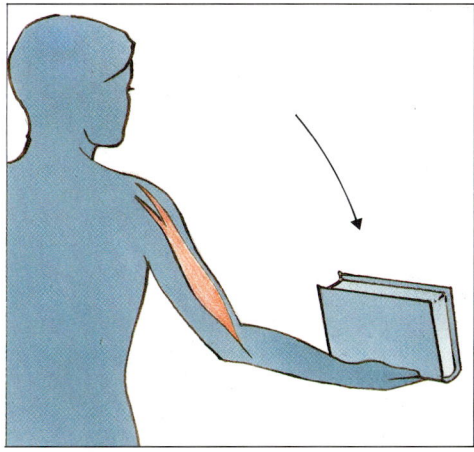

Exentrische Kontraktion

bringt einen Kraftzuwachs von 80 Prozent. Das Dehnen eines kontrahierten Muskels durch eine Kraft bezeichnet man als *exzentrische Kontraktion*. Setzt man einen Eimer langsam ab, dann wird der Oberarmmuskel exzentrisch belastet. Dabei wird der Muskel gedehnt, muß aber zusätzlich noch Haltearbeit leisten. Diese Übungsform erzielt einen Kraftzuwachs bis zu 150 Prozent. Das dynamische Krafttraining muß der Erkenntnis Rechnung tragen, daß nicht jeder Muskel gleich arbeitet; dementsprechend gibt es unterschiedliche Übungsformen. Wir haben Muskeln, die mehr für die Ausdauerleistung, und solche, die mehr für die Kraftleistung geeignet sind; wieder andere eignen sich für beide Leistungsarten gleichermaßen. In der Praxis sieht das dann so aus, daß der reine *Ausdauermuskel* mit weniger Gewicht, aber mit vielen Wiederholungen trainiert wird: Man arbeitet lediglich mit 20 bis 30 Prozent der Kraft, bewegt dafür aber das Gewicht 40mal in schneller Folge. Beim *Kraftmuskel* sieht das schon ganz anders aus. Will man ihn trainieren, setzt man 80 bis 100 Prozent der Kraft ein und bewegt das Gewicht lediglich 1- bis 3mal. Die Übungen für den *Ausdauer-Kraft-Muskel* liegen dann in der Mitte: Gearbeitet wird mit 40 bis 70 Prozent der Kraft, und man bewegt das Gewicht etwa 10mal.

Allgemeines zu den Übungen

Bevor Sie mit den Übungen beginnen, noch ein paar Hinweise, die Sie beherzigen sollten, damit das Training ein voller Erfolg wird.

Beginnen Sie in jedem Fall – sowohl eingangs bei den Beweglichkeitsübungen als auch später bei den Dehnübungen (siehe Seite 66–78) und bei den Kräftigungsübungen (siehe Seite 78–87) – mit denjenigen, die Ihnen *leichtfallen;* gehen Sie erst dann zu den für Sie schwierigeren über, wenn Sie ein bißchen im Training sind.

Sitzen Sie bei einer Übung auf einem *Stuhl,* legen Sie bitte nach Möglichkeit ein Keilkissen unter. Bei Übungen in *Rückenlage* können Sie ein kleines Kissen oder ein Brüggerkissen unter die Lendenwirbelsäule legen, um Fehlbelastungen zu vermeiden.

Bei den in *Seitlage* ausgeführten Übungen ist es ausnahmslos so, daß die schmerzfreie Seite zum Boden zeigt, die schmerzende liegt oben. Erst wenn die Schmerzen verschwunden sind, kann die Übung auch mit der ehemals schmerzenden Seite nach unten gemacht werden.

Grundsätzlich gilt für alle Übungen, daß sie *nicht* auf eigene Faust durchgeführt werden dürfen, wenn eine entzündliche oder eine degenerative Erkrankung des Bewegungsapparates vorliegt. Dies gilt auch dann, wenn bei bestimmten Körperhaltungen oder Tätigkeiten Schmerzen auftreten, ohne daß bislang eine Krankheit diagnostiziert worden wäre. Konsultieren Sie in diesem Fall bitte zuerst einen Arzt, denn Beschwerden können nur dann gelindert oder beseitigt werden, wenn man die Übungen gezielt und dem jeweiligen Krankheits- oder Beschwerdebild angepaßt einsetzt. Dazu bedarf es aber unbedingt sowohl der genauen Diagnose durch den Arzt als auch der gründlichen Beratung durch den Krankengymnasten. Sie werden im Einzelfall entscheiden, welche der genannten Übungen am wirksamsten, aber auch, welche verboten sind und wann und wie oft sie durchgeführt werden sollten.

Beachten Sie bitte auch, daß die beschriebenen Übungen völlig *schmerzfrei* ablaufen müssen. Treten während einer Übung dennoch Schmerzen auf, unterbrechen Sie sie bitte und suchen sich eine andere aus. Beim nächsten Besuch sprechen Sie mit Ihrem Arzt oder Ihrem Therapeuten über die aufgetretenen Beschwerden.

Übungen zur Verbesserung der Wirbelsäulenbeweglichkeit

Bevor mit der gezielten Behandlung der Wirbelsäule begonnen wird, müssen in der Beweglichkeit eingeschränkte Wirbelsäulen-

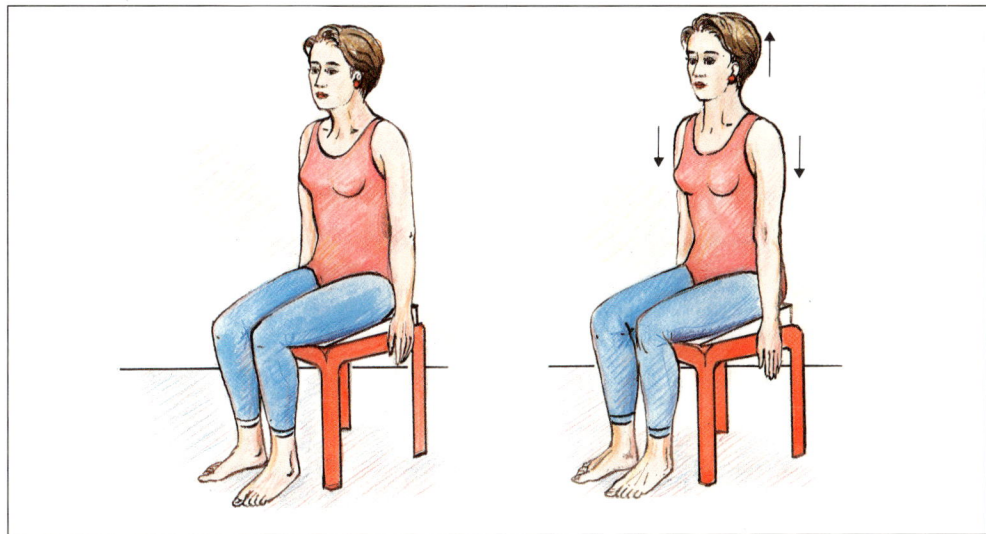

Übung 1 (im Sitzen)

abschnitte und große Gelenke, wie das Schulter- oder das Hüftgelenk, wieder beweglich gemacht werden.

Beweglichkeitsübungen für die Halswirbelsäule

Sollte Ihr Kopf, oder besser Ihre Halswirbelsäule, in der Beweglichkeit eingeschränkt sein, so zeigen Ihnen die folgenden Beispiele, wie Sie sie wieder beweglicher machen können. Gehen Sie bei diesen Übungen niemals über Ihre Schmerzgrenze hinaus, sondern nur bis an sie heran. Die Übungen werden übrigens als Muscle-Energy-Techniken bezeichnet, die bei maximaler Schonung Ihrer Halswirbelsäule das bestmögliche Ergebnis erzielen.

Vermeiden Sie auf jeden Fall das sogenannte Kopfkreisen. Für diese Form der Bewegung hat unsere Halswirbelsäule keine speziell ausgebildeten Gelenke. Sie kann die Bewegung nur bei gleichzeitiger Belastung verschiedener Halswirbelsäulenabschnitte durchführen.

Als Hilfsmittel brauchen Sie einen Stuhl mit Rückenlehne sowie eine Wolldecke.

Übung 1: Die folgende Übung dient dazu, die Halswirbelsäule zu strecken. Die kleinen Wirbelgelenke und unter Umständen sogar die Bandscheiben werden entlastet. Sie können sie auch dann durchführen, wenn die Beweglichkeit der Wirbelsäule nach allen Richtungen eingeschränkt ist. Des weiteren kann sie als Vorbereitung für jede andere die Beweglichkeit der Wirbelsäule verbessernde Übung dienen.

Setzen Sie sich aufrecht auf einen Stuhl, halten Sie die Schultern gerade, die Arme hängen locker herab. Schieben Sie dann beide Hände – und somit die Schulterpartien – nach unten, und versuchen Sie, den Kopf langsam und gerade nach oben, zur Decke hin, zu schieben.

Halten Sie die Spannung für 5 Sekunden, und wiederholen Sie die Übung 3- bis 5mal. Sollte diese Übung Schmerzen bereiten, kann sie auch in der Rückenlage durchgeführt werden.

Machen Sie es sich auf einer Decke bequem, und legen Sie Ihre Unterschenkel auf einen Hocker, so daß sich zweimal ein Winkel von 90° ergibt: zwischen Unterschenkeln und Oberschenkeln, zwischen Oberschenkeln und Hüfte. Die Arme liegen lok-

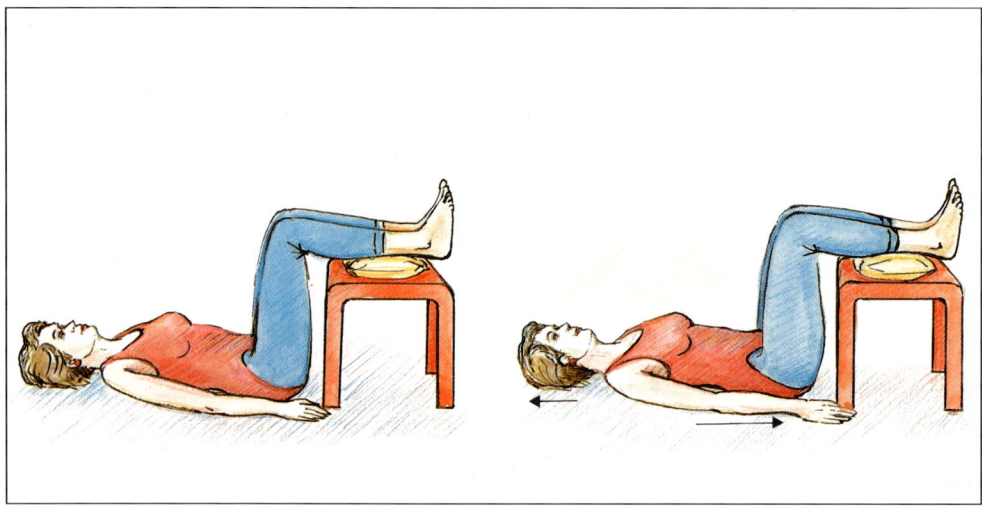

Übung 1 (im Liegen)

ker neben dem Körper. Schieben Sie aus dieser Ausgangsstellung beide Hände in Richtung Hocker, wodurch sich auch der Schultergürtel bewegt. Versuchen Sie gleichzeitig, Ihren Kopf weit in die entgegengesetzte Richtung zu schieben. Er wird dabei nicht abgehoben, sondern bleibt auf der Unterlage.

Halten Sie die Spannung 5 Sekunden lang. Die Übung wiederholen Sie 3- bis 5mal. Wie bereits gesagt, sind alle Übungen dieses Buches so konzipiert, daß sie schmerzfrei ablaufen. Achten Sie bei dieser Übung speziell darauf, ob Schmerzen auftreten, die in den Arm ausstrahlen. Sollte dies der Fall sein, bitte die Übung nicht fortsetzen.

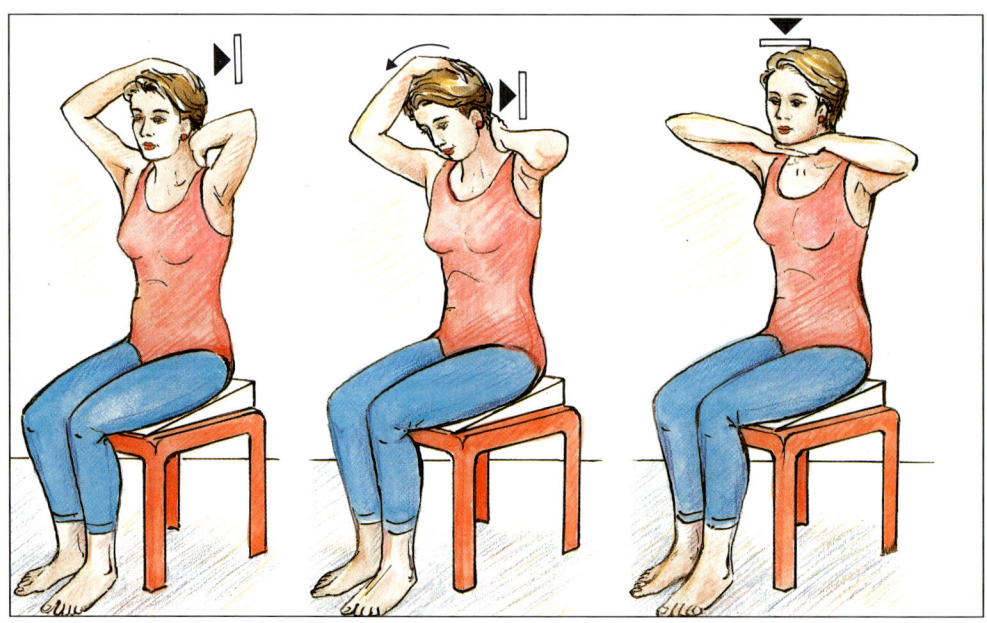

Übung 2

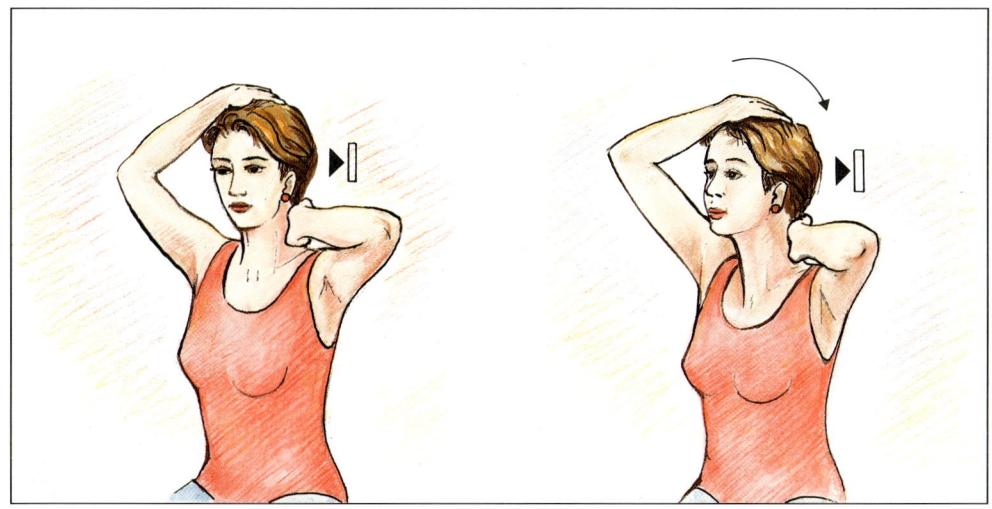

Übung 3

Übung 2: Diese Übung ist besonders gut geeignet, wenn es Ihnen schwerfällt, den Kopf nach vorne zu beugen.

Setzen Sie sich wieder aufrecht auf einen Stuhl, die Schultern sind gerade. Fassen Sie jetzt bitte mit einer Hand Ihren Nacken, und zwar möglichst an der Stelle, an der Sie beim Beugen den Schmerz verspüren. Halten Sie mit der Hand Ihren Nacken fest, so daß er sich nicht bewegen kann. Anschließend greift die andere Hand von vorne, das heißt von der Stirn her kommend, auf den Hinterkopf.

Drücken Sie nun mit dem Hinterkopf gegen diese Hand, ohne daß eine Bewegung zustande kommt.

Nach etwa 5 Sekunden lassen Sie locker und versuchen nun, den Kopf mit der zweiten Hand (passiv) ein kleines Stück nach vorne zu ziehen, bis ein Schmerz auftritt. An dieser Stelle halten Sie inne und beginnen wieder, den Kopf nach hinten zu drücken, um nach etwa 5 Sekunden locker zu lassen und den Kopf langsam passiv weiter nach vorne zu führen.

Wiederholen Sie die Übung 3- bis 5mal. Danach legen Sie beide Hände mit den Handrücken nach oben unter Ihr Kinn. Versuchen Sie jetzt, den Kopf 5 Sekunden lang in Ihre Hände zu drücken, ohne daß sie dem Druck nachgeben.

Wieder 3- bis 5mal wiederholen.

Übung 3: Sollten Sie Ihren Kopf nicht mehr in den Nacken legen können, ist die folgende Übung gut geeignet.

Setzen Sie sich aufrecht auf einen Stuhl. Fassen Sie mit einer Hand Ihren Nacken an der Stelle, an der Sie den Schmerz verspüren. Die andere greift von vorne an den Hinterkopf. Drücken Sie nun mit dem Hinterkopf etwa 5 Sekunden lang gegen die Hand, ohne daß sich der Kopf bewegt. Dann lassen Sie locker und führen den Kopf mit der zweiten Hand nach hinten, bis ein Schmerz auftritt. An der Stelle, an der Sie den Schmerz spüren, halten Sie inne und drücken, ohne den Kopf zu bewegen, wieder nach hinten.

Dieser Vorgang wird 3- bis 5mal wiederholt, um langsam und ohne Schmerzen die Bewegungsfähigkeit zu vergrößern.

Übung 4: Wenn Sie Ihren Kopf nicht mehr nach links oder nach rechts drehen können, empfiehlt sich die folgende Übung.

Zunächst für die Linksdrehung: Setzen Sie sich aufrecht auf einen Stuhl. Fassen Sie mit Ihrer linken Hand an die linke Wange und mit der rechten an die rechte Seite des Hin-

57

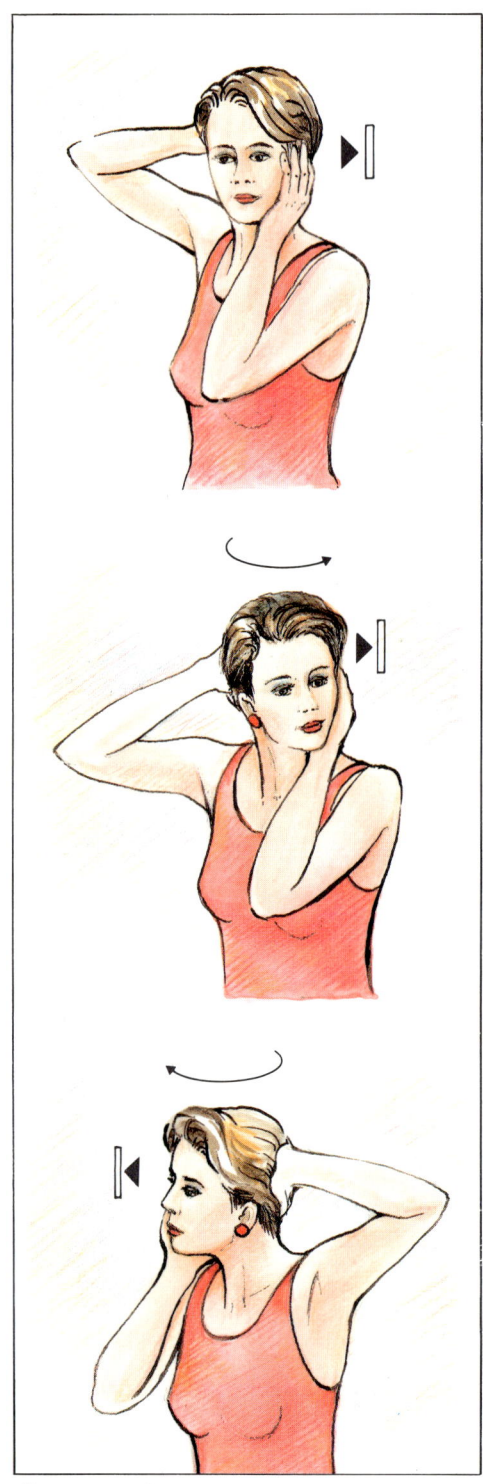

terkopfes. Aus dieser Position heraus drük-
ken Sie nun Ihren Kopf nach links gegen die
Hand, als wollten Sie ihn drehen, und halten
diese Spannung, ohne daß sich der Kopf bewegt.

Nach 5 Sekunden lassen Sie locker. Dann
drehen (nicht kippen!) Sie den Kopf mit
Ihren Händen langsam bis zur Schmerzgrenze. Nun drücken Sie ihn erneut gegen
die linke Hand, ohne daß diese dem Druck
nachgibt. Nach 5 Sekunden lassen Sie lok-
ker und drehen den Kopf ein Stückchen
weiter.

Dieser Vorgang wird 5- bis 6mal wiederholt.

Mit umgekehrter Handfassung üben Sie,
wenn die Rechtsdrehung des Kopfes eingeschränkt oder unmöglich ist.

Beweglichkeitsübungen für die Brustwirbelsäule

Durch die schon beschriebene gebeugte
Haltung beim Sitzen (siehe Seite 43) ist es
vielen Menschen häufig nicht mehr möglich, die Brustwirbelsäule in ausreichendem
Maße aufzurichten. Von besonderer Bedeutung ist dieses Aufrichten deshalb, weil beispielsweise der Arm nur dann ausreichend
über 120° nach vorne oder seitlich gehoben
werden kann, wenn sich gleichzeitig die
Brustwirbelsäule aufrichtet. Ist diese aber
durch das ständige gebeugte Sitzen ge-
krümmt, bringt das Heben des Armes eine
Überlastung der Schulter oder der Lendenwirbelsäule mit sich.

Ist die Brustwirbelsäule in ihrer Beweglichkeit eingeschränkt oder verursacht die Bewegung Schmerzen, so können einfache
Übungen hier rasch Abhilfe schaffen. Als
Hilfsmittel brauchen Sie einen Stuhl mit
Rückenlehne sowie eine Wolldecke und ein
kleines Kissen.

Übung 1: Damit die Brustwirbelsäule gestreckt wird, setzen Sie sich bitte mit dem
Rücken an der Lehne so auf den Stuhl, daß
der in seiner Beweglichkeit eingeschränkte
Abschnitt der Brustwirbelsäule sich auf

Übung 4 (zur linken und zur rechten Seite)

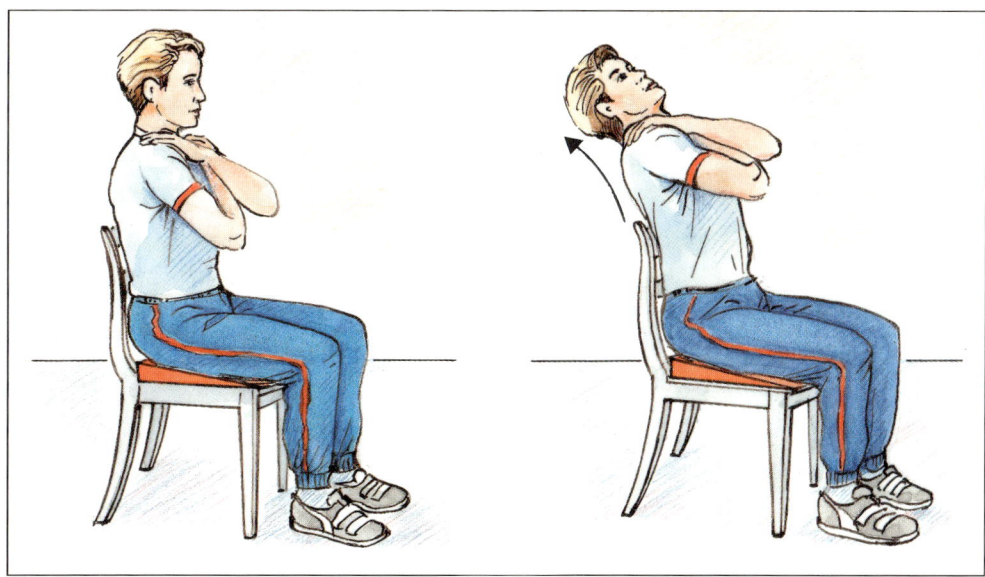

Übung 1

einer Höhe mit der oberen Kante des Stuhl-
rückens befindet.

Dann kreuzen Sie beide Arme vor Ihrem
Körper, die rechte Hand geht zur linken
Schulter, die linke Hand zur rechten Schulter. In dieser Stellung beugen Sie sich nach
hinten über die Rückenlehne, wobei Sie die
Wirkung dieser Übung noch begünstigen
können, wenn Sie beim Rückwärtsbeugen
ausatmen. Die Bewegung sollte langsam
ausgeführt werden.

Sie verharren mindestens 5 Sekunden in der
Rückwärtsbeuge und wiederholen die
Übung wenigstens 5mal.

Sollte diese Übung Schmerzen verursachen,
probieren Sie statt dessen einmal Übung 4
(siehe Seite 61). Bei Schmerzen im Bereich
der Lendenwirbelsäule stellen Sie bitte einen
Fuß auf einen Schemel.

Übung 2: Um die Brustwirbelsäule zu
strecken, legen Sie sich bitte mit dem Rükken auf eine feste Unterlage, wobei die Unterschenkel so auf einem Hocker gelagert
sind, daß sich zwischen Unterschenkeln und
Oberschenkeln sowie zwischen Oberschenkeln und Hüfte jeweils ein Winkel von 90°
ergibt. Die Arme liegen locker neben dem
Körper.

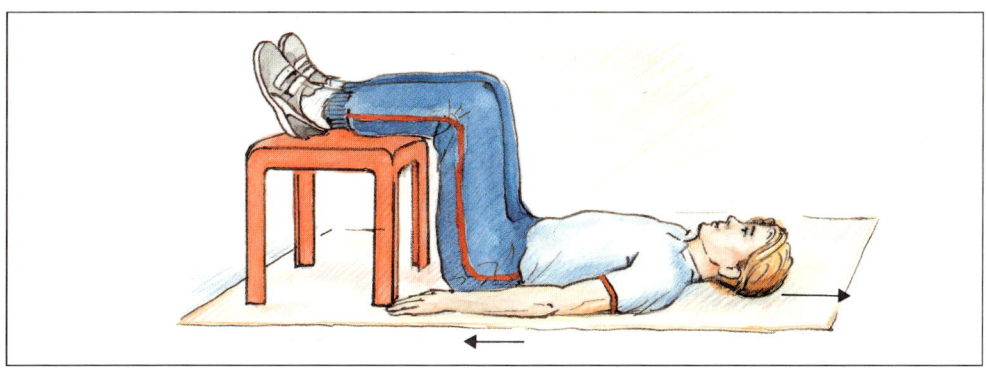

Übung 2 (Ausgangsstellung)

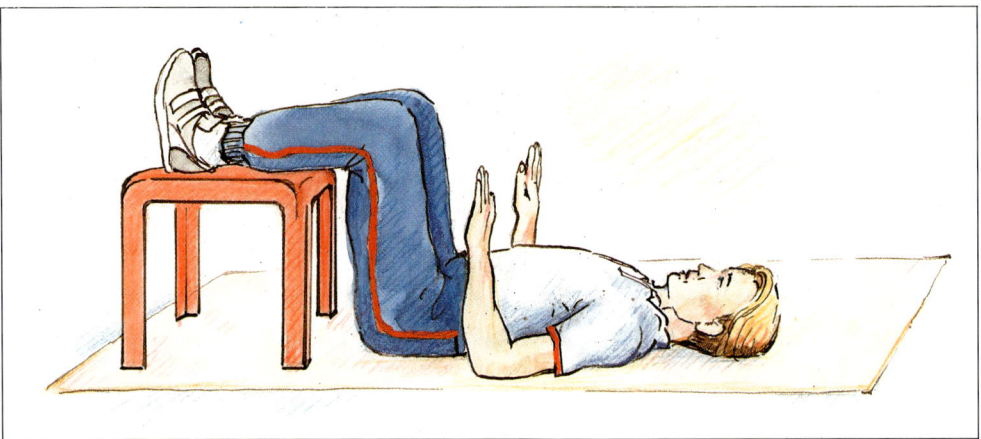

Übung 2 (Endstellung)

Nun werden die Unterarme aufgerichtet, bis die Hände senkrecht nach oben zeigen, die Oberarme bleiben auf dem Boden. Versuchen Sie aus dieser Stellung heraus, beide Ellbogen in Richtung Ihres Gesäßes und Ihren Kopf in die entgegengesetzte Richtung zu schieben, ohne ihn jedoch dabei vom Boden abzuheben. Dadurch strekken Sie die Brustwirbelsäule.

Bei dieser Übung empfiehlt es sich, ein kleines Kissen, oder – wenn möglich – ein original Brüggerkissen, unter die Lendenwir-

belsäule zu legen, um an dieser Stelle eine Fehlbelastung zu vermeiden.

Auch hier wird die Dehnstellung wieder etwa 5 Sekunden gehalten und die Übung 3- bis 5mal wiederholt.

Übung 3: Mit der folgenden Übung machen Sie die Brustwirbelsäule beweglicher. Setzen Sie sich wieder aufrecht auf den Stuhl, stellen Sie die Füße leicht auseinander. Nehmen Sie eine zusammengerollte Wolldecke, die Sie möglichst dicht vor sich auf Ihre Oberschenkel legen.

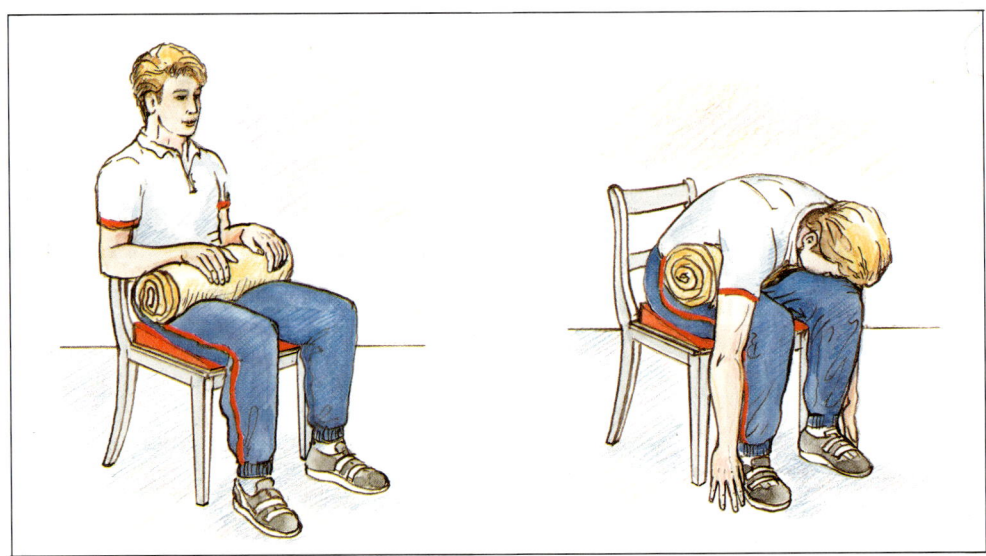

Übung 3

Nun beugen Sie sich nach vorne, bis Ihre Hände zwischen oder auch neben Ihren leicht auseinandergespreizten Füßen den Boden berühren.

Die Dehnstellung wird rund 5 Sekunden gehalten und die Übung 3- bis 5mal wiederholt.

Übung 4: Mit dieser Übung können Sie die schmerzhaft eingeschränkte Streckung der Brustwirbelsäule behandeln und/oder die Beweglichkeit der Rippengelenke verbessern.

das Kinn ist zur Brust gezogen. Versuchen Sie, durch langsames Zurücklegen und Wiederaufrichten die Beweglichkeit dieses Wirbelsäulenabschnitts zu verbessern, wobei die Bewegung nicht enorm groß und ausladend sein muß. Beachten Sie bitte, daß Sie bei der Rückwärtsbewegung wenigstens 5 Sekunden über dem Scheitelpunkt der Decke verharren, ehe Sie sich wieder aufrichten. Sollten Sie das Gleichgewicht nicht halten können, so winkeln Sie Knie- und Hüftgelenk stärker an. Gelingt Ihnen die

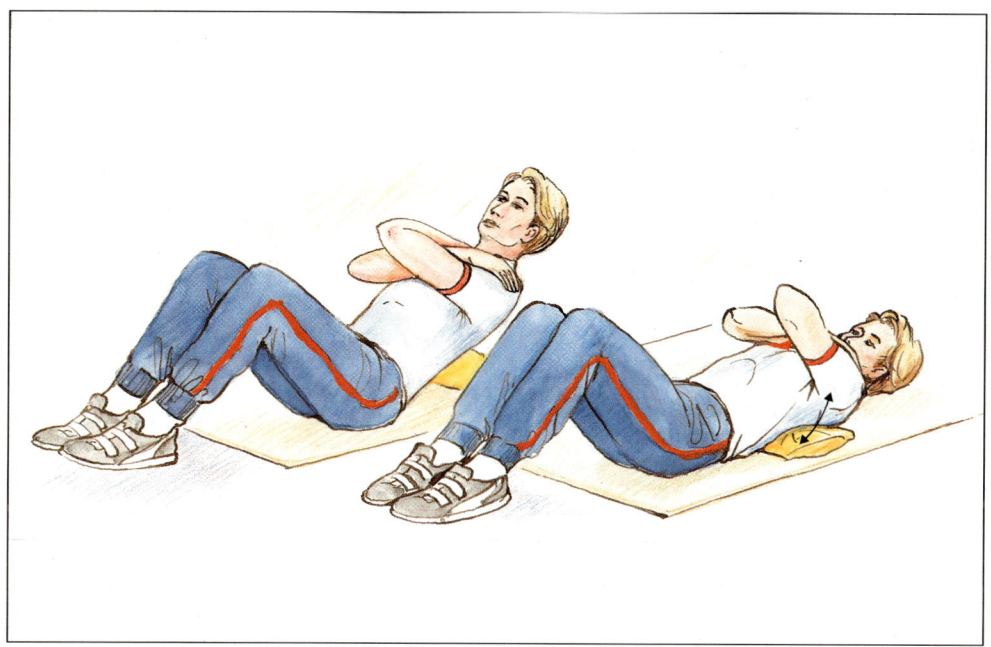

Übung 4

Setzen Sie sich bitte mit angebeugten Beinen auf den Boden, legen Sie eine zusammengerollte Decke so weit hinter sich, daß beim Zurückbeugen der schmerzhafte Abschnitt der Wirbelsäule den Scheitelpunkt der Decke trifft.

Kreuzen Sie nun Ihre Arme vor dem Körper (rechte Hand zur linken Schulter, linke Hand zur rechten Schulter), und legen Sie sich vorsichtig zurück, so daß Sie mit dem betreffenden Brustwirbelsäulenabschnitt genau den Scheitelpunkt der Decke treffen;

Übung auch so nicht, dürfen Sie *ausnahmsweise* Ihre Zehen unter einem Schrank oder einem Sessel »verankern«.

Die Übung sollte 3- bis 5mal wiederholt werden.

Übung 5: Diese Übung hilft eine eingeschränkte Drehbeweglichkeit und Seitenneige der Brustwirbelsäule sowie eine eingeschränkte Drehbeweglichkeit im Übergang zwischen Brust- und Lendenwirbelsäule zu verbessern. Rollen Sie eine Wolldecke zusammen. Legen Sie sich seitlich (die Beschwerden verursachende Seite zeigt nach oben) so darauf, daß sich der schmerzende Wirbelsäulenabschnitt genau auf dem Scheitelpunkt der Decke befindet. Das untere Bein wird in Hüfte und Knie leicht angebeugt, das obere bleibt gestreckt.

Verschränken Sie die Arme vor dem Körper oder im Nacken. Richten Sie sich seitlich auf, so daß Sie die Decke nicht mehr berühren. Halten Sie die Position 5 Sekunden lang.

Dann lassen Sie sich vorsichtig wieder auf die Decke und den Boden sinken. Verharren Sie auch in dieser Haltung 5 Sekunden. Die Übung 3- bis 5mal wiederholen.

Beweglichkeitsübungen für die Lendenwirbelsäule

Die Lendenwirbelsäule nach vorne zu beugen ist oft nur unter Schmerzen oder eingeschränkt möglich. In diesem Fall erweist sich ein massiver Küchentisch als hervorragendes Übungsgerät. Achten Sie aber bitte darauf, daß er absolut nicht verrutschen oder umkippen kann. Außerdem benötigen Sie eine Wolldecke und ein dickes Buch.

Übung 1: Diese Übung ist angezeigt, wenn die Beugung der Lendenwirbelsäule eingeschränkt oder schmerzhaft ist.

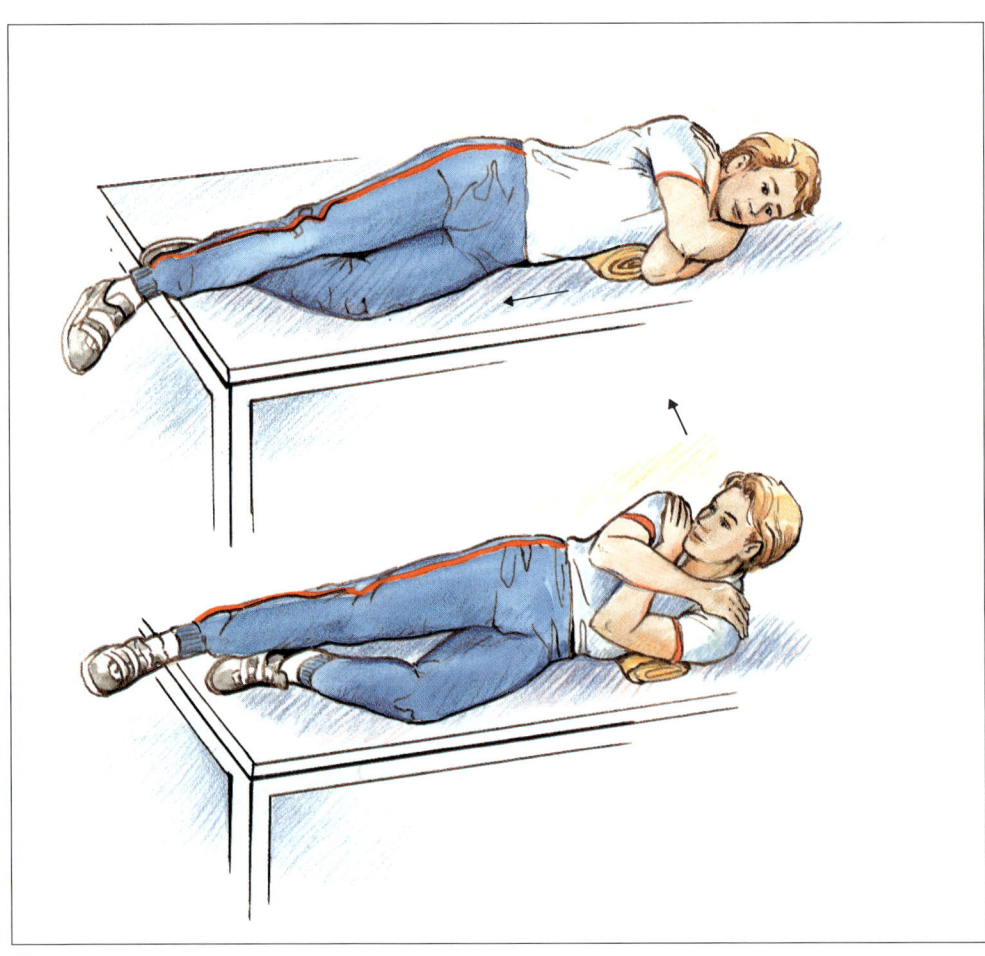

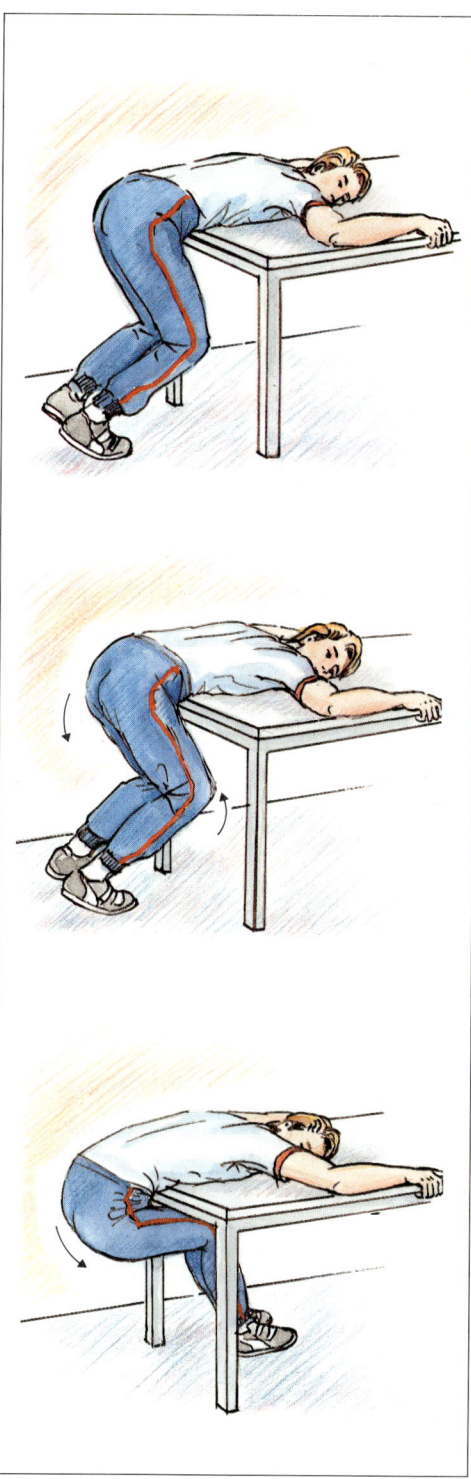

Legen Sie sich in Bauchlage so auf den Tisch, daß Ihr Kopf, Ihr Oberkörper und Ihr Unterkörper bis in Höhe des schmerzhaften Abschnitts der Lendenwirbelsäule auf dem Tisch liegen. Die übrigen Abschnitte der Wirbelsäule und die Beine haben keinen Kontakt mit der Tischplatte. Die Füße berühren den Fußboden. Mit den Händen halten Sie sich links und rechts gut an den Tischkanten fest, die Sie rundherum mit einer Decke abpolstern können. Heben Sie nun Ihre Zehenspitzen vom Boden ab, indem Sie die Beine in der Hüfte und in den Knien etwas anbeugen. Dann versuchen Sie, die Unterschenkel unter dem Tisch nach vorne zu führen – die Knie bleiben gebeugt –, so daß es in der Lendenwirbelsäule zu einer relativ starken Krümmung kommt. Halten Sie die Position etwa 5 Sekunden. Zusätzlich kann die Beweglichkeit der Lendenwirbelsäule durch leichtes Wippen auf schonende Weise verbessert werden.

Wenn es Ihnen nicht zu anstrengend ist, können Sie die Knie auch soweit wie möglich unter den Tisch führen und in dieser Position ebenfalls 5 Sekunden verharren, ehe Sie die Füße wieder auf den Boden stellen.

Die Übung sollte etwa 5mal wiederholt werden.

Übung 2: Diese Übung ist angezeigt, wenn die Streckung der Landenwirbelsäule eingeschränkt oder schmerzhaft ist. Bei leichten Beschwerden legen Sie sich mit angebeugten Kniegelenken in Rückenlage auf den Boden, und schieben Sie eine zusammengerollte Decke so unter Ihre Lendenwirbelsäule, daß der schmerzhafte Abschnitt noch darauf liegt. Die Arme liegen neben dem Körper. Nun schieben Sie das Becken über die Decke nach unten in Richtung Fußboden; die Position wird 5 Sekunden gehalten. Sie können auch wieder ein bißchen wippen, um die Beweglichkeit der Lendenwirbelsäule zu erhöhen.

Die Übung 3-5mal wiederholen.

Übung 1

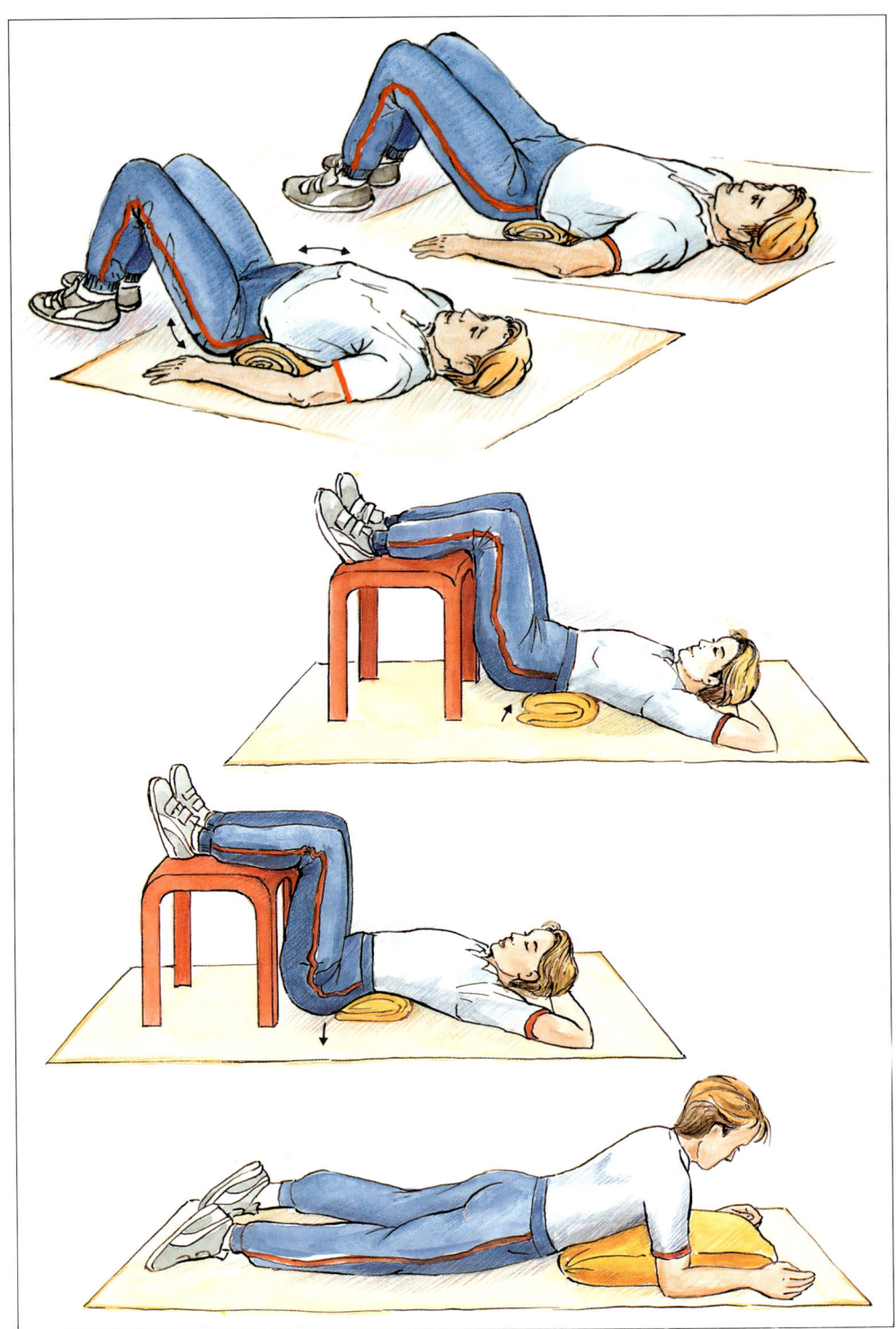

Übung 2: (auf dem Boden oder mit dem Hocker)

Bei starken Schmerzen legen Sie die Unterschenkel auf einen Hocker oder Stuhl. Plazieren Sie die Decke wiederum so unter Ihre Wirbelsäule, daß der schmerzhafte Lendenwirbelsäulenabschnitt noch darauf liegt. Versuchen Sie nun, das Becken, das heißt den unteren Lendenwirbelsäulenabschnitt, langsam in Richtung Boden zu bewegen. Halten Sie diese Position etwa 5 Sekunden. Danach versuchen Sie, das Becken etwas anzuheben und die Position ebenfalls etwa 5 Sekunden zu halten.

Wiederholen Sie die Übung 3-5mal.

Um die Beschwerden nachhaltig zu mindern, legen Sie sich bäuchlings mit nach vorne gestreckten Armen auf den Boden oder auf ein hartes Bett wobei ihr Oberkörper mit Hilfe eines Kissens oder einer zu einem Rechteck zusammengelegten Decke leicht angehoben wird. Hierbei wird der schmerzhafte Druck Ihrer Bandscheibe normalisiert. Anschließend richtet man den Oberkörper durch Aufstützen der Ellbogen auf. Vorsicht! Das Aufrichten darf niemals Schmerzen provozieren.

Test: Nicht selten ist auch ein anderes Gelenk für Schmerzen und eine eingeschränkte Beweglichkeit im Lendenwirbelsäulenbereich verantwortlich, nämlich das Kreuz-Darmbein-Gelenk (Iliosakralgelenk) im unteren Lendenwirbelsäulenabschnitt.

Um einen annähernd sicheren Hinweis darauf zu haben, ob dieses Gelenk die Ursache Ihrer Beschwerden ist, können Sie selbst folgenden Test durchführen:

Legen Sie sich mit ausgestreckten Beinen flach auf den Rücken, und lassen Sie von jemandem kontrollieren, ob sich Ihre inneren Fußknöchel auf gleicher Höhe befinden. Danach richten Sie sich mit gestreckten Beinen auf. Verschiebt sich ein Knöchel gegenüber dem anderen um 1 bis 2 Zentimeter nach unten, so ist anzunehmen, daß das Kreuz-Darmbein-Gelenk Ihre Beschwerden verursacht. Schiebt sich das linke Bein stärker vor als das rechte, wird es also »länger«, so ist das linke Kreuz-Darmbein-Gelenk betroffen und umgekehrt.

Um ganz sicherzugehen, daß Ihr Bein nicht zufällig nach unten gerutscht ist, sollten Sie den Test 3mal hintereinander machen. Verschiebt sich jedesmal dasselbe Bein, so ist

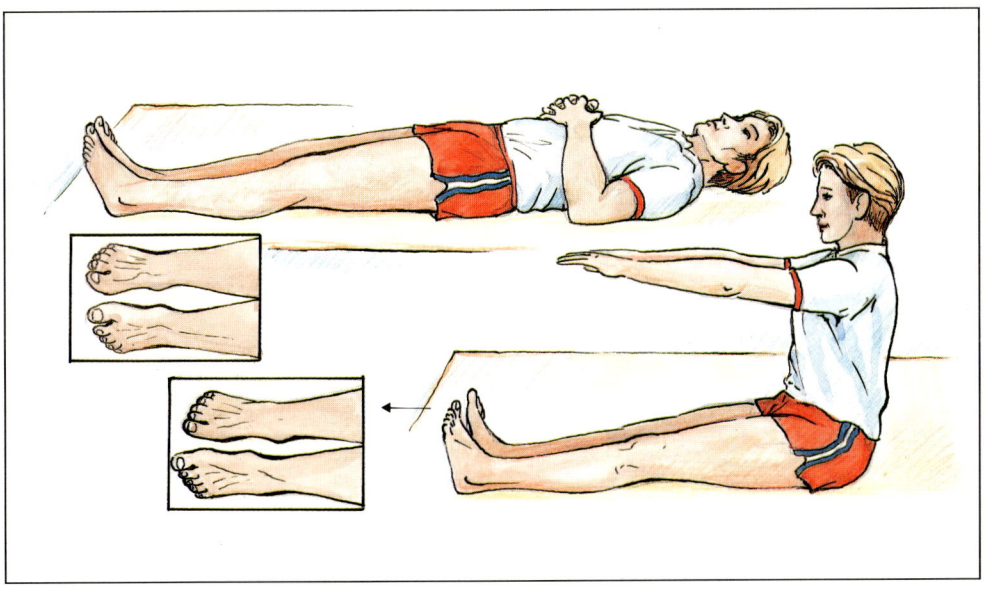

Test zur Feststellung der Beteiligung des Kreuz-Darmbein-Gelenks

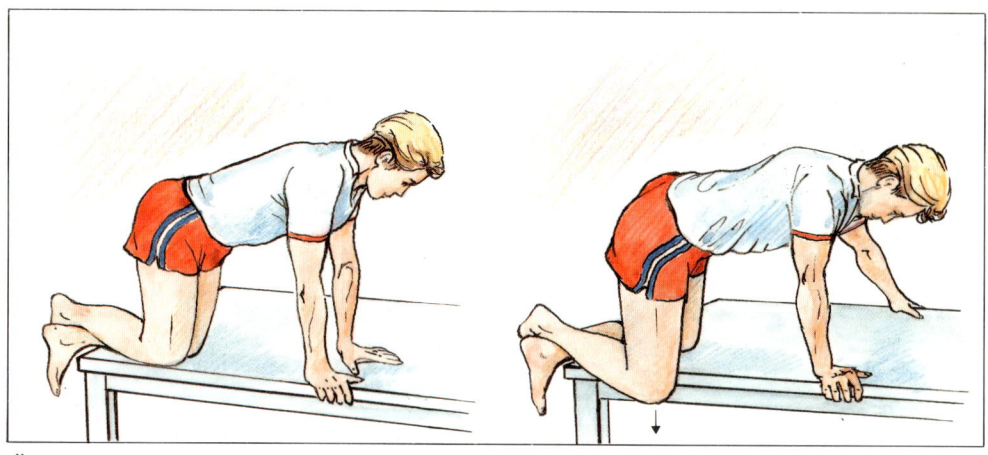

Übung 3

dies ein relativ sicherer Hinweis auf eine Beteiligung des Kreuz-Darmbein-Gelenks. In diesem Fall ist Übung 3 (siehe unten) zu empfehlen.

Auf keinen Fall sollten Sie diese Übung jedoch machen, wenn der Beinlängenunterschied beim Test mehr als 5 Zentimeter beträgt. Dies könnte ein Hinweis auf einen echten Bandscheibenschaden sein, bei dem sich eine solche Übung verbietet.

Häufig kann die Ursache für die Kreuzschmerzen aber auch im Hüftgelenk liegen, zum Beispiel bei einer beginnenden Hüftarthrose (Coxarthrose). In diesem Fall müßte das betroffene Hüftgelenk wieder beweglicher gemacht werden (siehe Übung 4, rechte Spalte).

Übung 3: Diese Übung fördert die Beweglichkeit des linken Kreuz-Darmbein-Gelenks.

Knien Sie sich im Vierfüßerstand auf einen Tisch, so daß die Füße über die Tischkante hinausragen. Legen Sie den rechten Fuß über den linken. Rutschen Sie dann so weit an die Tischkante, daß Sie mit dem rechten Knie an ihr vorbei rund 10 Zentimeter in Richtung Fußboden gleiten können.

Bleiben Sie bitte 5 Sekunden mit dem Knie neben der Tischkante, ehe Sie es wieder zurückziehen. Wiederholen Sie die Übung 5mal.

Möchten Sie die Beweglichkeit des rechten Kreuz-Darmbein-Gelenks fördern, legen Sie den linken Fuß über den rechten und gleiten mit dem linken Knie.

Übung 4: So wird das Hüftgelenk beweglicher.

Stellen Sie sich mit dem Bein der gesunden Seite auf ein dickes Buch, und beginnen Sie, mit dem Bein der kranken Seite vorsichtig nach vorne und nach hinten zu schwingen. Die Bewegung sollte erst klein sein und dann nach und nach größer werden. Grundsätzlich sind auch Schwingübungen vor dem Körper möglich, wobei Sie das Bein der betroffenen Hüfte schräg nach links und nach rechts schwingen lassen. Die Übung dauert etwa 30 bis 60 Sekunden. Um die Wirkung der Übung zu verstärken, können Sie ein leichtes Gewicht (Manschette) am Schwungbein befestigen oder einen schweren Schuh (Skistiefel) anziehen.

Übungen zur Muskeldehnung

Nachdem die Beweglichkeit der Wirbelsäule verbessert wurde, sollen nun zunächst verkürzte und geschwächte Muskeln gedehnt werden, bevor man ihre Kraft trainiert.

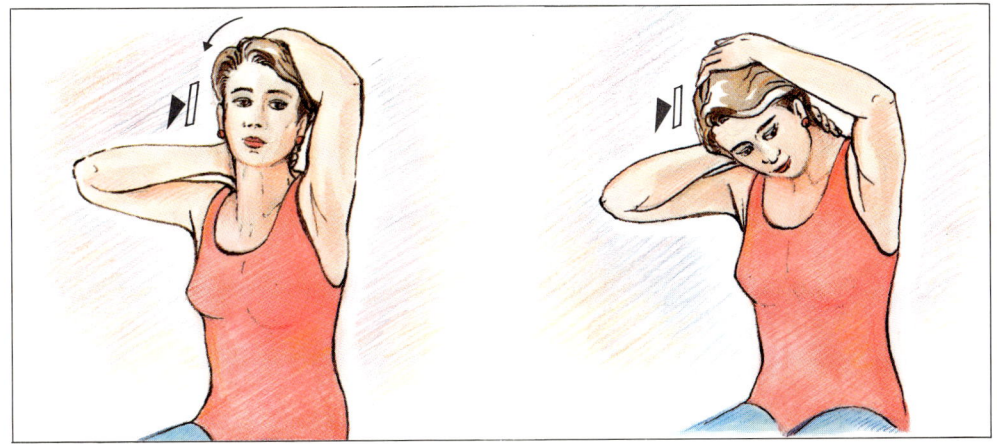

Übung 1

Dehnübungen für die Muskulatur der Halswirbelsäule und des Schultergürtels

Bei diesen Dehnübungen ist höchste Vorsicht geboten. Es ist ganz besonders darauf zu achten, daß während der Dehnung kein Schmerz auftritt, der in Arme und Hände ausstrahlt!

Als Hilfsmittel benötigen Sie einen Stuhl.

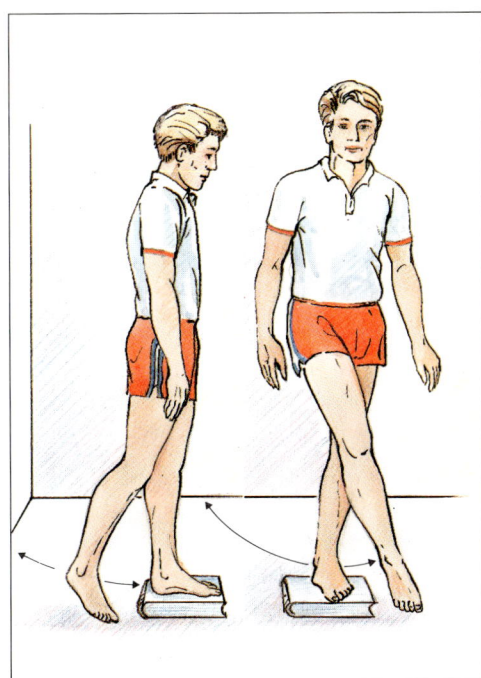

Übung 4

Übung 1. Diese Übung ist dann angezeigt, wenn es Ihnen schwerfällt, den Kopf nach vorne zu beugen.

Sie sitzen aufrecht auf einem Stuhl. Halten Sie mit einer Hand Ihren Nacken fest, während die andere von vorne den Hinterkopf umgreift. Drücken Sie dann mit Ihrem Kopf gegen die Hand im Nacken, wobei die Augen nach oben gerichtet sind. Nach 5 Sekunden werden die Augen gesenkt und die Muskeln entspannt.

Dann ziehen Sie langsam und stufenweise den Kopf nach unten und neigen ihn so, daß das Kinn von der Schmerzseite weg zeigt, bis es erneut weh tut. An dieser Stelle halten Sie inne und drücken den Kopf wiederum gegen die Hand im Nacken. Nach 5 Sekunden entspannen Sie Ihre Muskeln, ziehen den Kopf weiter nach unten und neigen ihn noch mehr zur Seite.

Wiederholen Sie die Übung 3- bis 6mal. Noch ein Hinweis: Als Richtschnur für die Seitneigung soll Ihnen eine gedachte Linie zwischen Nasenspitze und Brustwarze dienen. Verspüren Sie die Schmerzen an der linken hinteren Seite der Halswirbelsäule, ziehen Sie den Kopf nach vorne und neigen ihn so, daß Ihre Nasenspitze zur rechten Brustwarze zeigt. Sitzt der Schmerz rechts, neigt sich der Kopf so, daß die Nasenspitze zur linken Brustwarze zeigt.

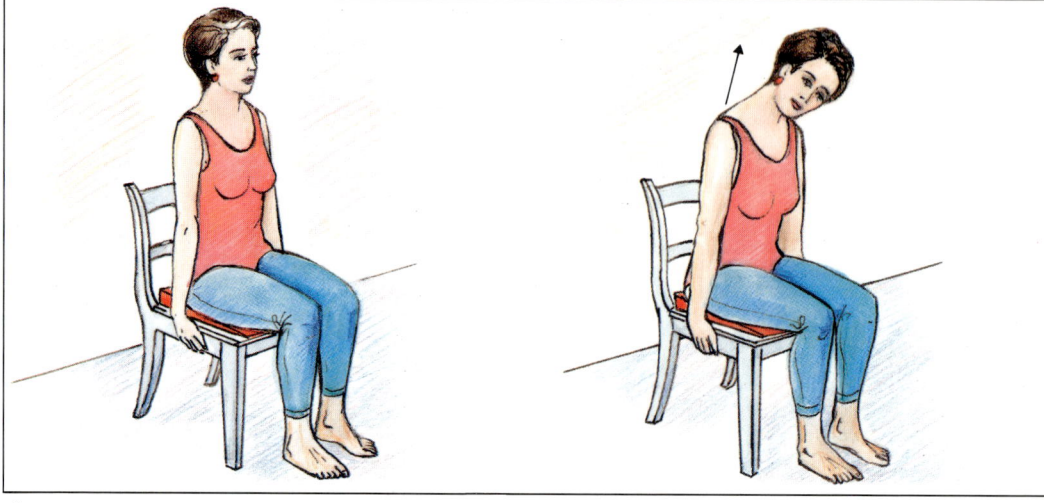

Übung 2 (zur rechten Seite)

Halten Sie während der ganzen Übung mit der im Nacken liegenden Hand den unteren Halswirbelsäulenabschnitt, den Übergang von der Halswirbelsäule zur Brustwirbelsäule, gut fest.

Übung 2: Um die Schulter-Nacken-Muskulatur zu dehnen, setzen Sie sich aufrecht auf einen Stuhl. Beide Arme hängen nach unten. Die rechte Hand umfaßt die Stuhlkante, der linke Arm bleibt locker neben dem Stuhl hängen.

Neigen Sie bitte den Kopf so nach links, daß sich das Ohr der Schulter nähert. Der Kopf wird aber nach rechts gedreht. Ziehen Sie nun die rechte Seite des Oberkörpers fest nach oben, so daß eine isometrische Spannung in der Schulter-Nacken-Muskulatur entsteht. Halten Sie diese Spannung etwa 5 Sekunden.

Lassen Sie dann ganz locker, wobei Sie sich in der Entspannungsphase mit dem Oberkörper nach links lehnen, bis Sie ein deut-

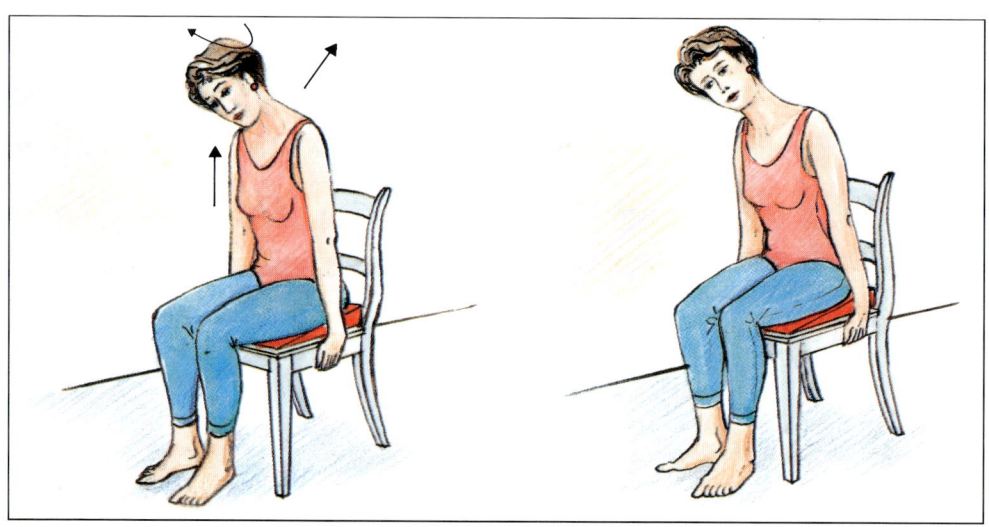

Übung 2 (zur linken Seite)

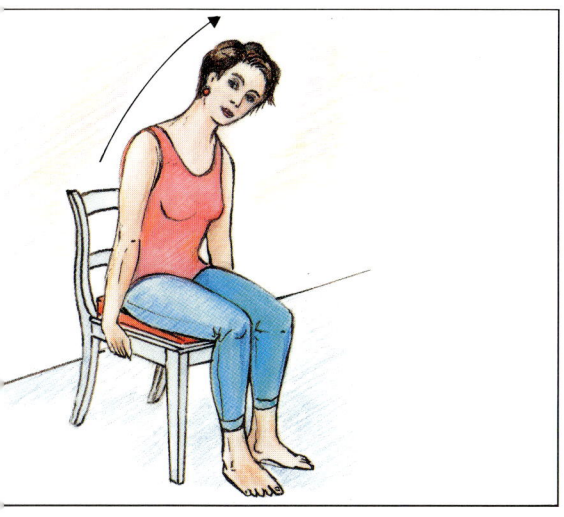

Versuchen Sie, diese Übung 3- bis 6mal zu wiederholen.

Die entsprechende Übung für die linke Seite können Sie ebenfalls 3- bis 6mal durchführen. Dabei halten Sie sich links fest und neigen den Kopf nach rechts. Die Neigung des Oberkörpers erfolgt ebenfalls nach rechts.

Übung 3: Auch die folgende Übung dehnt die Schulter-Nacken-Muskulatur.

Setzen Sie sich wieder aufrecht auf einen Stuhl. Die rechte Hand umfaßt die Stuhlkante, der linke Arm wird locker gestreckt nach unten gehalten. Drehen Sie den Kopf vom festhaltenden Arm weg nach links zur Seite, so daß das Kinn zur linken Schulter zeigt. Ziehen Sie nun die rechte Seite des Oberkörpers fest nach oben. Bleiben Sie für 5 Sekunden in dieser Position.

Dann entspannen Sie Ihre Muskulatur und lehnen den Oberkörper nach links, bis Sie ein deutliches Ziehen im Schulter-Nacken-Bereich verspüren. In dieser Stellung bleiben Sie wiederum etwa 5 Sekunden (bei Bedarf auch länger, maximal 5 Minuten).

Dann spannen Sie, von der festhaltenden Hand ausgehend, wieder die Muskulatur für 5 Sekunden an, um nach dem Lockerlassen erneut vorsichtig zu dehnen.

Wiederholen Sie diese Übung 3- bis 6mal.

liches Ziehen im rechten Schulter-Nacken-Bereich verspüren. In dieser Stellung bleiben Sie etwa 5 Sekunden.

Dann spannen Sie, von der festhaltenden Hand ausgehend, die Muskulatur wieder für 5 Sekunden fest an, um nach dem Lockerlassen erneut vorsichtig weiter zu dehnen. In besonders hartnäckigen Fällen können Sie diese Dehnstellung auch mehrere Minuten beibehalten, jedoch in keinem Fall länger als 5 Minuten.

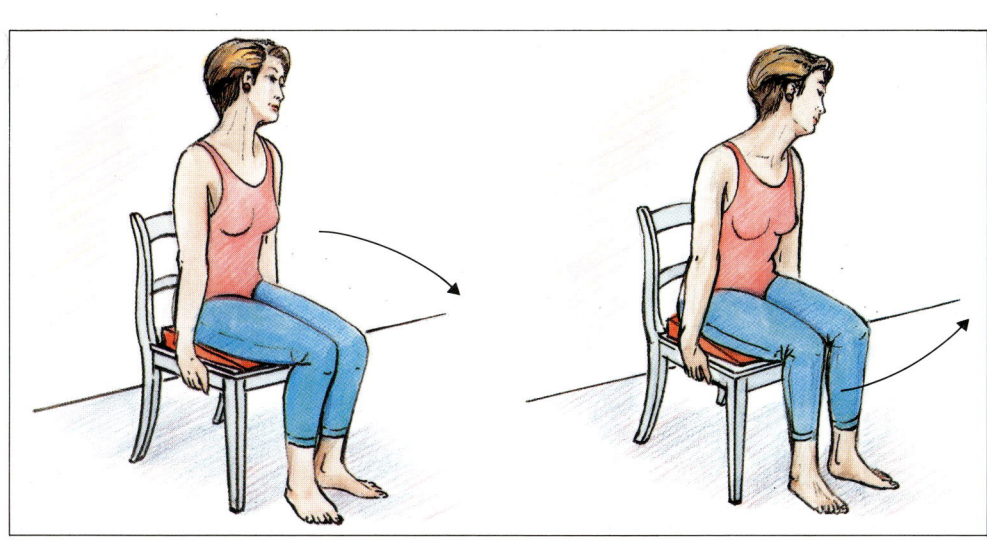

Übung 3 (zur rechten Seite)

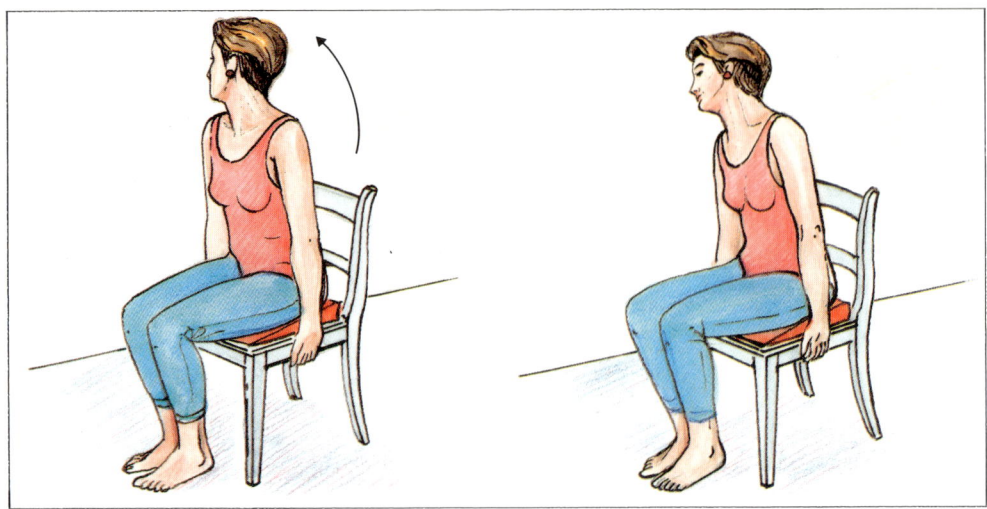

Übung 3 (zur linken Seite)

Die entsprechende Übung für die linke Seite führen Sie ebenfalls 3- bis 6mal durch. Dabei halten Sie sich links fest und neigen den Kopf nach rechts. Auch der Oberkörper wird nach rechts geneigt, bis Sie ein Ziehen im Schulter-Nacken-Bereich verspüren.

Dehnübungen für die Brustmuskulatur

Eine geschmeidige Brustmuskulatur ist Voraussetzung für ein erfolgreiches Trainieren der Rückenmuskulatur. Sie sollte deshalb täglich gedehnt werden.
Zum Üben benötigen Sie einen Tisch.

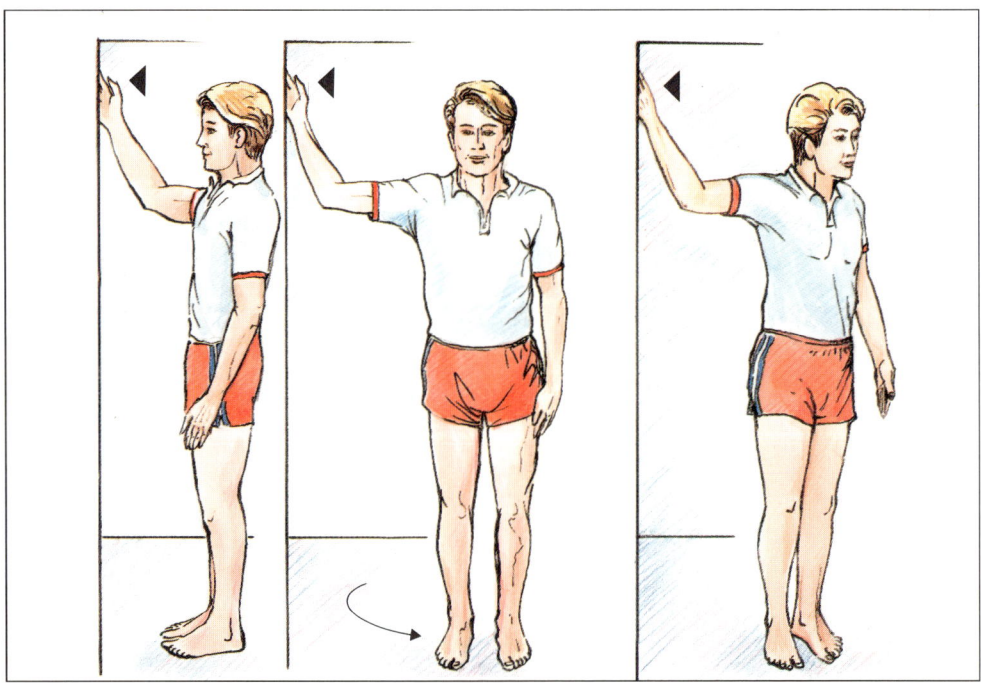

Übung 1

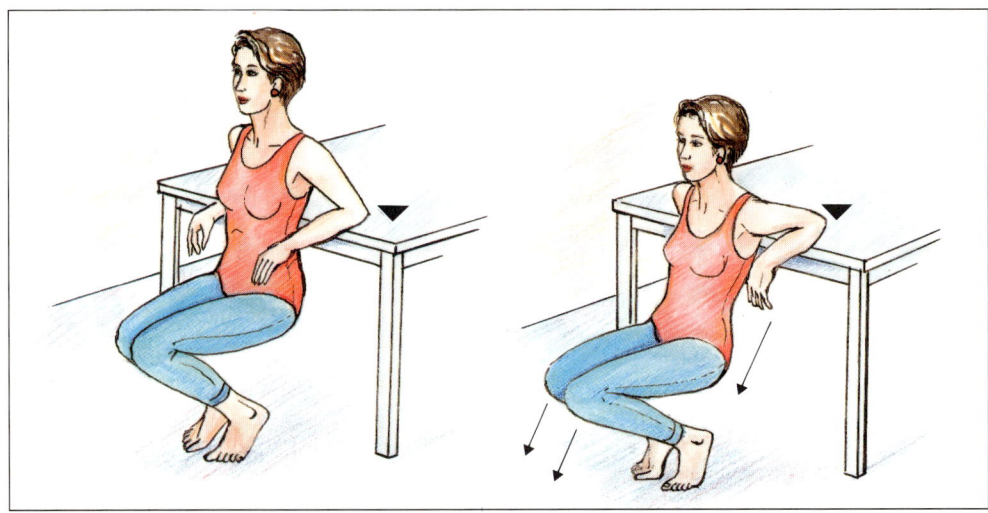

Übung 2

Übung 1: Um die Brustmuskulatur zu dehnen, stellen Sie sich bitte vor eine Wand oder vor einen Türpfosten. Der Arm der Seite, die trainiert werden soll, wird seitlich so weit angehoben, wie es schmerzfrei möglich ist (am besten bis in Schulterhöhe). Der Unterarm wird senkrecht angewinkelt, damit die Hand an den Türpfosten oder an die Mauer geführt werden kann. Drücken Sie nun für 5 Sekunden gegen den Widerstand. Dann entspannen Sie Ihre Muskeln. Während Ihre Hand unverändert an der gleichen Stelle bleibt, drehen Sie sich vorsichtig mit dem ganzen Körper in kleinen Schritten von der schmerzhaften Schulterseite weg.

Wenn es deutlich im Brustbereich, gegebenenfalls auch im Oberarm, zieht, halten Sie inne und drücken erneut gegen die Wand oder den Türpfosten. Ihre Fußstellung verändert sich dabei nicht mehr. Nach 5 Sekunden lassen Sie locker und versuchen, in der Drehbewegung weiterzukommen. Nachdem Sie diese Übung 3- bis 6mal wiederholt haben, drehen Sie die Hand um und drücken mit dem Handrücken gegen den Türpfosten, so daß die Muskulatur zwischen den Schulterblättern trainiert und die Brustmuskulatur nachhaltig gedehnt wird.

Übung 2: Um die Rippenmuskulatur unterhalb der Achselhöhlen zu dehnen, stellen Sie sich mit dem Rücken an einen Tisch. Beugen Sie leicht Ihre Knie, so daß Sie Ihre angewinkelten Arme mit den Ellbogen auf die Tischplatte legen können. Dann drücken Sie sie 5 Sekunden gegen die Tischplatte. Danach entspannen Sie die Muskulatur und versuchen – die Arme bleiben auf dem Tisch liegen –, das Gesäß in Richtung Fersen zu bewegen.

Wenn es unter den Achseln über den Rippen deutlich zieht, spannen Sie die Muskulatur erneut für 5 Sekunden an und versuchen dann wieder, langsam und stufenweise das Gesäß in Richtung Fersen zu führen. Auch diese Übung wird 3- bis 6mal wiederholt.

Dehnübungen für die Lenden- und für die Hüftmuskulatur

Manchmal sind auch verkürzte Muskeln im Lendenwirbelsäulenbereich dafür verantwortlich, daß man sich nicht bücken oder gerade aufrichten kann. Dann müssen diese Muskeln gezielt gedehnt werden. Als Gymnastikgerät dient ein massiver, standfester Küchentisch; außerdem benötigen Sie eine Wolldecke.

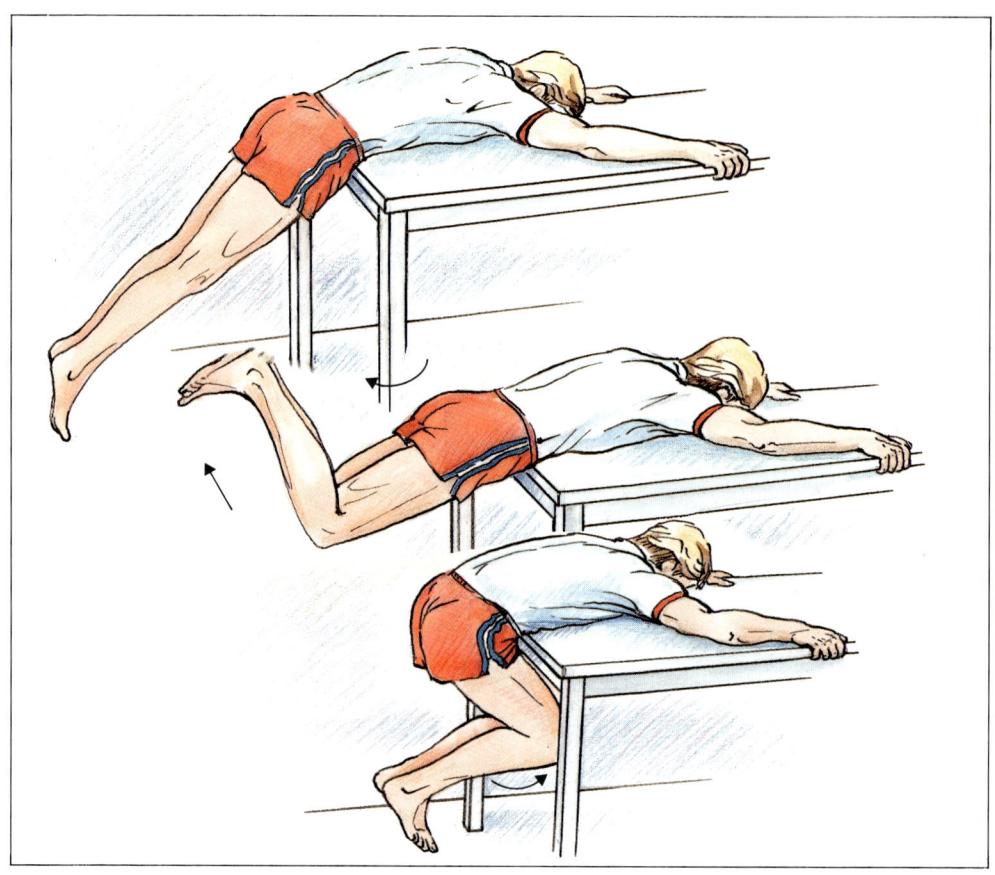

Übung 1

Übung 1: Sollten im unteren Rückenbereich Beschwerden auftreten, wenn Sie sich nach vorne beugen, können Sie es einmal mit der folgenden Übung versuchen.
Legen Sie sich mit dem Bauch auf einen Tisch, so daß die Lendenwirbelsäule über die Tischkante hinausragt und die Beine mit den Zehenspitzen eben noch den Boden berühren. Halten Sie sich rechts und links an der Tischplatte fest.
Nun beugen Sie beide Knie an und heben die Hüfte, so daß beide Beine nach oben angehoben werden. In dieser Stellung verharren Sie etwa 5 Sekunden.
Danach führen Sie die angewinkelten Beine unter den Tisch. Dadurch wird die Lendenmuskulatur gedehnt. In dieser Stellung verharren Sie wieder 5 Sekunden.

Anschließend heben Sie die Beine erneut an, aber nur leicht und ohne ins Hohlkreuz zu gehen, und bleiben wiederum 5 Sekunden in dieser Stellung. Dann erfolgt das langsame, stufenweise Nachdehnen, indem die angewinkelten Beine unter den Tisch geführt werden.
Diese Übung wird 3- bis 6mal wiederholt.
Übung 2: Treten die Schmerzen im unteren Rücken nur auf einer Seite auf, ist die folgende Übung angezeigt.
Legen Sie sich mit der schmerzfreien Seite nach unten über eine zusammengerollte Decke auf einen Tisch. Die Decke liegt unter der Taille.
Nun beugen Sie beide Beine in Hüfte und Knie so an, daß die Unterschenkel über die Tischkante hinausragen. Mit dem oben lie-

genden Arm halten Sie sich über dem Kopf an der Tischkante fest, der untere Arm liegt vor dem Körper.

Jetzt lassen Sie beide Arme über die Tischkante langsam nach unten gleiten, so daß die oben liegende Lendenmuskulatur gedehnt wird. Halten Sie diese Stellung rund 5 Sekunden.

Anschließend heben Sie beide Unterschenkel seitlich für 5 Sekunden leicht an, so daß eine isometrische Vorspannung der Lendenmuskulatur erreicht wird.

Danach entspannen Sie die Lendenmuskulatur wieder und dehnen sie, indem Sie die Beine langsam nach unten gleiten lassen. Nachdem Sie diese Übung 3- bis 6mal wiederholt haben – wobei Sie jeweils etwa 5 Sekunden in der Endstellung verbleiben –, können Sie nun die beiden herunterhängenden Beine noch einmal aktiv nach unten drücken (Fußspitzen anziehen, beide Fersen in Richtung Boden), um die Lendenmuskulatur nachhaltig zu dehnen. Es darf kein ins Bein ausstrahlender Schmerz auftreten.

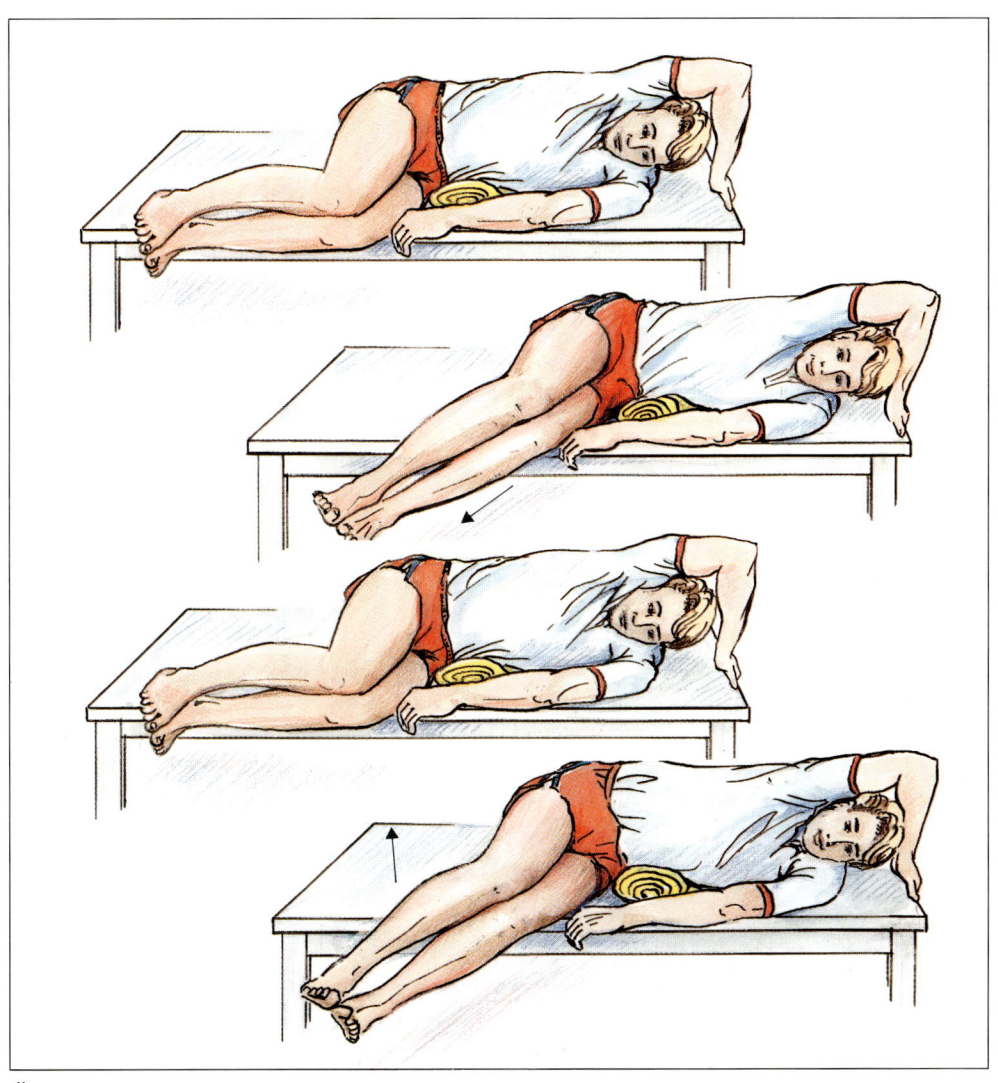

Übung 2

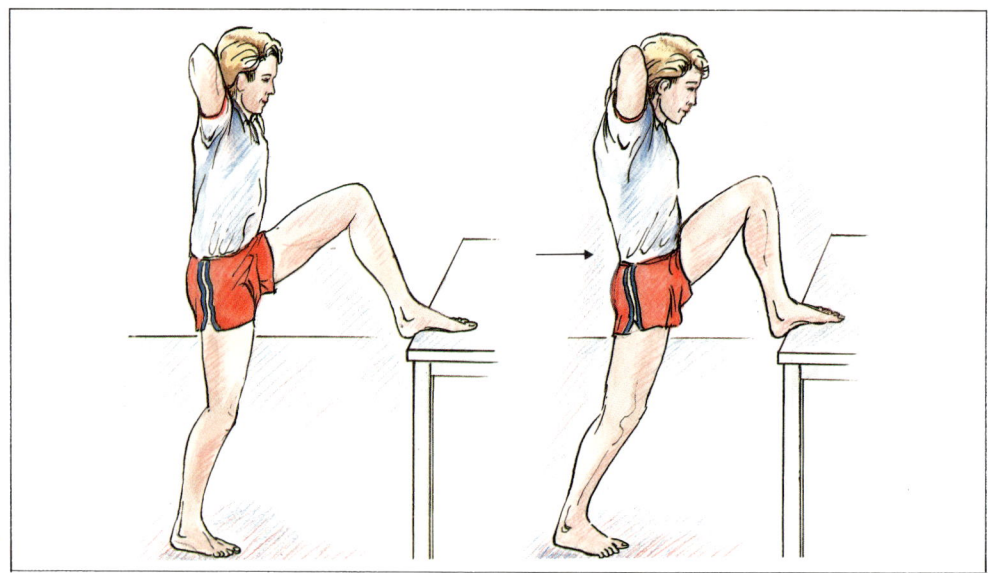

Übung 3

Übung 3: Ist dagegen Ihre Schrittlänge verkürzt, oder haben Sie Beschwerden in der Leistengegend, wenn Sie sich gerade aufrichten, stellen Sie sich bitte vor einen Tisch (oder einen nicht zu niedrigen Stuhl). Verschränken Sie die Hände im Nacken, und halten Sie den Rücken gerade. Das Bein der kranken Hüftseite bleibt gestreckt, während das andere Bein angebeugt auf den Tischrand gestellt wird.

Das eine Bein bleibt nun gerade durchgestreckt fest auf dem Boden stehen. Gleichzeitig schieben Sie – den Rücken aufgerichtet und die Hände im Nacken verschränkt – das Becken in Richtung Tisch, bis in der Leiste des Standbeins ein deutliches Ziehen auftritt. In dieser Stellung verharren Sie 5 Sekunden bis 5 Minuten, ehe Sie das Becken wieder ein kleines Stück weiter nach vorne schieben.

Die Übung wird 3- bis 6mal wiederholt.

Dehnübungen für die Oberschenkelmuskulatur

Die Ursache für ein Ziehen in den Oberschenkeln muß nicht immer ein in Mitleidenschaft gezogener Ischiasnerv sein, häufig ist auch eine verkürzte oder überlastete Oberschenkelmuskulatur für die Beschwerden verantwortlich. Durch Dehnübungen lassen sie sich sehr günstig beeinflussen oder sogar beheben.

Als Hilfsmittel benötigen Sie eine Wolldecke und eventuell ein Handtuch.

Übung 1: Um die Muskeln auf der Rückseite der Oberschenkel zu dehnen, legen Sie sich in Rückenlage auf den Boden. Das nicht betroffene Bein bleibt ausgestreckt liegen, während Sie das andere in Hüfte und Kniegelenk so weit anbeugen, daß Sie mit beiden Händen den Unterschenkel von der Wade her umfassen können. Wenn dies nicht möglich ist, können Sie auch ein der Länge nach zusammengefaltetes Handtuch um den Unterschenkel schlingen und ihn damit festhalten.

Dann beugen Sie das Knie gegen den unüberwindlichen Widerstand Ihrer Hände oder des Handtuchs, so daß auf der Rückseite des Oberschenkels eine isometrische Spannung entsteht.

Nach 5 Sekunden lassen Sie locker und ziehen nun mit den Händen (mit dem Handtuch) den Unterschenkel nach oben, so daß die hintere Seite des Oberschenkels gedehnt

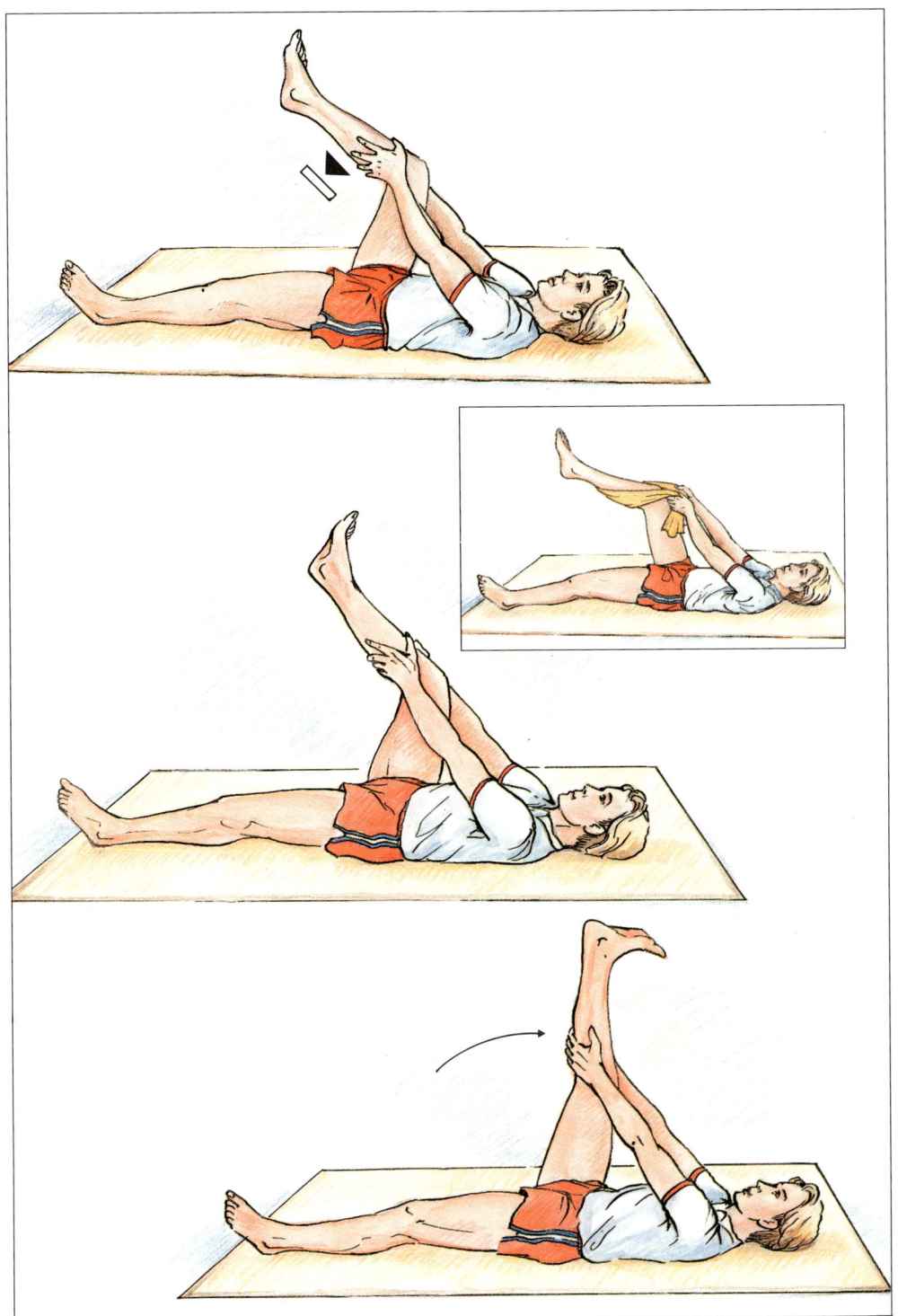

Übung 1 (Hier kann auch ein Handtuch als Hilfsmittel eingesetzt werden.)

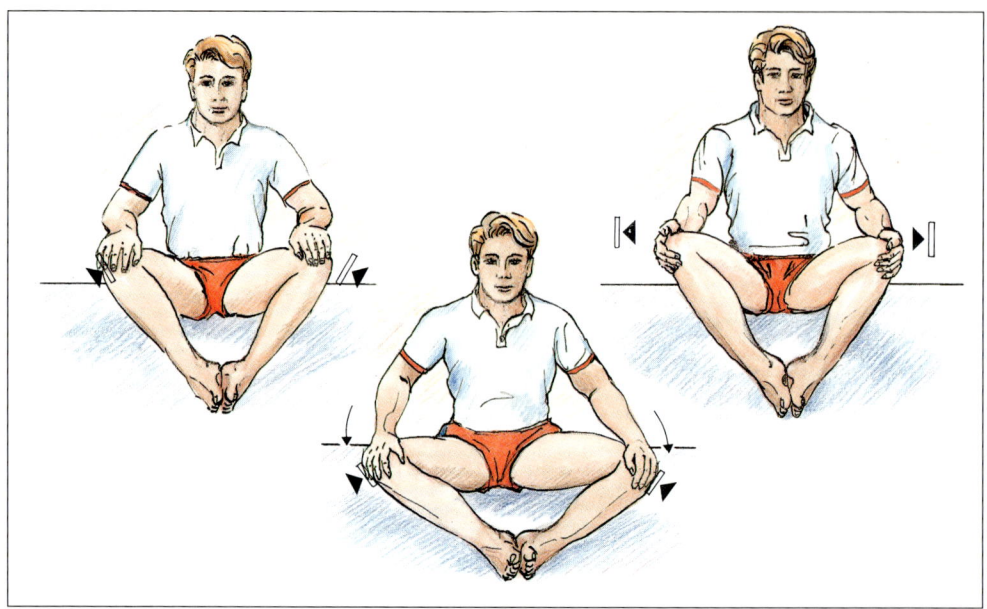

Übung 2

wird; gehen Sie dabei bis an die Schmerzgrenze. Das andere Bein wird dabei fest auf den Boden gedrückt. Verharren Sie in dieser Stellung 5 Sekunden bis maximal 5 Minuten, ehe Sie das Bein erneut beugen, weiter nach oben ziehen und die Übung wiederholen (insgesamt 3- bis 5mal).

Jeder Schmerz in der Hüfte und im Kniegelenk ist zu vermeiden. Es darf lediglich ein deutliches Ziehen an der Rückseite des Oberschenkels auftreten. Verspüren Sie dagegen einen stechenden, sehr stark einschießenden Schmerz an der Rückseite des Oberschenkels, sollten Sie unbedingt den Arzt befragen, bevor Sie die Übung noch einmal durchführen.

Übung 2: Die folgende Übung ist sehr wirkungsvoll, wenn Sie die Muskeln an der Innenseite der Oberschenkel dehnen wollen. Sie sitzen aufrecht mit geradem Rücken so auf dem Boden, daß Sie sich an die Wand lehnen können. Winkeln Sie beide Beine an, bis die Fußsohlen einander berühren. Die Hände liegen auf den Knien.

Drücken Sie nun mit den Knien für 5 Sekunden nach innen gegen die Hände.

Danach lassen Sie locker und drücken die Beine vorsichtig auseinander, bis ein deutliches Ziehen an der Oberschenkelinnenseite zu verspüren ist. Achten Sie bitte sorgfältig darauf, daß sich Ihre Fußsohlen ständig berühren.

Wenn das Ziehen an der Innenseite der Oberschenkel zu stark wird, drücken Sie mit den Knien wieder für etwa 5 Sekunden nach innen gegen die Hände. Danach lassen Sie locker und dehnen langsam und stufenweise nach, indem Sie die Knie noch ein Stückchen weiter in Richtung Fußboden drücken.

Die Übung 3- bis 6mal wiederholen, dabei die Dehnstellung jeweils 5 Sekunden bis 5 Minuten beibehalten.

Am Ende dieser Übung legen Sie beide Hände an die Außenseite der Knie und drücken fest nach außen dagegen, um so die Gegenspieler der inneren Oberschenkelmuskulatur ebenfalls nachhaltig zu dehnen.

Übung 3: Diese Übung dient dazu, die Muskeln auf der Vorderseite der Oberschenkel zu dehnen.

Stellen Sie sich mit dem Gesicht zur Wand. Brust und Bauch sollten die Wand während der ganzen Übung berühren. Nun beugen Sie den Unterschenkel der schmerzenden Seite an und halten ihn mit der Hand der anderen Seite in Höhe des Fußgelenks fest. Versuchen Sie, den Unterschenkel gegen die Kraft der Hand auszustrecken, ohne daß er sich bewegt. Dadurch wird die Muskulatur auf der Oberschenkelvorderseite isometrisch angespannt.

Nach 5 Sekunden lassen Sie locker und ziehen mit der Hand den Unterschenkel langsam, stufenweise nach oben, bis ein deutliches Ziehen an der Vorderseite des Oberschenkels zu spüren ist.

Jetzt drücken Sie erneut den Unterschenkel 5 Sekunden gegen Ihre Hand, um dann den Muskel weiter zu dehnen, bis die Ferse das Gesäß berührt. Achten Sie bitte darauf, daß das Becken stets die Wand berührt, da es sonst zu einer unerwünschten Beugung in der Hüfte kommt.

Wiederholen Sie die Übung 3- bis 6mal. Die Dehnphase sollte jeweils 5 Sekunden bis 5 Minuten dauern.

Sollten Schmerzen im Kniegelenk auftreten, bitte die Übung abbrechen.

Übung 4: Um die Muskeln auf der Außenseite der Oberschenkel zu dehnen, stellen Sie sich zunächst gerade hin. Dann kreuzen Sie das betroffene Bein hinter dem gesunden, während Sie sich mit beiden Händen an einem Tisch oder an einer Wand festhalten. Das Gewicht liegt auf dem gesunden Bein.

Nun schieben Sie das Becken zur Seite des überkreuzten Beines, so daß ein deutliches Ziehen an der Außenseite des Oberschenkels auftritt. Um die Dehnung noch zu verstärken, können Sie zusätzlich den Fuß des überkreuzten Beines weiter zum gesunden Bein hin drehen.

Diese Übung sollte bei einer Dehnzeit von 5 Sekunden bis 5 Minuten 3- bis 6mal wiederholt werden.

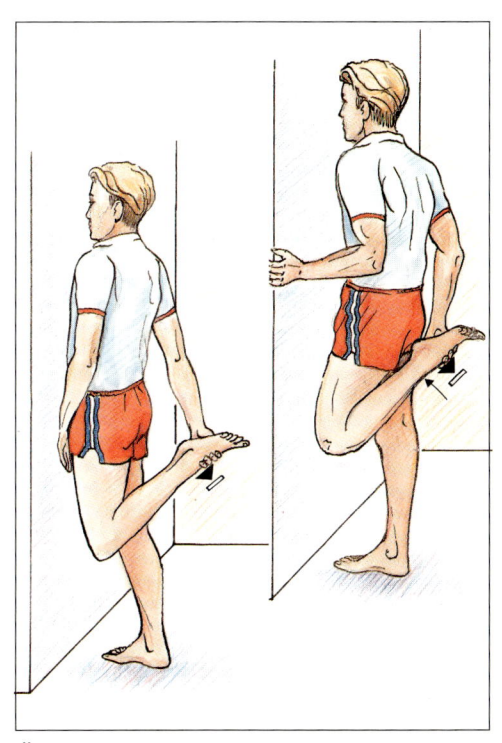

Übung 3

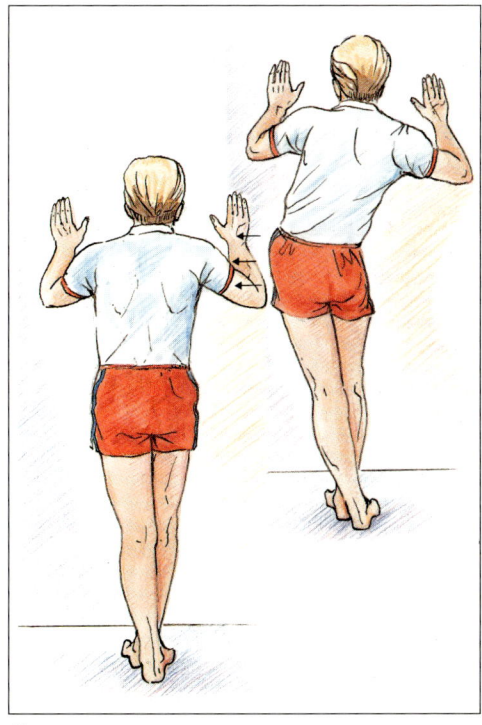

Übung 4

Dehnübung für die Wadenmuskulatur

Zur Dehnung einer verkürzten Wadenmuskulatur empfiehlt sich die folgende Übung.
Übung: Stellen Sie sich aufrecht hin, mit dem Gesicht zur Wand. Halten Sie einen Abstand von etwa 50 Zentimetern, und legen Sie die Handflächen in Schulterhöhe an die Wand. Das Bein, dessen Wade gedehnt werden soll, wird mit durchgedrücktem Knie gerade nach hinten geführt und so aufgestellt, daß der Fuß mit der ganzen Fußsohle den Boden berührt. Das andere Bein ist leicht angebeugt.

Heben Sie nun die Ferse des nach hinten gestellten Beins an, die Fußspitze trägt jetzt das Körpergewicht, wobei Sie sich mit den Händen abstützen. In dieser Position bleiben Sie 5 Sekunden.

Dann senken Sie die Ferse langsam bis auf den Boden, während das Knie des anderen Beins weiter angebeugt wird. Dabei spüren Sie ein deutliches Ziehen in der nach hinten gestreckten Wade.

Diese Übung wird 3- bis 6mal wiederholt, die Dehnstellung jeweils 5 Sekunden bis 5 Minuten beibehalten.

Übungen zur Stabilisierung der Wirbelsäule

Nachdem Sie die Beweglichkeit einzelner Wirbelsäulenabschnitte verbessert und die verkürzten Muskeln gedehnt haben, sollten Sie die wichtigen Übungen zur Stabilisierung verschiedener Wirbelsäulenabschnitte anschließen. Bitte beachten Sie stets die Hinweise von Seite 54.

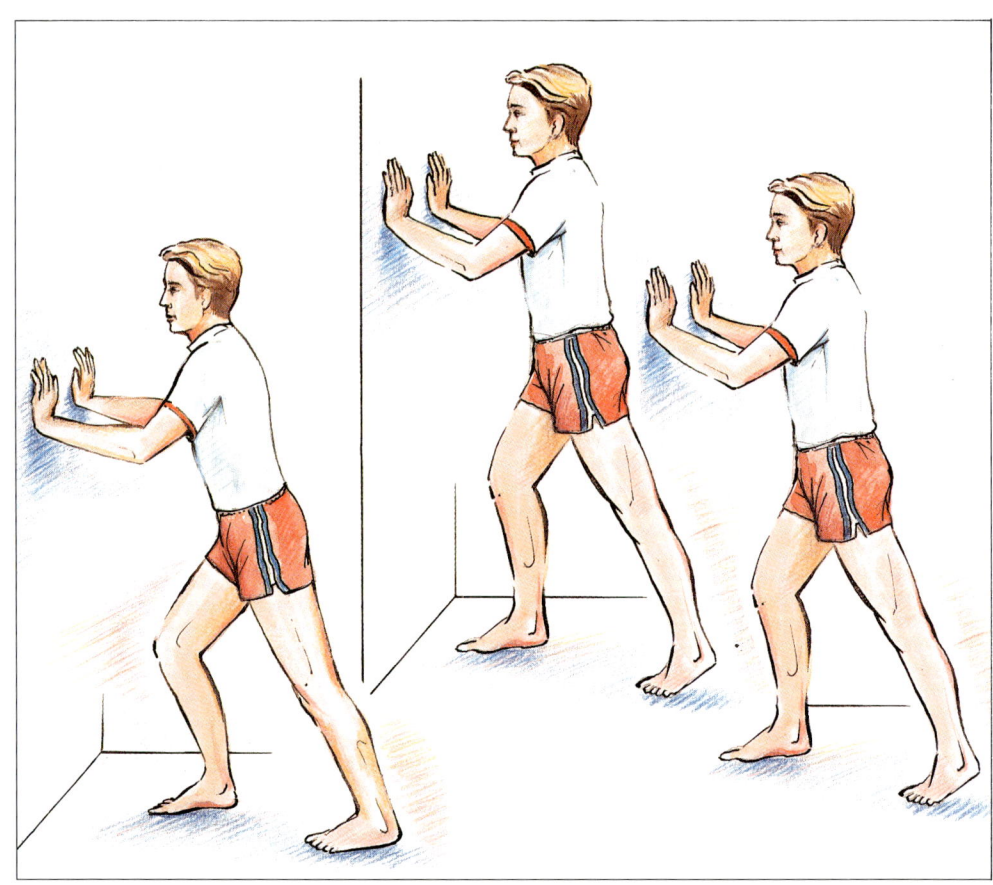

Stabilisierende Übungen für die Halswirbelsäule

Bei der Stabilisierung der Halswirbelsäule dürfen keine ungünstigen Begleitbewegungen entstehen, da einzelne Wirbelsäulenabschnitte falsch belastet werden könnten und die Beschwerden vergrößert würden. Versuchen Sie vielmehr, die schmerzenden Abschnitte der Halswirbelsäule gezielt und systematisch zu stabilisieren.

Übung 1: Um einen schmerzenden Abschnitt Ihrer Halswirbelsäule zu stabilisieren, legen Sie rechts und links je drei Finger auf die Wirbelsäule, so daß der Ringfinger auf dem oberen Wirbel liegt, der Mittelfinger auf dem darunter liegenden Wirbelzwischenraum und der Zeigefinger auf dem nächsten Wirbel.

Drücken Sie dann die Halswirbelsäule gegen Ihre Finger, ohne daß sich der Kopf bewegt.

Die Spannung sollte 5 Sekunden gehalten und die Übung wenigstens 6mal wiederholt werden.

Übung 2: Möchten Sie die gesamte Halswirbelsäule stabilisieren (unspezifische Stabilisation), legen Sie beide Hände übereinander in den Nacken und pressen Ihre Halswirbelsäule fest dagegen.

Die Spannung wird ebenfalls 5 Sekunden gehalten und die Übung 6mal wiederholt.

Übung 3: Zur Kräftigung der Muskulatur der vorderen Halswirbelsäule ballen Sie eine Hand zur Faust und legen sie auf die Handfläche der anderen Hand. Dann setzen Sie Ihr Kinn auf die Faust und drücken gegen die Handfläche.

Die Spannung wird 5 Sekunden gehalten, die Übung 3- bis 6mal wiederholt.

Achten Sie bitte darauf, daß die Halswirbelsäule bei dieser Übung nicht nach hinten knickt!

Übung 4: Um die Halswirbelsäule für Drehbewegungen zu stabilisieren, greifen Sie großflächig mit einer Hand an die Wange, während die andere Hand den Hinterkopf festhält. Aus dieser Stellung heraus

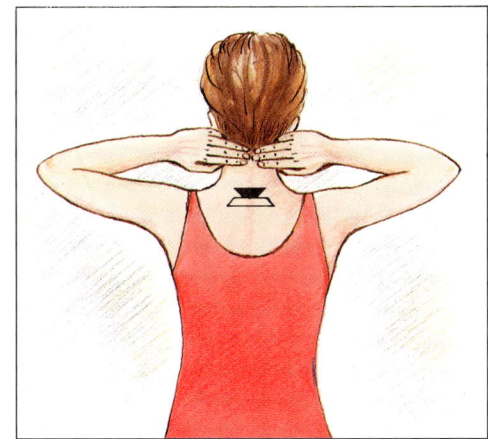

Übung 1

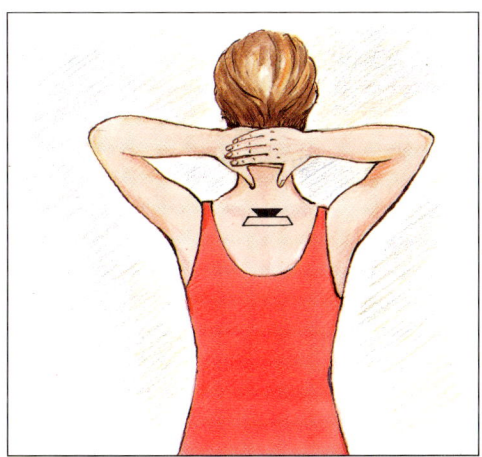

Übung 2

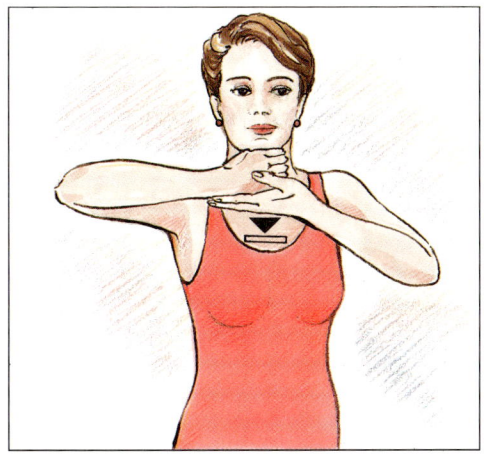

Übung 3

79

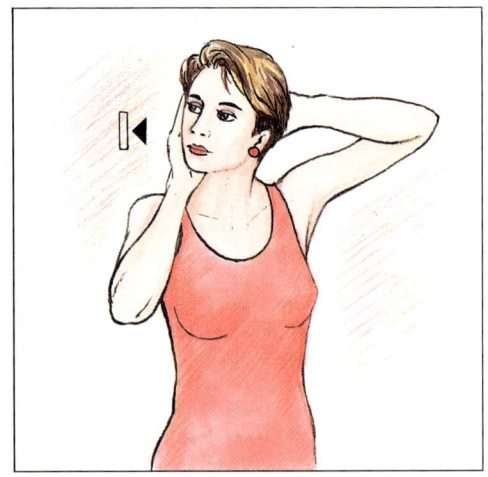

Übung 4

drücken Sie nun den Kopf vorsichtig gegen
den Widerstand Ihrer Hand an der Wange
zur Seite, so als wollten Sie ihn drehen.
Halten Sie die Spannung 5 Sekunden, wiederholen Sie die Übung 6mal, und trainieren Sie anschließend die andere Seite.

Stabilisierende Übung für die Brustwirbelsäule

Da die Brustwirbelsäule im Alltag stark
belastet wird (siehe Seite 49), kommt ihrer
Stabilisierung besondere Bedeutung zu.
Für die Übungen benötigen Sie als Hilfsmittel eine Wolldecke und/oder einen Stuhl
sowie ein kleines Kissen.

Übung: Legen Sie sich in Rückenlage auf
den Boden oder auf eine andere feste Unterlage.
Winkeln Sie Ihre Beine in Hüfte und Knie
an, und legen Sie die Unterschenkel auf
einen Hocker oder auf einen Sessel. Die
Hände liegen locker neben dem Körper.
Schonen Sie Ihre Lendenwirbelsäule, indem
Sie ein kleines Kissen oder ein Brüggerkissen darunterlegen.
Winkeln Sie dann die Arme im Ellbogenge-
lenk ab, und drücken Sie beide Ellbogen fest
nach unten, so daß die Muskulatur zwischen
den Schulterblättern angespannt wird.
Diese Spannung wird etwa 5 Sekunden
gehalten und die Übung 6mal wiederholt.

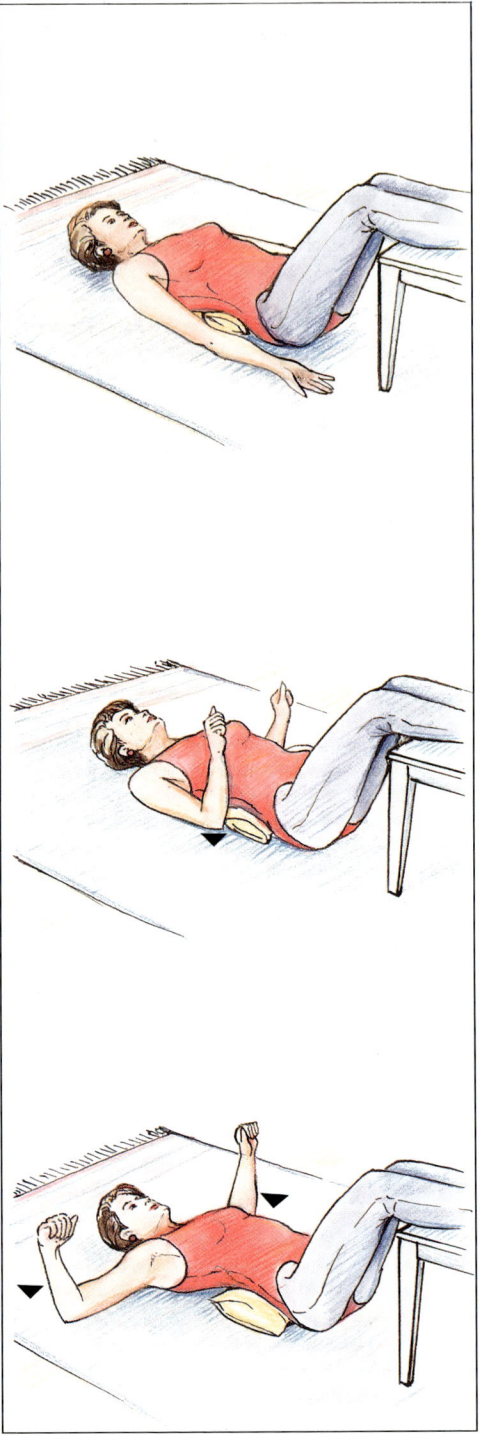

*Stabilisierende Übung für die Brustwirbelsäule
(in Rückenlage)*

Sie können die Arme auch etwa 90° vom Körper abspreizen und dann aus dieser Position heraus wiederum beide Ellbogen fest nach unten drücken.

Die Spannung wird auch hier 5 Sekunden gehalten und die Übung 6mal wiederholt. Ist es Ihnen nicht möglich, die Rückenlage einzunehmen, zum Beispiel im Büro oder auf Reisen, so läßt sich die Übung auch im Sitzen oder im Stehen durchführen, indem Sie die Arme anwinkeln und sie nach hinten gegen einen Stuhlrücken oder gegen eine Wand drücken.

Wieder 5 Sekunden lang die Spannung halten und die Übung 6mal wiederholen. Bei fortgeschrittenem Trainingszustand und guter Verträglichkeit können Sie diese Übungen auch mit gestreckten Armen machen: Führen Sie sie zunächst neben dem Kopf senkrecht nach oben, oder breiten Sie sie waagrecht neben dem Körper aus. Drücken Sie sie anschließend fest gegen den Boden, den Stuhlrücken oder die Wand. Auch hier die Anspannung 5 Sekunden halten und die Übung 6mal wiederholen.

Möchten Sie ohne großen Aufwand einfach zwischendurch etwas für die Stabilisierung Ihrer Brustwirbelsäule tun, so schieben Sie die Schulterblätter einfach in Richtung Wirbelsäule, indem Sie die Schultern nach hinten drücken.

Die Spannung etwa 5 Sekunden halten und diese Übung 6mal wiederholen.

Stabilisierende Übungen für die Lendenwirbelsäule

Wie bereits gesagt (siehe Seite 38), sind nicht nur Bandscheibenschäden oder verkürzte Muskeln für Rückenschmerzen verantwortlich. Oft ist die Muskulatur einfach zu schwach, was zu einer ausgeprägten Instabilität der Wirbelsäule führt.

Die folgenden Übungen sollen helfen, die Muskeln im Lendenwirbelbereich zu kräftigen und Beschwerdefreiheit zu erreichen. Als Gymnastikgerät benötigen Sie einen massiven, standfesten Tisch und einen Stuhl.

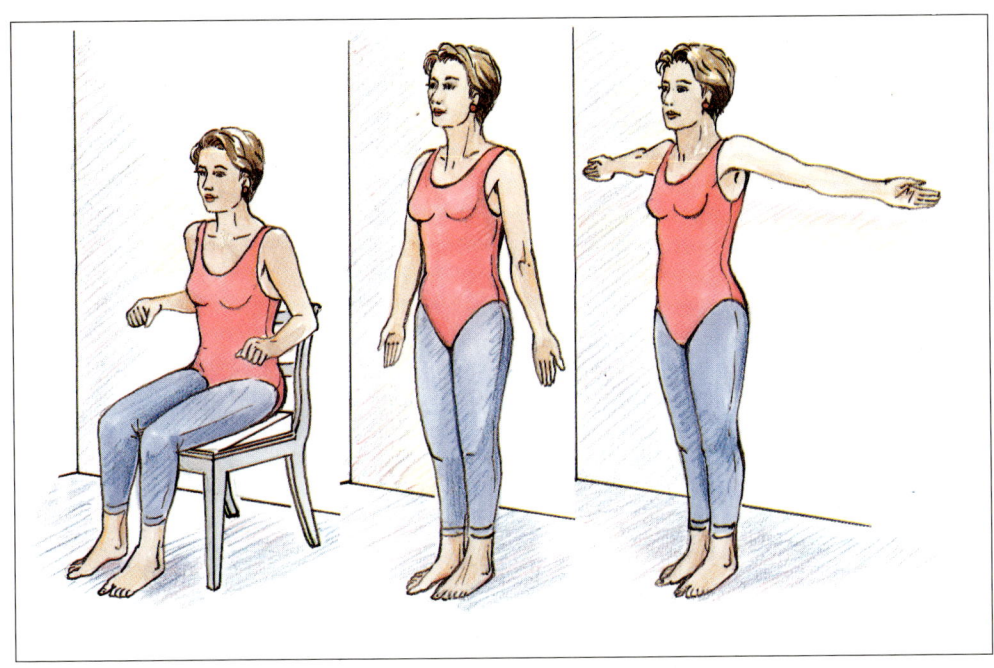

Stabilisierende Übung für die Brustwirbelsäule (im Sitzen und im Stehen)

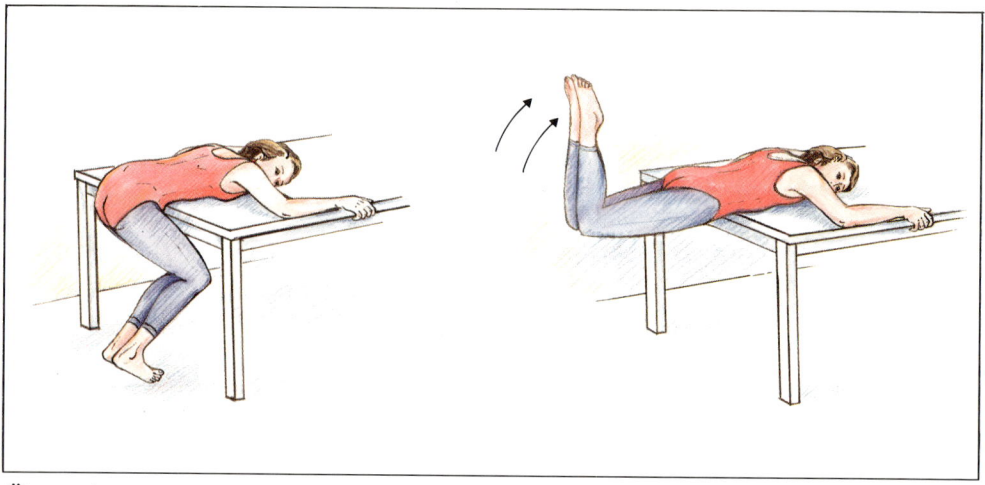

Übung 1 (in Bauchlage)

Übung 1: Legen Sie sich bäuchlings mit dem Oberkörper auf einen Tisch, halten Sie sich links und rechts an der Tischplatte fest. Nun beugen Sie die Beine in der Hüfte und in den Knien an und lassen sie über die Tischkante hängen, so daß die Fußspitzen den Boden berühren.

Um die Stabilität der Wirbelsäule zu verbessern genügt es, aus dieser Stellung heraus vorsichtig das Becken anzuheben und ein Hohlkreuz zu machen. Die Wirkung dieser Übung wird verstärkt, wenn Sie beide Beine anheben, bis sich die Oberschenkel in der Verlängerung der Tischplatte befinden. Die Beine bleiben aber leicht angebeugt.

In dieser Position wird die Spannung etwa 5 Sekunden gehalten, dann folgen 5 Sekunden Pause. Die Übung wird 6mal wiederholt.

Wenn Sie möchten, können Sie auch ein Bein angebeugt hochheben, während das andere in Höhe der Tischplatte gerade weggestreckt wird; nach 5 Sekunden wechseln. Die Spannung 5 Sekunden halten, dann 5 Sekunden Pause; die Übung 6mal wiederholen.

Soll nur eine Seite der Lendenwirbelsäule stabilisiert werden, kann die Übung auch folgendermaßen ausgeführt werden: Legen Sie sich mit dem Oberkörper und der Hüfte

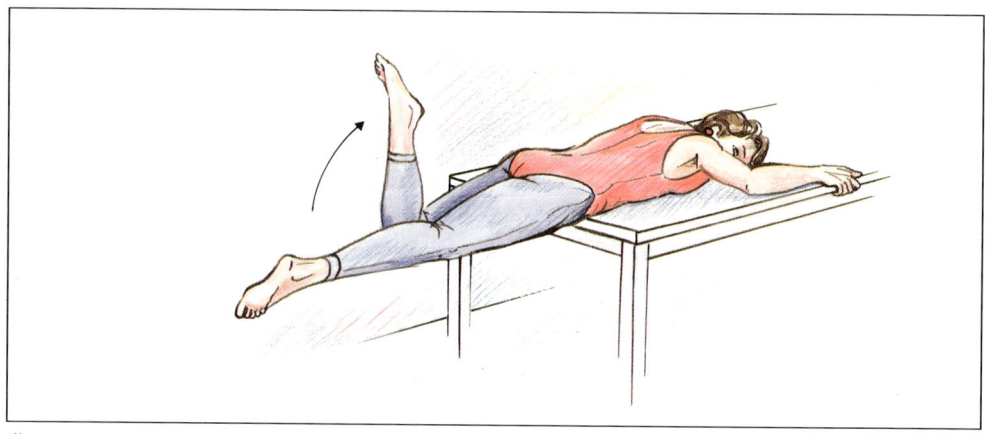

Übung 1 (Variation der Endstellung)

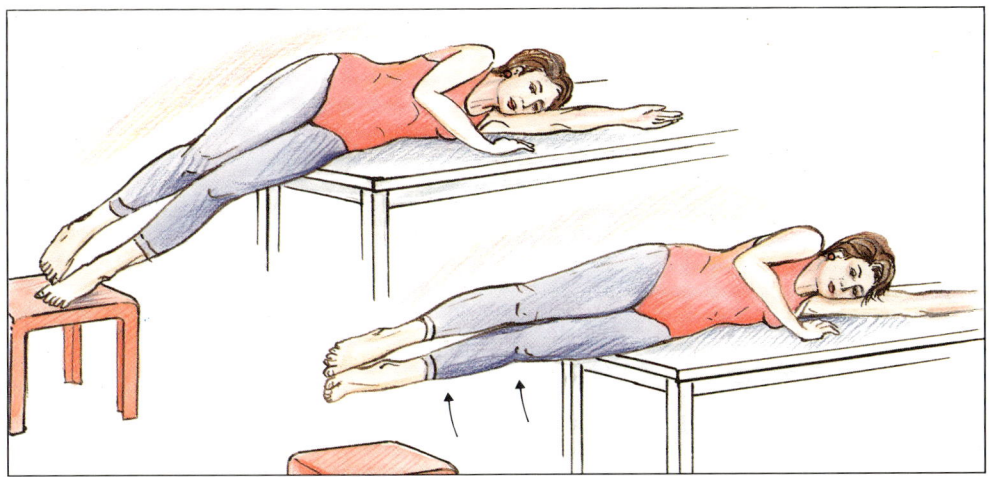

Übung 1 (in Seitlage)

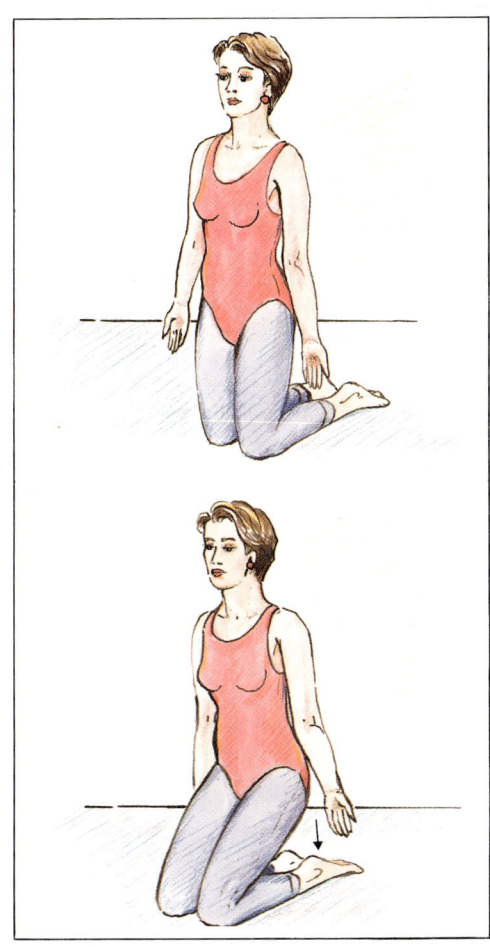

in Seitlage – die schmerzende Seite zeigt nach oben – so weit auf den Tisch, daß beide Beine über die Tischkante hinausragen und auf einen Stuhl gelegt werden können. Hüft- und Kniegelenke sind dieses Mal nicht angebeugt.

Dann heben Sie beide Beine bis in Höhe der Tischkante; so arbeitet nur eine Seite der Lendenwirbelmuskulatur, nämlich die oben liegende.

Auch hier wird die Endstellung jeweils 5 Sekunden gehalten und die Übung 6mal wiederholt. Sie ist besonders bei einer skoliotischen Veränderung der Wirbelsäule (siehe Seite 26–29) zu empfehlen; die Krümmung zeigt dabei nach oben.

Übung 2: Gehen Sie zunächst auf dem Boden oder einer festen Unterlage in den Kniestand. Ihr Oberkörper ist dabei aufgerichtet, die Arme hängen mit nach hinten gedrehten Handrücken neben dem Körper, die Schulterblätter sind einander angenähert.

Bewegen Sie Ihr Gesäß in Richtung Fersen, indem Sie Hüfte und Knie anbeugen. Setzen Sie sich aber nicht auf die Fersen.

Bleiben Sie 5 Sekunden in dieser Position, pausieren Sie dann 5 Sekunden. Wiederholen Sie die Übung 6mal. Achten Sie besonders darauf, daß keine Schmerzen im Knie auftreten.

Übung 2

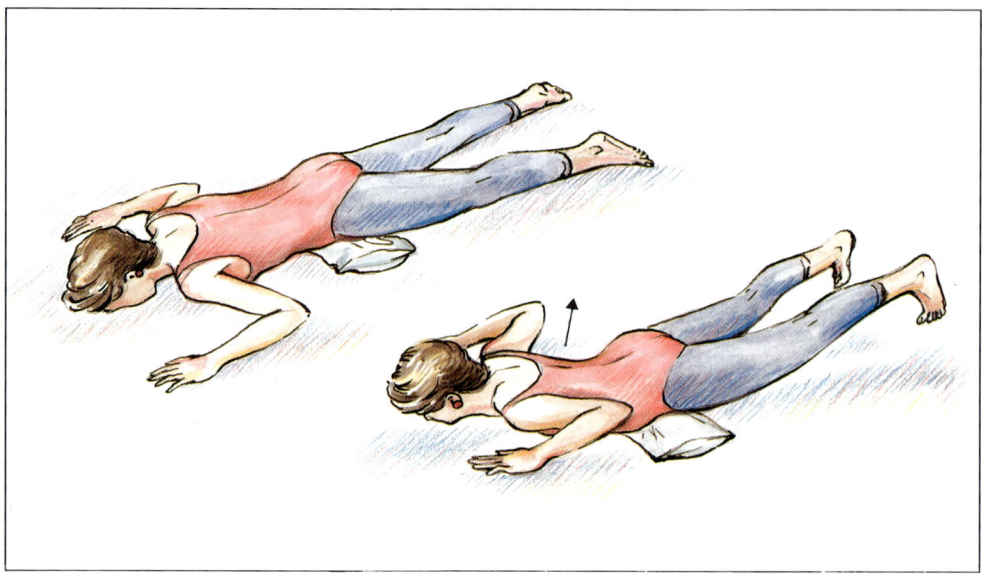

Übung 1

Stabilisierende Übungen für den ganzen Rücken

Die folgenden Übungen dienen der Kräftigung und Stabilisierung der gesamten Rückenmuskulatur. Für Übung 4 ist ein massiver Küchentisch erforderlich; außerdem brauchen Sie jemanden, der Ihnen behilflich ist.

Übung 1: Legen Sie sich in Bauchlage auf den Boden oder auf eine feste Unterlage. Ein kleines, flaches Kissen wird unter das Becken geschoben. Beide Arme liegen leicht angewinkelt neben dem Oberkörper, die Hände zeigen nach oben. Das Gesicht ist zum Boden gerichtet. Grätschen Sie beide Beine, und ziehen Sie die Zehen zum Körper. Heben Sie die Arme leicht vom Boden ab (etwa 20 Zentimeter). Halten Sie dabei die Spannung zwischen den Schulterblättern. Heben Sie auch ganz leicht den Kopf, wobei das Gesicht dem Boden zugewandt bleibt.

In dieser Position verharren Sie etwa 5 Sekunden; danach folgt eine Pause gleicher Länge. Die Übung wird 6mal wiederholt.

Übung 2: Legen Sie sich in Rückenlage auf den Boden oder auf eine feste Unterlage. Ein kleines, flaches Kissen wird unter das Kreuz geschoben, beide Arme liegen ausgestreckt neben dem Körper, die Handflächen zeigen nach oben.

Ziehen Sie die Zehen zum Körper, und versuchen Sie, beide Fersen wie auf einer Schiene möglichst weit vom Körper weg nach unten zu schieben. Gleichzeitig drücken Sie die Arme fest auf den Boden. Diese Spannung halten Sie 5 Sekunden, dann folgt eine gleich lange Entspannungspause. Wiederholen Sie diese Übung 6mal.

Übung 3: Gehen Sie in den Vierfüßerstand. Heben Sie dann das rechte Bein und den linken Arm. Versuchen Sie, das Gleichgewicht zu halten.

Bleiben Sie 5 Sekunden in dieser Stellung. Danach folgt eine Pause von 5 Sekunden, in der Sie den Arm und das Bein wieder zum Boden führen. Wiederholen Sie die Übung 6mal.

Anschließend heben Sie das linke Bein und den rechten Arm. 5 Sekunden lang die Spannung halten, 5 Sekunden pausieren und das Ganze 6mal wiederholen.

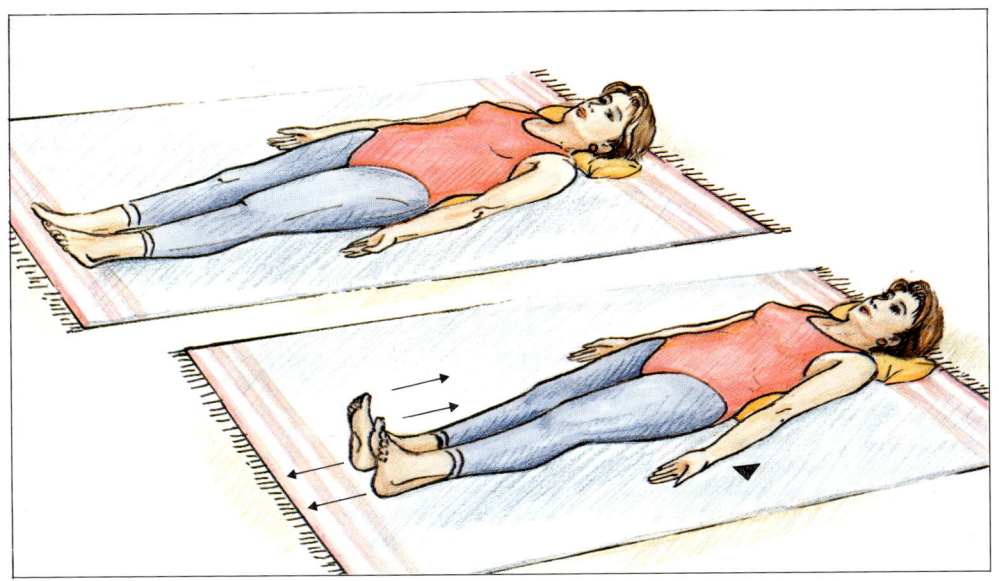

Übung 2

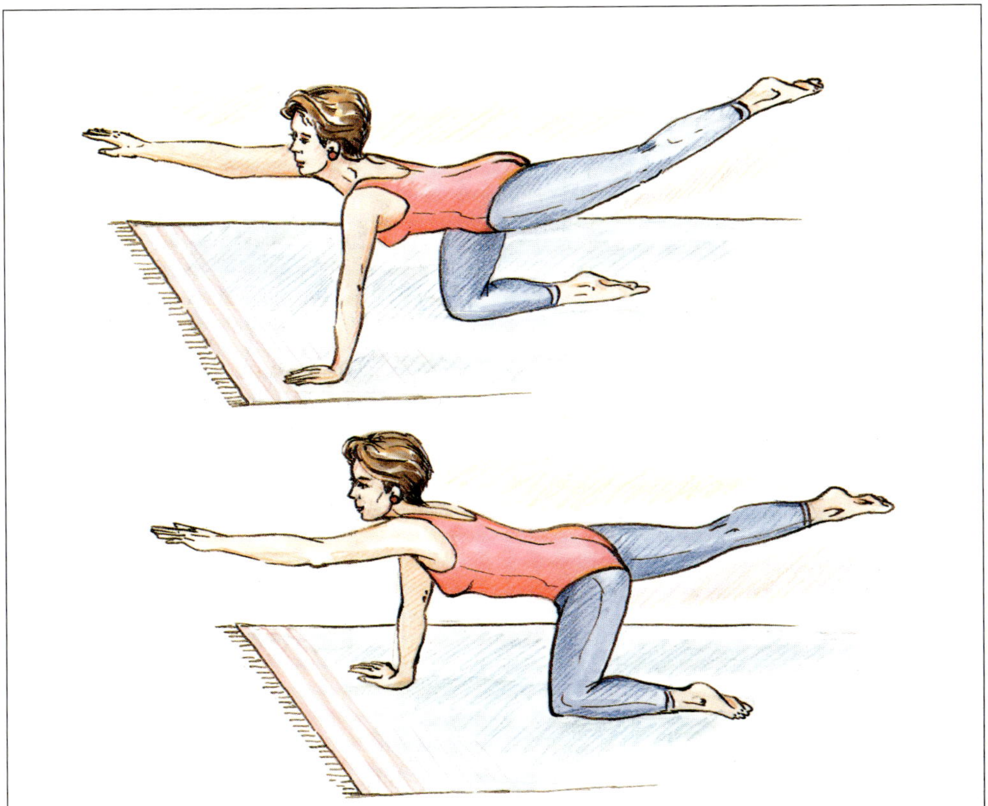

Übung 3

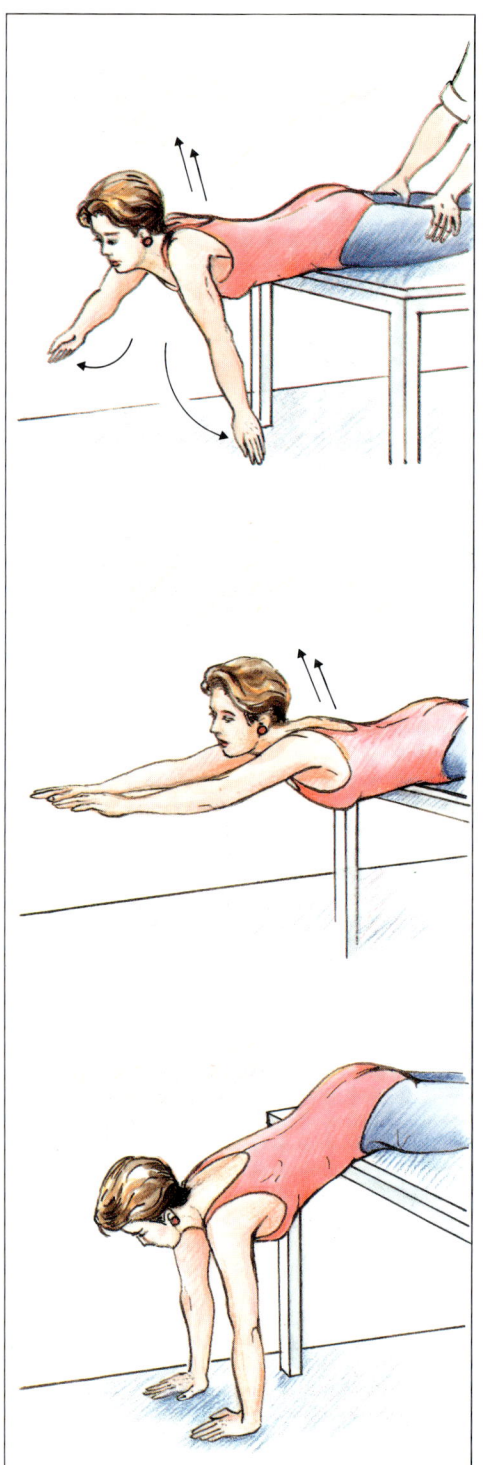

Übung 4: Legen Sie sich mit dem Bauch nach unten so auf einen Tisch, daß die Beine auf der Tischkante liegen und der Oberkörper darüber hinausragt. Lassen Sie sich nun am Oberschenkel von einer Hilfsperson festhalten.

Dann strecken Sie beide Arme nach vorne – Sie können sie auch zur Seite oder nach hinten strecken – und versuchen, den Oberkörper aufzurichten.

Im Rahmen eines statischen Trainings (siehe Seite 53) können Sie diese Haltung 5 Sekunden beibehalten. Anschließend machen Sie 5 Sekunden Pause, indem Sie die Arme auf dem Boden abstützen oder locker nach unten hängen lassen. Die Übung wird 3- bis 5mal wiederholt.

Für ein dynamisches Training können Sie diese Übung in schneller Folge 5- bis 10mal hintereinander ausführen, um dann eine Pause von wenigstens 5 Sekunden bis maximal 5 Minuten einzuhalten. Auch diese Übung 3- bis 5mal wiederholen.

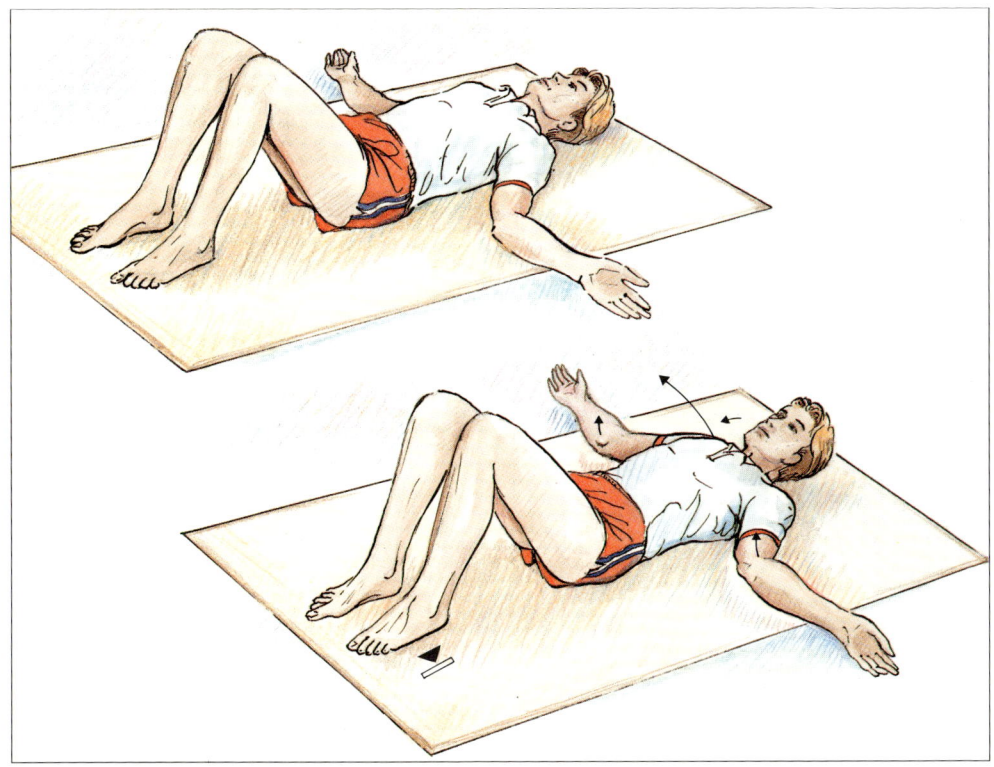

Stabilisierende Übung für die Bauchmuskulatur

Stabilisierende Übung zur Kräftigung der Bauchmuskulatur

Eine gleichmäßig starke Bauch- und Rückenmuskulatur verteilt den Druck auf die Bandscheiben so, daß einem Bandscheibenvorfall optimal vorgebeugt werden kann. Für die Übung benötigen Sie eine Wolldecke.

Übung: Legen Sie sich in Rückenlage auf den Boden oder auf eine nicht zu weiche Unterlage. Die Beine sind angewinkelt, die Füße stehen parallel nebeneinander fest auf dem Boden. Die Oberarme liegen leicht angewinkelt direkt neben dem Körper, die Unterarme sind vom Körper weg nach außen gedreht, die Handflächen zeigen nach oben. Heben Sie nun die Ellbogen etwas vom Boden ab, so daß Sie im Bereich der Schulterblätter einen Druck verspüren. Dann stemmen Sie Ihre Füße mit der ganzen Fußsohle fest auf den Boden und versuchen, Kopf und Oberkörper von der Unterlage abzuheben. Die Arme bleiben dabei angewinkelt, das Kinn wird auf die Brust gezogen, das Kreuz ist durchgedrückt. Achten Sie darauf, daß die Füße auf dem Boden bleiben. Halten Sie diese Spannung 5 Sekunden, und entspannen Sie sich anschließend 10 Sekunden lang. Diese Übung sollte etwa 6mal ausgeführt werden.

Es kommt nicht darauf an, daß der Oberkörper möglichst weit nach oben kommt, sondern lediglich darauf, daß die Schultern von der Unterlage abgehoben werden.

Die Therapie mit Wasser, Wärme und Kälte

Hans-Jürgen Montag

Quälende, langanhaltende und zermürbende Rückenbeschwerden lassen so manchen Patienten zum Therapeuten werden, doch nicht immer sind die aus der Verzweiflung geborenen Behandlungsformen geeignet, Schmerzen zu lindern oder zu beseitigen. Hinzu kommen oft noch eine Vielzahl gutgemeinter Ratschläge und Tips aus dem Familien- und dem Bekanntenkreis, die – entsprechend dem Grundsatz »Viel hilft viel« – befolgt werden, aber meistens nichts Gutes bewirken.

Betrachtet man nun die Therapieformen, die Wasser, Wärme oder Kälte einsetzen, so gibt es doch gute Möglichkeiten für eine sinnvolle Selbstbehandlung: Sowohl Patienten mit kurzzeitig auftretenden Rückenschmerzen als auch solche mit chronischen Rückenbeschwerden können Hilfe erwarten. Ebenso wie die Bewegungstherapie (siehe Seite 49–87) und die Heilmassage (siehe Seite 121–149) arbeiten die in diesem Kapitel besprochenen Behandlungsformen mit Reizen, die die Muskulatur, die Gelenke, die Knochen und die Haut stimulieren und sich in Art und Stärke nach der individuellen Empfindlichkeit des jeweiligen Gewebes richten.

Grundsätzlich gilt, daß auch Bäder, Packungen, Umschläge usw. nicht nach Lust und Laune angewendet werden dürfen. Sie werden im allgemeinen gezielt verordnet und von einer Fachkraft, die der Patient regelmäßig aufsucht, sachgerecht ausgeführt. Neben diesen besonderen Anwendungen gibt es allerdings viele Möglichkeiten, die man selbst wahrnehmen kann, um Beschwerden oder Schmerzen zu lindern, zu beseitigen. Von diesen soll im folgenden die Rede sein, wobei natürlich auch bei ihnen der Erfolg von der regelmäßigen Anwendung abhängt.

Die Behandlung mit Wasser

Baden und Schwimmen waren bei allen Völkern zu allen Zeiten üblich. Im alten Griechenland und in der römischen Welt gab es eine sehr ausgeprägte Badekultur mit verschiedenen Formen der Wasseranwendung, die nicht nur der Körperpflege dienten oder Bestandteil des gesellschaftlichen Lebens waren, sondern eben auch zur Therapie bestimmter Krankheiten eingesetzt wurden.

Das warme Vollbad

Der von Rückenschmerzen geplagte Mensch – das ist ein Erfahrungswert – mag es in der Regel lieber warm als kalt. Ein warmes Vollbad beispielsweise wirkt immer muskelentspannend und wohltuend, sollte aber nicht zu heiß genommen werden, vor allem nicht bei gleichzeitiger Verwendung von Badezusätzen. Im Normalfall beträgt die Badewassertemperatur 38 bis 39° Celsius, das Badezimmer selbst sollte so warm sein, daß man auch unbekleidet nicht friert. Im allgemeinen läßt man so viel Wasser in die Wanne, daß der Körper bis über die Schultern bedeckt ist. Ein kleines Kopfpolster aus Plastik leistet gute Dienste; es ermöglicht ein wirklich entspanntes Liegen. Sollten Sie etwas unsicher sein oder in der Beweglichkeit eingeschränkt, ist es ganz praktisch, wenn Ihnen beim Einsteigen in die Wanne und auch beim Aussteigen jemand hilft. Für ältere Menschen kann es hilfreich sein, während des Badens »Gesellschaft« zu haben, so daß im Notfall, zum Beispiel bei plötzlicher Übelkeit, gleich jemand zur Stelle ist. Für kreislauflabile Menschen gilt diese Vorsichtsmaßnahme generell.

Das Bad sollte nicht länger als 10 bis 15 Minuten dauern. Nach dem Vollbad sollte man sich rund 30 Minuten lang in schmerzfreier Körperhaltung ausruhen. Dazu ist die Stufenlagerung besonders gut geeignet. Bevor Sie in die Badewanne steigen, bereiten Sie alles dafür vor. Legen Sie im unteren

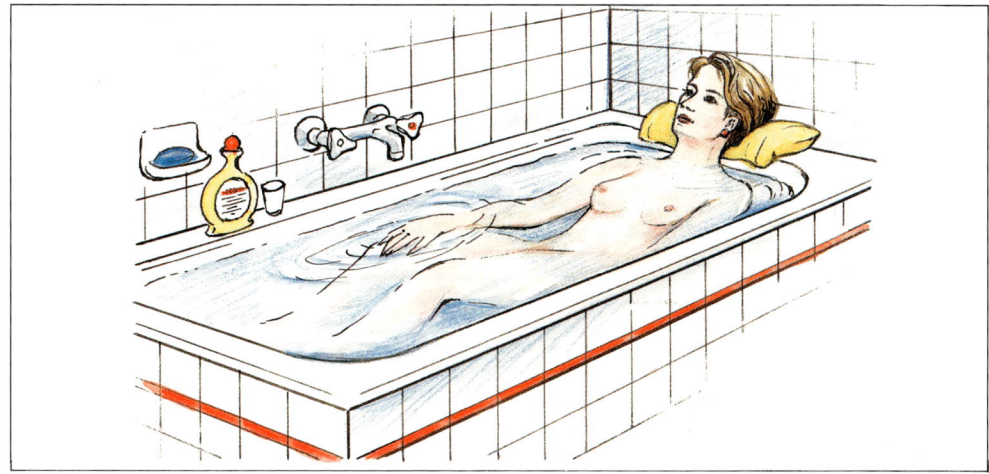

Das Vollbad

Drittel des Bettes (des Sofas, der Liege) einige Kissen übereinander, etwa 50 Zentimeter hoch. Dann breiten Sie über die ganze Länge des Bettes eine Wolldecke oder ein großes Tuch; darüber kommen – wieder auf die gesamte Länge – zunächst ein Leintuch und abschließend ein Badetuch. Sollten Sie mit der Breite einer Wolldecke nicht hinkommen, nehmen Sie eine zweite dazu.

Nach dem Bad trocknen Sie sich gut ab (eventuell lassen Sie sich dabei von jemandem helfen) und setzen sich anschließend ins Bett.

Legen Sie nun Ihre Beine nacheinander auf den Kissenstapel, und zwar so, daß die Unterschenkel waagrecht auf der Erhöhung liegen und die Oberschenkel eine leichte Schräglage haben. Lassen Sie sich dann langsam zurücksinken, bis der Oberkörper flach auf der Matratze liegt. Unter die Lendenwirbelsäule und unter den Kopf können Sie ein kleines Kissen legen. Jetzt ist Ihre Körperhaltung absolut entspannt.

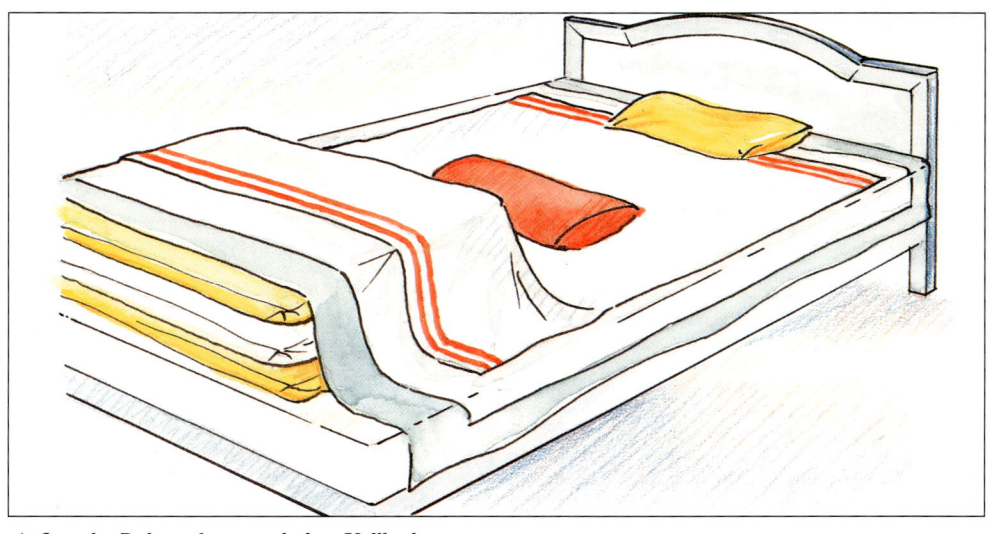

Aufbau der Ruhepackung nach dem Vollbad

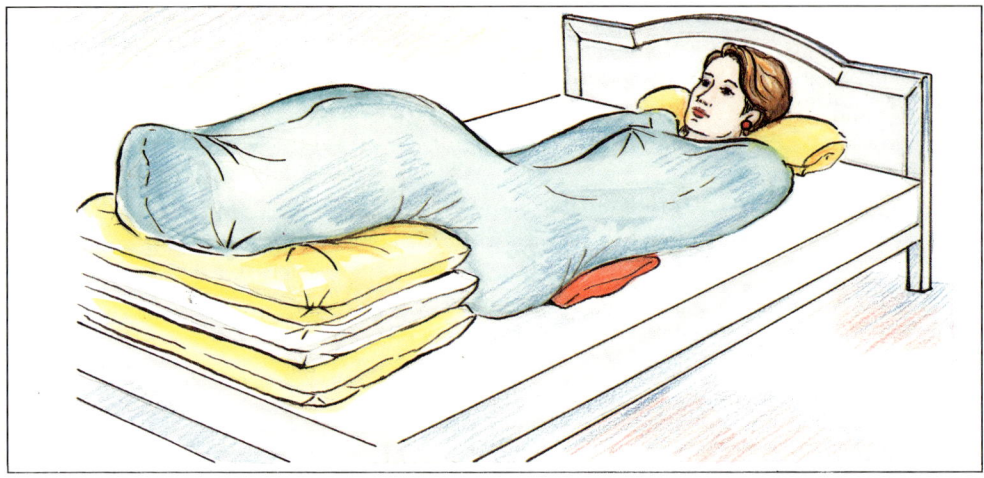

Lagerung bei der Ruhepackung

Besonders angenehm ist es natürlich, wenn Sie jemanden haben, der Ihnen hilft. Ansonsten schlagen Sie selbst erst das Badetuch, dann das Leintuch und die Wolldecke übereinander, so daß Sie wohlig warm wie in einem Kokon liegen. Damit das ganze Paket nicht aufgehen kann, schlagen Sie die Wolldecke über der Brust nach innen. Die Arme können mit eingepackt werden oder auch draußen bleiben. Dies gilt für alle Packungen mit Ausnahme derjenigen beim Sitzbad.

Ob Sie die Arme mit einpacken lassen oder nicht, richtet sich allein danach, wie Sie sich wohler fühlen.

Diese Ruhepackung genießen Sie nun 20 bis 30 Minuten. Um den Körper auch danach warm zu halten, ziehen Sie bitte gleich nach dem Ruhen trockene, warme Kleidung an. Socken nicht vergessen!

Die so vorgewärmte und entspannte Muskulatur des Rückens bietet die beste Voraussetzung für eine lockere, schmerzfreie Gymnastik (allgemein bekannte Gymnastikübungen oder die Ihnen verordneten krankengymnastischen Übungen für zu Hause).

Das Sitzbad

Wenn Sie wissen, daß Ihr Kreislauf labil ist, nehmen Sie statt des Vollbades ein Sitzbad. Die Temperatur sollte 37° Celsius betragen und während des Badens auf 38° Celsius erhöht werden.

Das Wasser darf Ihnen bei dem 10 bis 15 Minuten dauernden Sitzbad lediglich bis zum Nabel reichen. Bedecken Sie Ihre Schultern mit einem Badetuch, damit Sie nicht frieren. Anschließend an das Bad folgt eine Ruhepackung wie beim Vollbad beschrieben (siehe oben); allerdings dürfen die Arme dieses Mal auf keinen Fall mit eingepackt werden.

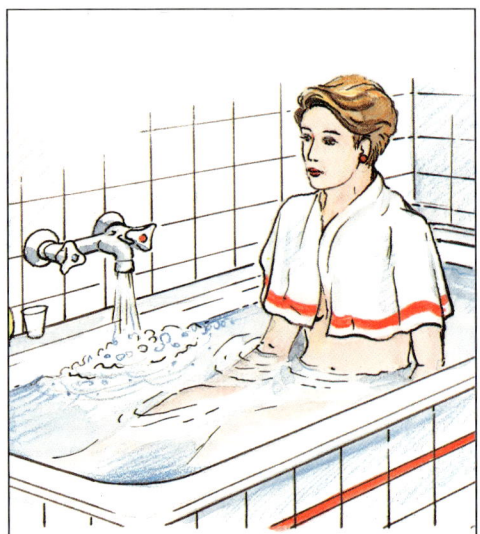

Das Sitzbad

Das Armbad

Haben Sie Beschwerden im Bereich der Hals- oder der oberen Brustwirbelsäule, oder treten dort Schmerzen auf, die in die Arme ausstrahlen, so ist ein Armbad angezeigt. Sie sollten es besonders dann anwenden, wenn die Schmerzen bis in die Finger ausstrahlen und der betroffene Arm unnatürlich kalt ist.

Die beste Einrichtung für ein Armbad wäre ein Doppelwaschbecken. Da dies selten vorhanden ist, genügen auch zwei größere Plastikschüsseln. Sie werden zur Hälfte mit 35° Celsius warmem Wasser gefüllt (Badethermometer!) und auf zwei Stühle oder Hocker gestellt; zur Not genügt auch ein Tisch. Tauchen Sie nun die Arme in die Schüsseln. Nach etwa 5 Minuten wird die Wassertemperatur auf 38 bis 39° Celsius erhöht. Nach Möglichkeit sollte das jemand für Sie tun, damit Sie das Bad nicht unterbrechen müssen. Sie können dies aber auch mit bereitstehendem, heißem Wasser selbst erledigen. Nach 15 bis 20 Minuten stellt sich eine wohltuende Wärme im Bereich der Schulter-Nacken-Muskulatur ein, die dadurch erhalten bleibt, daß Sie sich nach dem Armbad warm einpacken (lassen).

Beachten Sie beim Armbad bitte folgendes: Setzen Sie sich so vor die Stühle (die Hokker, den Tisch), daß Sie eine bequeme, entspannte Haltung einnehmen können. Sie sollten sich ja mit dem Armbad etwas Gutes tun und nicht wieder durch eine falsche Sitzhaltung neue Beschwerden schaffen! Stehen die beiden Schüsseln auf einem Tisch, müssen Sie also eine etwas höhere Sitzposition wählen (eventuell Kissen unterlegen oder einen Drehstuhl benützen), damit Sie die Unterarme bis zu den Ellbogen bequem in die Schüsseln legen können. Stehen diese auf Hockern, setzen Sie sich auf eine niedrigere Sitzgelegenheit, um die Unterarme ohne Anstrengung in den Schüsseln baden zu können.

Für die Packung nach dem Armbad wird wieder auf einem Bett (einem Sofa, einer Liege) eine Wolldecke der Länge nach ausgebreitet; darauf legt man – wieder längs – ein Leintuch. Abschließend breiten Sie dort, wo später die Schultern liegen werden, ein Badetuch quer über das Leintuch. Legen Sie sich unbekleidet mit dem Rücken so weit nach unten, daß zwischen Ihrem Kopf und dem oberen Ende des Leintuchs und der Decke etwa 30 Zentimeter freibleiben.

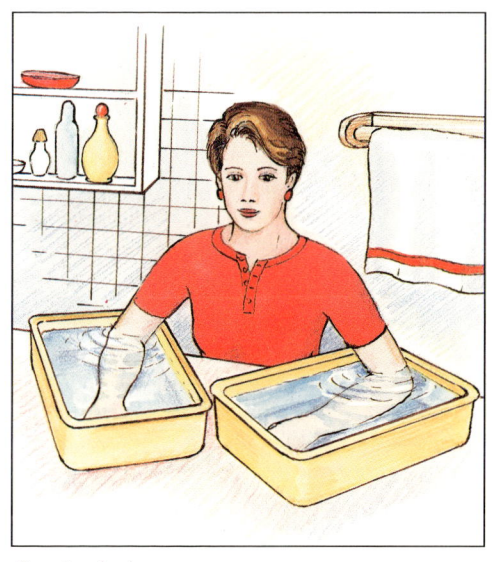

Das Armbad

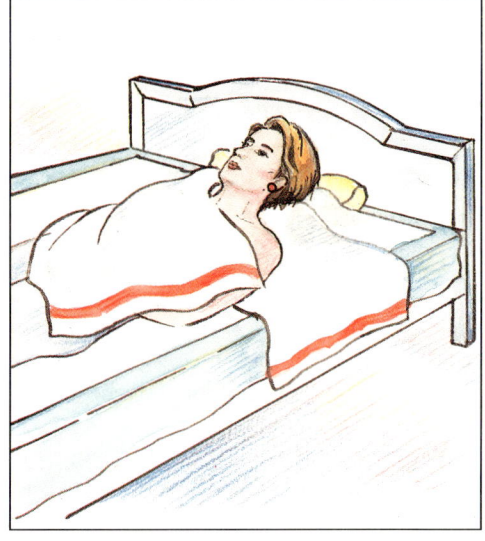

Aufbau der Ruhepackung nach dem Armbad

Dann wird das quer liegende Badetuch über beide Schultern gezogen und über der Brust eingeschlagen. Achten Sie darauf, daß Sie in den Armen keine Schmerzen verspüren. Am besten halten Sie sie so, daß die Handinnenflächen auf dem Bauch liegen. Das Leintuch wird kapuzenartig über den Kopf gezogen und unterhalb des Kinns ebenfalls eingeschlagen. Das Gesicht bleibt dabei frei. In gleicher Weise wird auch die Wolldecke übereinandergelegt.

Unter den Knien befindet sich eine Rolle oder ein Kissen als Stütze, unter den Kopf legen Sie ein flaches Kissen.

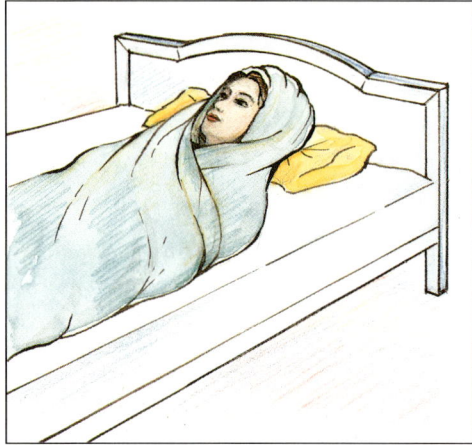

Lagerung bei der Ruhepackung

Die Ruhepackung dauert etwa 20 Minuten und wird nur dann unterbrochen, wenn durch die Lagerung Schmerzen auftreten sollten.

Die Verwendung von Badezusätzen

Badezusätze verstärken die Wirkung eines Bades. Geeignet sind alle Produkte, die Salicyl- und Huminsäure, Kiefernadelöl, Kampfer und auch ätherische Öle enthalten. Zur Muskelentspannung können Sie auch 1 Pfund Kochsalz in ein Vollbad geben. Falls Sie sehr empfindlich sind, fragen Sie bitte vor der Verwendung eines bestimmten Badezusatzes Ihren Arzt oder Ihren Apotheker, ob Sie das Präparat verwenden dürfen.

Die Dosierungsempfehlungen für ein Voll- oder ein Teilbad (Sitzbad) sind meistens vom Hersteller auf der Packung angegeben, ebenso die Badetemperatur und die Badezeit.

Als Faustregel gilt, daß bei Voll- oder Teilbädern mit einem der erwähnten Zusätze die Temperatur von 37° Celsius nicht überschritten werden sollte und eine Badezeit von 15 Minuten in der Regel ausreichend ist, damit der Kreislauf nicht übermäßig strapaziert wird.

Beachten Sie bitte auch die vom Hersteller auf dem Beipackzettel angegebenen Gegenanzeigen!

Beruhen die Beschwerden auf degenerativen Erkrankungen der Wirbelsäule, dann empfiehlt sich auch ein Moorlaugen- oder ein Rheumabad. Achten Sie bitte streng darauf, daß Sie das Moorlaugenkonzentrat keinesfalls überdosieren, da sonst die Gefahr eines Kreislaufkollapses besteht.

Die Temperatur des Moorlaugenbades darf, je nach Kreislaufstabilität, bis zu 40° Celsius betragen; die Badedauer sollte 15 Minuten nicht übersteigen. Vor dem Aussteigen aus der Wanne duschen Sie sich mit warmem Wasser ab. Nach dem Abtrocknen wird eine Ruhepackung wie nach einem Vollbad (Teilbad) gemacht (siehe Seite 90).

Die warme Dusche

Falls Sie nicht über eine Badewanne verfügen, sondern nur über eine Dusche, können Sie Ihre Rückenbeschwerden auch mit einer warmen Dusche lindern. Sie eignet sich ganz besonders gut für Beschwerden im Bereich des Nackens und der Schultern, aber auch bei Schmerzen im Bereich der Brust- und der Lendenwirbelsäule. Will man die Schulter-Nacken-Partie behandeln, ist das Duschen im Stehen am günstigsten; bei Beschwerden im Bereich der Brust- und der Lendenwirbelsäule ist diese Haltung jedoch äußerst ungeeignet. Um in diesem Fall eine gute, entspannte Ausgangshaltung zu erreichen, sollten Sie sich in der Duschkabine auf einen Hocker oder etwas Ähnliches setzen. Die Sitzgelegenheit muß unbedingt sicher und stabil sein.

Bei einer guten Dusche kann der Wasserstrahl meist reguliert werden. Ist Ihre Dusche noch nicht so komfortabel ausgestattet, können Sie sie leicht umrüsten. Es ist nicht allzu teuer und lohnt sich in jedem Fall. Stellen Sie also bitte den Brausekopf so ein, daß kein harter, stechender, kräftiger Strahl austritt, sondern das Wasser möglichst weich und ohne starken Druck auf den Rücken trifft. Die Wassertemperatur bewegt sich zwischen 37 und 39° Celsius.

Wenn Sie den oberen Bereich der Wirbelsäule behandeln wollen, treten Sie besser nicht zu nah an den Brausekopf heran, da sonst das Auftreffen des Wassers zu starke Vibrationen verursacht und die Schmerzen zunehmen; dies zwar nicht unmittelbar beim oder nach dem Duschen, sondern meist erst ½ bis 1 Stunde später.

Der ideale Abstand zwischen Haut und Brausekopf beträgt 30 bis 40 Zentimeter. Bewegen Sie den Kopf während des Duschvorgangs im schmerzfreien Bereich, neigen Sie ihn also nach vorne und zur Seite, drehen Sie ihn nach links und nach rechts. Verzichten Sie darauf, mit dem Kopf kreisende Bewegungen durchzuführen! Es könnte Ihnen schwindelig werden.

Nach dem Kopf sind jetzt die Schulterpartien an der Reihe. Jetzt können Sie kreisförmige Bewegungen ausführen: Kreisen Sie mit den Schultern vor- und rückwärts, wobei das warme Wasser stets sanft über die betreffenden Körperpartien fließen sollte. Bei Beschwerden an der Brust- oder an der Lendenwirbelsäule duschen Sie im Sitzen wie schon beschrieben (siehe oben). Der Duschkopf wird wieder so eingestellt, daß ein gleichmäßig fließender Wassermantel den gesamten Rücken bedeckt. Setzen Sie sich in leicht gebeugter Haltung auf einen Hocker oder eine andere sichere und stabile Sitzgelegenheit, die Arme hängen locker neben dem Körper.

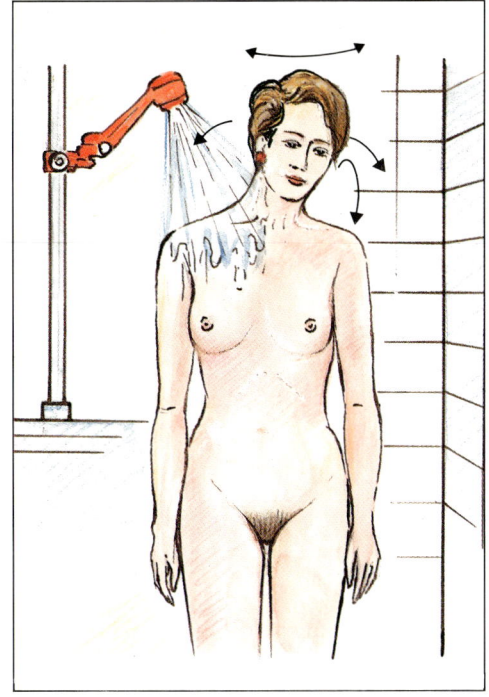

Den Kopf im schmerzfreien Bereich bewegen

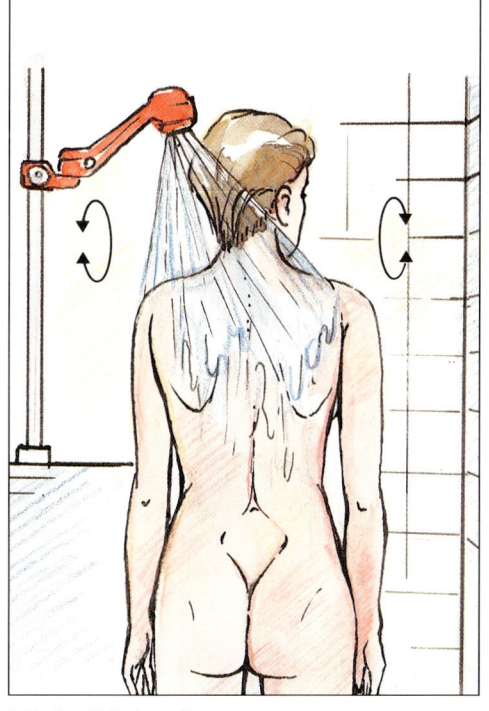

Mit den Schultern kreisen

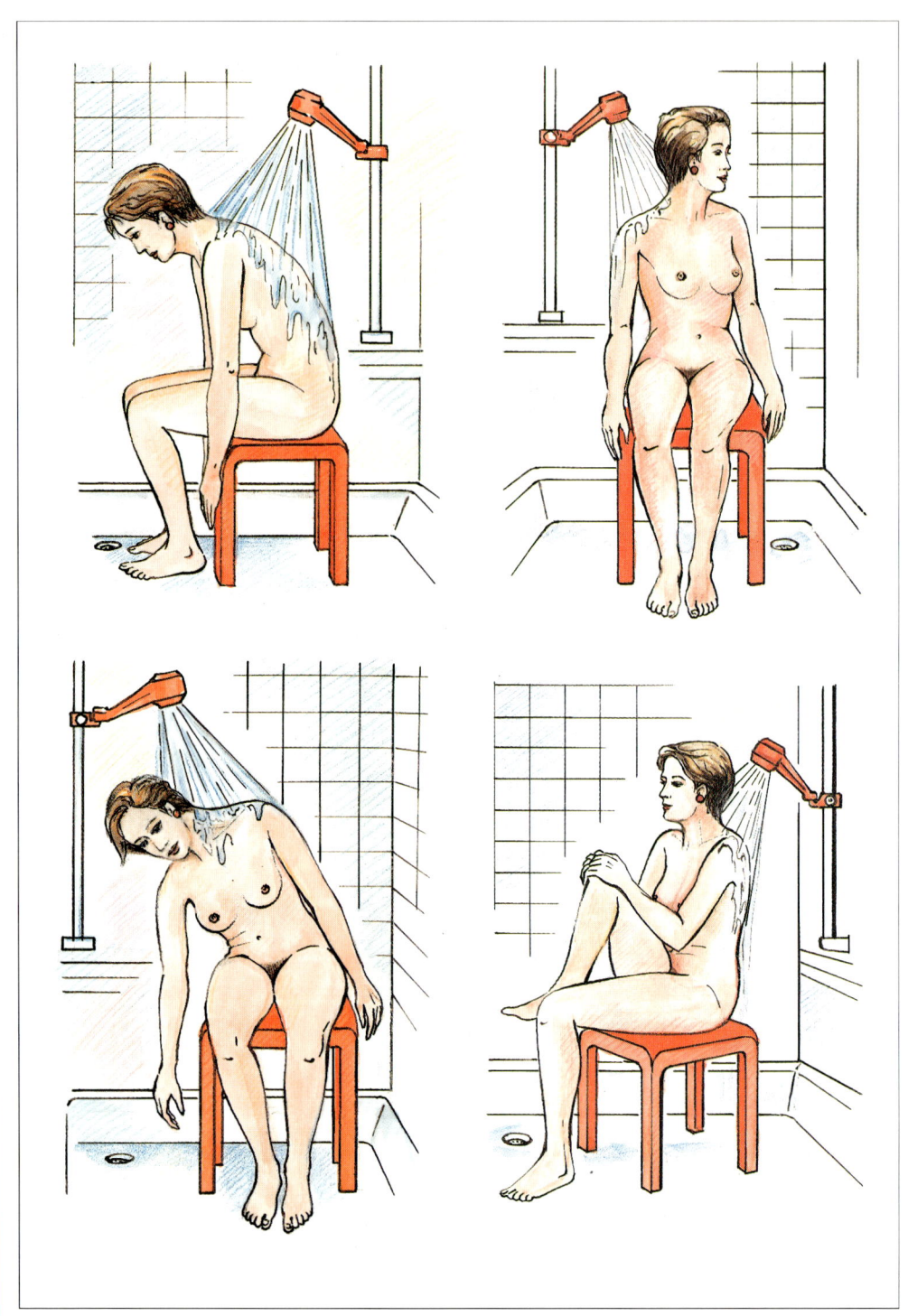

Im Sitzen den Oberkörper nach vorne und zur Seite neigen (links oben und unten), nach rechts und links drehen und das Knie anziehen (rechts oben und unten)

Versuchen Sie nun, sich während des Duschens zu bewegen, ohne daß Sie dabei Schmerzen haben. Richten Sie sich auf, beugen Sie sich anschließend nach vorne, und wiederholen Sie diese Bewegung einige Male. Neigen Sie sich nun mit aufgerichtetem Oberkörper abwechselnd mehrmals nach rechts und nach links, so daß sich die Hand der jeweiligen Seite dem Boden nähert. Drehen Sie sich auch einige Male nach rechts und nach links, ohne die Hüfte zu bewegen; beziehen Sie den Kopf in die Drehbewegung mit ein. Führen Sie aber keine kreisenden Kopfbewegungen durch, da Ihnen schwindelig werden könnte.

Dann umfassen Sie das rechte Knie mit beiden Händen, ziehen es langsam zur Brust und führen es wieder zurück. Diese Bewegung wiederholen Sie 3- bis 5mal, dann üben Sie ebensooft mit dem linken Knie. Achten Sie darauf, daß Sie immer gut und gleichmäßig atmen!

Der Duschvorgang dauert insgesamt 10 bis 15 Minuten. Danach trocknen Sie sich gut ab, ziehen sich warm an und machen einige lockernde Bewegungsübungen oder Ihre krankengymnastischen Übungen. Auch dabei dürfen Sie keinerlei Schmerzen verspüren! Bedenken Sie auch, daß bei Beschwerden an der Brust- und an der Halswirbelsäule die Brustmuskulatur eine maßgebliche Rolle spielt. Lassen Sie also zum Abschluß das Wasser wieder über die Brust fließen.

Die Behandlung mit Wärme

Bestrahlungen mit Rotlicht oder mit ultraviolettem Licht sind bei Rückenbeschwerden mit Vorsicht zu genießen! Trockene Wärmebestrahlungen bedeuten für die Muskulatur »aggressive« Wärme, die besonders bei akuten Schmerzen an der Wirbelsäule nicht immer gut vertragen wird. Sie können diese Wärmelampen aber trotzdem einsetzen, wenn Sie die zu bestrahlende Körperpartie vorher mit einem feuchtwarmen Tuch abdecken und dann die Lampe etwas näher rücken.

Die Rotlichttherapie

Zur Behandlung von Hexenschuß (Lumbago) nehmen Sie ein Gästehandtuch, tauchen es in warmes Wasser, drücken es gut aus und lassen es mit einer elastischen Binde am unteren Rücken befestigen. Die Rotlichtlampe wird sicher auf einen Hocker oder einen Stuhl gestellt, Sie selbst setzen sich in einem Abstand von 50 Zentimetern so auf einen zweiten Hocker, daß die abstrahlende Wärme der Lampe genau auf das feuchtwarme Tuch trifft. Wird die Wärmeentwicklung zu stark, rutschen Sie mit Ihrem Hocker einfach etwas von der Lampe weg; ist sie zu gering, rutschen Sie etwas näher heran. Bleiben Sie maximal 20 Minuten vor der Rotlichtlampe sitzen. Dann werden elastische Binde und Tuch entfernt, der Rücken wird gut abgetrocknet. Anschließend ziehen Sie sich bitte umgehend warm an.

Zum Schluß noch ein Hinweis: Verwenden Sie bitte auch kombinierte Lampen (Rotlicht und ultraviolettes Licht) nur im Rotlichtbereich. Das ultraviolette Licht belastet die Haut übermäßig.

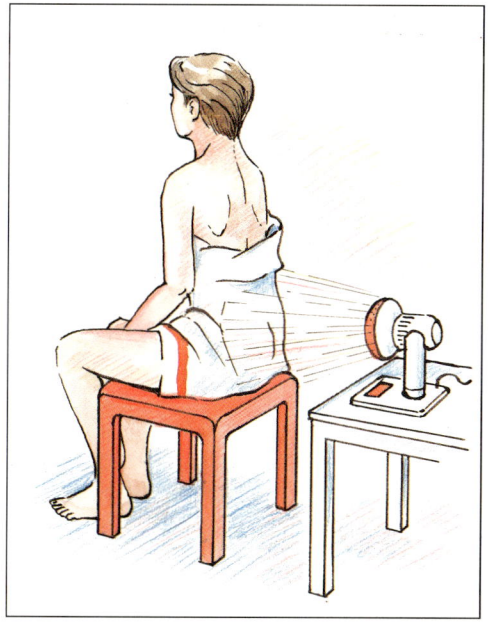

Die Rotlichttherapie

Der feuchtwarme Wickel

Bei Hexenschuß, bei Schmerzen im Bereich des Ischiasnervs (Ischialgie) oder bei massiven Muskelverspannungen bringt die gleichmäßige Wärme eines feuchtwarmen Wickels schnell Linderung.

Sie benötigen dazu eine Wolldecke, ein Leintuch, ein Badetuch, ein Stück Plastikfolie und ein Bett (ein Sofa, eine Liege). Die Wolldecke wird der Länge nach auf das Bett gelegt, darüber kommt das Leintuch und darauf im Bereich des Wickels – also von der Mitte der Oberschenkel über das Gesäß bis zur Mitte des Rückens – dann die Plastikfolie.

Ein zusammengerolltes Badetuch wird mit kochendem Wasser begossen und – sobald Sie es anfassen können – gut ausgedrückt. Mit dem Handrücken prüfen Sie die Verträglichkeit der Temperatur. Empfinden Sie sie als angenehm, wird das Badetuch auf der Plastikfolie ausgebreitet.

Falls Sie den Wickel nicht selbst vorbereitet haben, prüfen Sie bitte mit Ihrem Handrücken die Temperatur, bevor Sie sich auf das Badetuch legen.

Machen Sie es sich nun auf dem Tuch bequem. Dann wird Ihr Unterkörper darin eingewickelt, woraufhin die Plastikfolie, das Leintuch und die Wolldecke nacheinander über dem Bauch eingeschlagen werden. Die Arme können frei bleiben.

Unter die Knie wird ein zusammengerolltes Kopfkissen geschoben, unter den Kopf kommt ein flaches Kopfkissen.

30 bis 45 Minuten bleiben Sie so in dieser Packung liegen. Danach lassen Sie sich auswickeln, das feuchte Badetuch und die Plastikfolie werden entfernt, und Sie ruhen, jetzt lediglich gut in das trockene Leintuch und die Wolldecke eingepackt, weitere 30 Minuten. Bevor Sie dann aufstehen, wird der ganze Körper kalt abgewaschen und sorgfältig abgetrocknet. Anschließend ziehen Sie warme Kleidung an!

Bei Beschwerden, die durch eine Reizung des Kreuz-Darmbein-Gelenks ausgelöst werden, wirkt eine massive Wärmebehandlung in diesem Bereich spontan schmerzlindernd. Lassen Sie sich die entsprechende Rückenpartie mit einer leicht wärmenden Salbe einreiben, bevor Sie sich in den feucht-

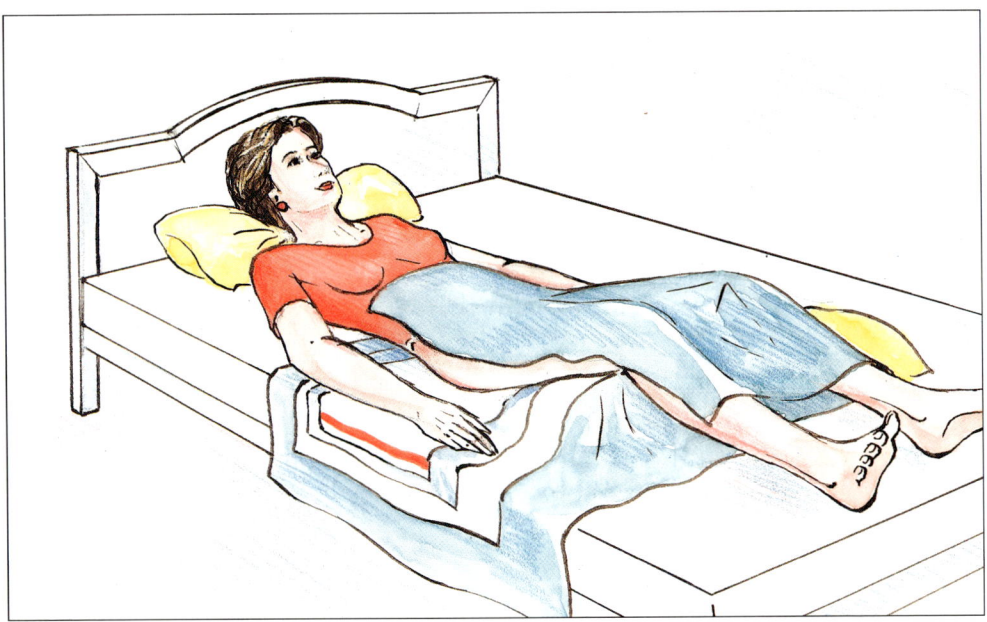

Aufbau der Packung beim feuchtwarmen Wickel

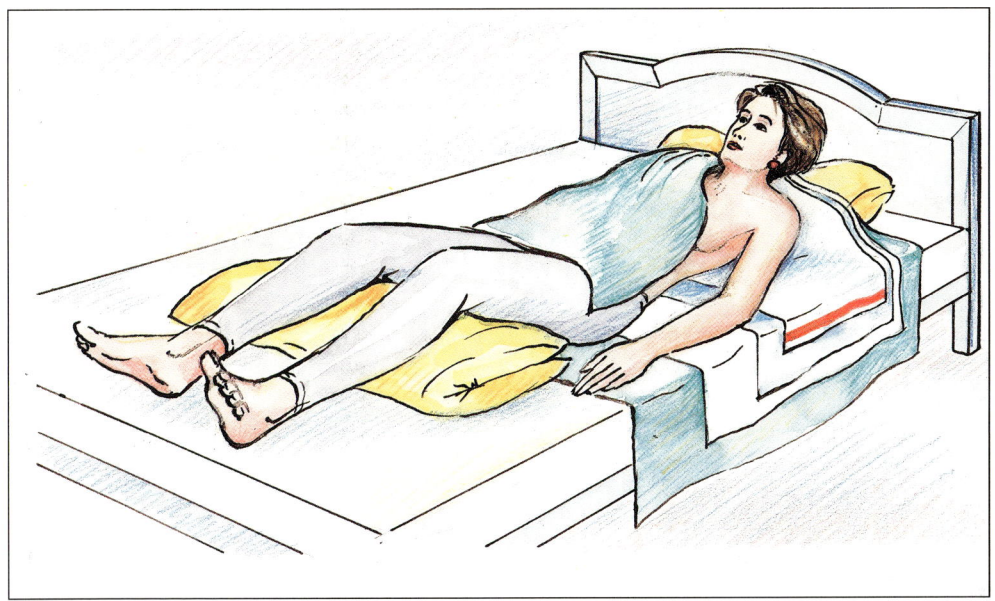

Aufbau der Packung beim lauwarmen Halstuch

heißen oder feuchtwarmen Wickel legen. Die Wärmepackung sollte in diesem Fall nicht zu eng sein, so daß Sie sich bei unerträglicher Wärmeentwicklung auch ohne fremde Hilfe daraus befreien können.

Das lauwarme Halstuch

Bei akuten Beschwerden im Bereich der Halswirbelsäule ist in der Regel Wärme schlecht verträglich. Bevor Sie aber Kälte anwenden und vielleicht erneut schlechte Erfahrungen machen, sollten Sie einmal das lauwarme Halstuch ausprobieren.

Dazu legen Sie eine Wolldecke längs auf das Bett (das Sofa, die Liege), darüber ein Leintuch und vom Kopf bis zur Mitte der Brustwirbelsäule ein Stück Plastikfolie. Auf der Folie wird ein in lauwarmes Wasser getauchtes und wieder ausgedrücktes Frotteehandtuch ausgebreitet. Sie legen sich nun in Rückenlage auf dieses Handtuch, das von Ihrem Helfer/Ihrer Helferin über Nacken, Schultern und Brust gefaltet wird; die Folie, das Leintuch und die Wolldecke werden der Reihe nach darübergeschlagen. Wenn Sie möchten, bleiben die Arme draußen; sonst

lassen Sie sie mit einpacken. Unter den Kopf legt man ein kleines Kissen, die Knie werden mit einem zusammengerollten Kopfkissen gestützt. So bleiben Sie 30 Minuten liegen, dann werden das lauwarme (in der Zwischenzeit natürlich kalte) Tuch und die Plastikfolie entfernt. Die Packung – jetzt noch aus Leintuch und Wolldecke bestehend – wird weitere 30 Minuten fortgesetzt. Anschließend trocknen Sie den Körper gut ab und ziehen warme Kleidung an.

Der Heublumensack

Ein nach wie vor anerkanntes und wirksames Wärmemittel zur Linderung von Rückenschmerzen ist der Heublumensack, dessen Größe sich nach der zu behandelnden Körperpartie richtet.

Zur Herstellung benötigen Sie einen Leinensack oder einen Kissenbezug aus Leinen, den Sie etwa zu zwei Dritteln mit Heublumen füllen. Sie sind in Apotheken und Drogerien, in Reformhäusern und Bioläden erhältlich.

Wenn Sie den Sack gefüllt haben, nähen oder knöpfen Sie ihn zu. In einen hohen

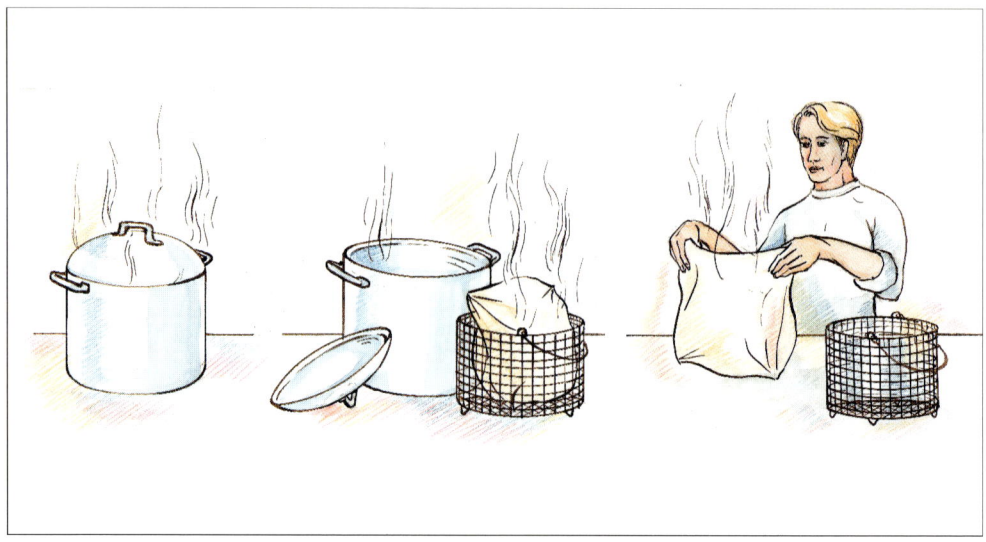

Das Herstellen eines Heublumensacks

Topf geben Sie 1 Liter Wasser und bringen es zum Kochen. Den Heublumensack legen Sie in ein Sieb, das Sie so in den Topf hängen, daß es die Wasseroberfläche nicht berührt; dann decken Sie den Topf zu und lassen das Wasser weiterkochen. Durch den sich entwickelnden Dampf wird der Heublumensack erwärmt, ohne übermäßig naß zu werden. Lassen Sie ihn so lange im Topf, bis er feucht-heiß ist.

Bevor Sie ihn auf die schmerzende Körperstelle legen, bereiten Sie eine Packung mit den schon bekannten Schichten (Wolldecke, Leintuch, Plastikfolie, Badetuch) vor. Entsprechend der Stelle, auf die der Sack aufgelegt werden soll, legt man die Plastikfolie auf das Leintuch und deckt sie dieses Mal mit einem *trockenen* Badetuch ab. Der Heublumensack wird aus dem Topf genommen und so lange geschüttelt, bis man seine Temperatur auf dem Handrücken verträgt. Der so abgekühlte Heublumensack wird dann unter die schmerzhafte Rückenpartie gelegt. Anschließend lassen Sie sich gut einwickeln wie zuvor beschrieben (siehe Seite 96).

Im Gegensatz zu anderen Wärmepackungen wird der Heublumensack erst nach 1 bis 1½ Stunden entfernt, ebenso die Plastikfolie. Die anschließende Ruhezeit in Leintuch und Wolldecke beträgt noch einmal 1 Stunde. Bevor Sie aufstehen, muß der ganze Körper mit kalten, nassen Tüchern abgewaschen werden. Danach gut abtrocknen und warm anziehen!

Der Kartoffelsack

Ähnlich in der Wirkung, aber etwas einfacher in der Herstellung ist der Kartoffelsack. Sie brauchen dazu etwa 1 Pfund Kartoffeln. Diese werden in der Schale gekocht, in der Schale zerdrückt und in einen Kissenbezug gefüllt, den Sie zubinden oder zunähen können. Nachdem Sie geprüft haben, ob die Wärme angenehm ist (Handrücken!), wird er ebenso wie der Heublumensack unter die schmerzenden Partien des Rückens gelegt. Achtung: Im Inneren bleibt die Kartoffelmasse sehr heiß! Es besteht die Gefahr, daß Sie sich verbrennen! Seien Sie also sehr vorsichtig!

Die Packung wird nun in der gleichen Weise durchgeführt wie beim Heublumensack (siehe oben).

Die Salzwasserpackung

Einen besonderen Stellenwert nimmt die Salzwasserpackung nicht nur in der Kälte-, sondern auch in der Wärmetherapie ein. Sie können sie bei Ischiasbeschwerden, Hexenschuß und Muskelverspannungen im Rükken anwenden.

In 2 Liter kochendem Wasser löst man 1 Pfund Kochsalz auf. Ein mittelgroßes Badetuch wird zu einer festen Rolle gedreht, mit der heißen Salzlösung getränkt und nach kurzem Abkühlen wieder ausgedrückt. Prüfen Sie es nun mit dem Handrücken auf die richtige Temperatur, breiten Sie es dann großflächig auf der Packungsunterlage (siehe Seite 96) aus. Das Badetuch soll mindestens die Lenden- sowie die Gesäßregion abdecken.

Legen Sie sich nun vorsichtig mit dem Rükken und dem Gesäß auf das warme Salzwassertuch; lassen Sie sich fest einpacken, damit die Wärme nicht zu schnell entweichen kann. Um die Wirbelsäule zu entlasten, schiebt Ihnen Ihr Helfer/Ihre Helferin ein zusammengerolltes Kissen unter die Knie und ein kleines Kissen unter den Kopf. So bleiben Sie in der Packung 15 bis 20 Minuten liegen. Danach lassen Sie sich auspakken. Das nasse Frotteetuch und die Folie werden entfernt, und die Packung wird wieder locker geschlossen. Nun ruhen Sie, warm zugedeckt, noch 30 Minuten. Nach Beendigung dieser Ruhepackung sind leichte gymnastische Übungen angezeigt, die keine Schmerzen verursachen dürfen.

Die Moor-Fango-Packung und die Fango-Paraffin-Packung

Diese beiden Packungen zählen zu den wirksamsten Wärmeanwendungen. Anzuraten sind sie bei allen nicht entzündlich bedingten Schmerzen im Bereich der Wirbelsäule. Der Vorteil – vorausgesetzt, die Packungen wurden richtig angewendet – ist die über etwa 20 Minuten gleichmäßig gehaltene Wärme. Das Material ist in jeder Apotheke erhältlich. Beachten Sie bitte genau die Gebrauchsanweisung auf dem Beipackzettel.

Da die Moor-Fango-Packung sehr viel Schmutz verursacht, sollten Sie sie lieber außer Haus machen lassen. Sie wird deshalb an dieser Stelle nicht näher beschrieben. Ersatzweise kann auch einmal eine einfache

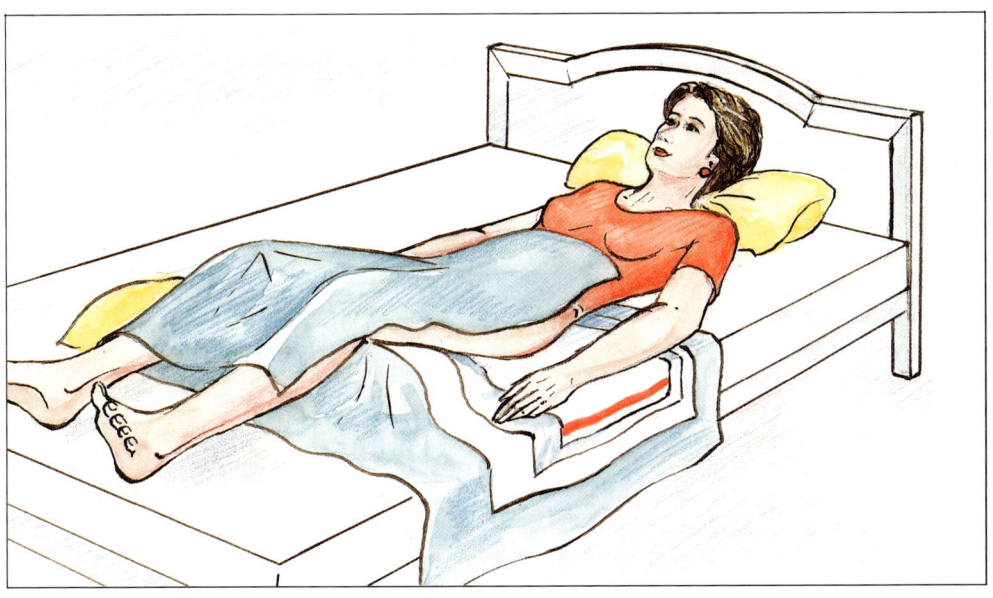

Aufbau der Salzwasserpackung

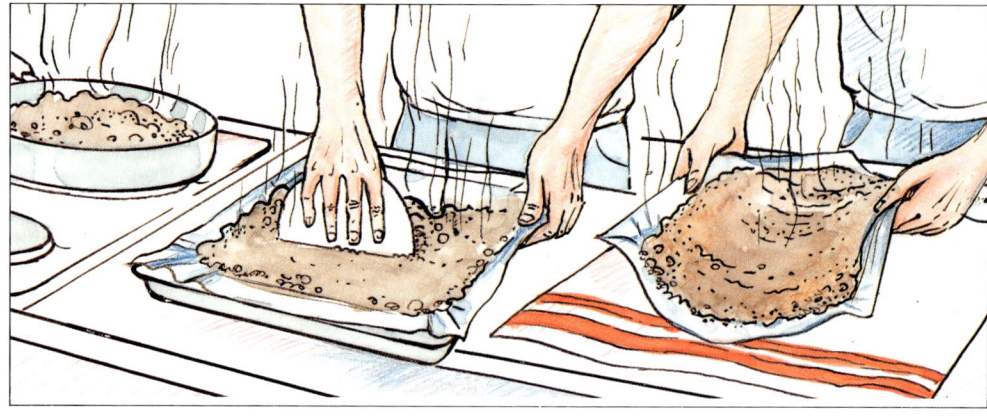

Das Herstellen einer Fango-Paraffin-Packung

Moorpackung angewendet werden, die ebenfalls in der Apotheke erhältlich ist.

Die üblichen Fango-Paraffin-Packungen müssen bei leichter Hitze geschmolzen und auf 60° Celsius erwärmt werden. Dazu eignet sich am besten eine alte Bratpfanne mit dickem Boden. Die breiige Masse wird während des Aufwärmens langsam, gründlich und behutsam durchgerührt. Achten Sie bitte streng darauf, daß nichts von der Masse auf die Herdplatte tropft, da sich sehr unangenehme Gerüche entwickeln können. Beim Erwärmen auf dem Gasherd ist äußerste Vorsicht geboten, da Paraffin brennbar ist.

Die Packung bereiten Sie folgendermaßen vor: Legen Sie eine Wolldecke der Länge nach aufs Bett. Sie sollten nachher mit dem Kopf etwa am oberen Deckenrand liegen. Auf der Wolldecke breiten Sie ein normal großes Leintuch aus und legen dort, wo später die Packung liegen soll, quer ein Frotteehandtuch darüber.

Die Packungsmasse wird ausgestrichen, wenn sie auf 60° Celsius erwärmt ist. Dazu nehmen Sie ein rechteckiges Backblech und legen ein Stück Plastikfolie darauf. Die Ränder der Folie sollten etwa 5 Zentimeter über den Rand des Bleches hinausragen. Dann gießen Sie die flüssige Fangomasse auf das Backblech und streichen sie mit einer Spachtel gleichmäßig aus. Die ideale Dicke

beträgt etwa 2 Zentimeter. Das Blech bleibt so lange stehen, bis die Packungsmasse auf rund 50°Celsius abgekühlt und fest geworden ist. Sie können die Temperatur dadurch prüfen, daß Sie am Rand des Bleches einen Finger in die zähe Masse drücken. Ist die Temperatur richtig, darf keine Fangomasse am Finger klebenbleiben.

An den überstehenden Enden hebt man nun die Plastikfolie mit der Fangomasse vom Blech und legt sie – Folie nach unten – auf das vorbereitete Frotteetuch. Zur Behandlung der Schulter-Nacken-Region sowie des Lendenwirbelbereichs richtet man die Folie mit der Masse quer aus; soll die Brustwirbelsäule behandelt werden, plazieren Sie die Packung längs.

Legen Sie sich vorsichtig mit dem Rücken in die Packungsmasse. Bei starken Schmerzen lassen Sie sich bitte von jemandem helfen, der Sie anschließend auch gut einpackt. Zur besseren Lagerung werden die Knie und der Kopf leicht angehoben und mit Kissen gestützt. Die Packungsdauer beträgt etwa 20 Minuten; nach dem Abnehmen der Packung bleiben Sie bitte warm eingeschlagen noch 30 Minuten liegen.

Abschließend ein wichtiger Hinweis für den Helfer/die Helferin: Legen Sie bei kreislauflabilen Patienten ein naßkaltes Handtuch auf die Herzgegend, und packen Sie in diesem Fall die Arme nicht mit ein!

Die Behandlung mit Kälte

Schmerzintensive und lang andauernde Ischiasbeschwerden sprechen, besonders wenn sie weit nach unten in das Bein ausstrahlen, auf Wärmebehandlungen nicht immer positiv an. Ist der Ischiasnerv entzündlich gereizt, werden die Beschwerden danach sogar meistens stärker. Das sollte ein Hinweis sein, es einmal mit Kälte zu versuchen.

Die Eisabreibung

Ist der Schmerzverlauf genau zu verfolgen, das heißt, kann man mit einem Finger die Schmerzstrecke in ihrem Verlauf vom Rücken über das Bein bis zum Fuß nachfahren, sollte sie mit Eis abgerieben werden. Dazu brauchen Sie einen sogenannten Eislolli, den Sie ganz einfach selbst herstellen können.

Am besten eignet sich dazu ein Joghurtbecher, den Sie mit kaltem Wasser füllen. Auf den Becher legen Sie einen Bierdeckel, durch den Sie einen Holzspatel stecken, und lassen das Ganze über Nacht im Gefrierfach Ihres Kühlschranks fest werden. Um den Eislolli aus dem Becher zu bekommen, halten Sie ihn am Holzspatel kurz unter heißes Wasser und ziehen den Plastikbecher ab. Auf einem Bett (einem Sofa, einer Liege) oder auf dem Boden breiten Sie eine Woll-

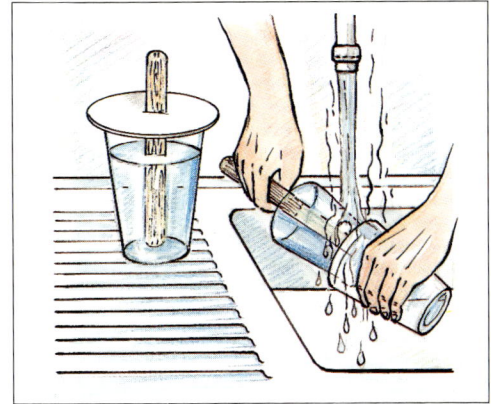

Das Herstellen eines Eislollis

decke aus und darüber ein oder zwei Badetücher. Dann legen Sie sich in Bauchlage auf diese Unterlage und lassen sich ein zusammengerolltes Kopfkissen unter die Füße schieben, damit Sie möglichst entspannt liegen können.

Die Behandlung selbst wird von einer Hilfsperson ausgeführt. Sie nimmt den Eislolli in die rechte Hand und in die linke ein kleines Frotteehandtuch oder einen Waschhandschuh. Mit dem Eislolli wird vom Rücken über das Gesäß, den Oberschenkel, die Wade bis zum Fuß – dem Schmerzverlauf folgend – über die Haut gestrichen. Danach werden Sie mit dem Handtuch oder dem Waschhandschuh abgetrocknet. Diese Käl-

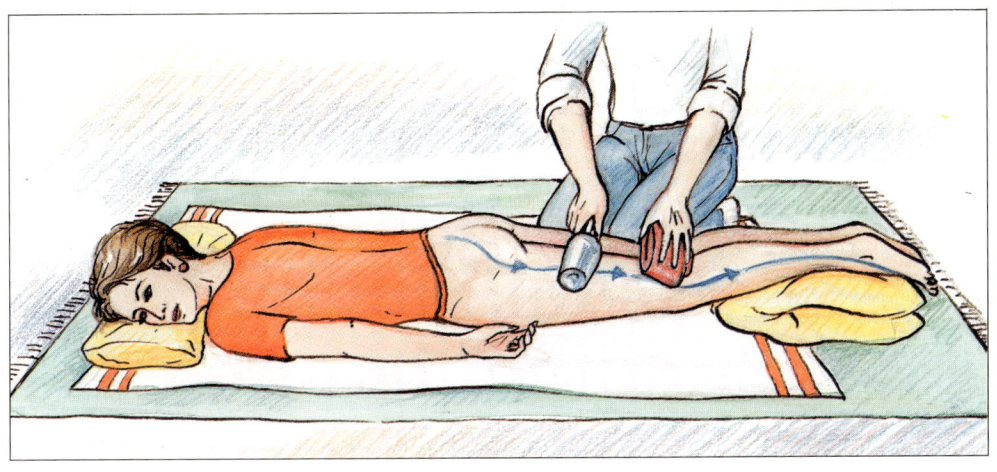

Die Eisabreibung

tebehandlung wird etwa 10mal wiederholt. Färbt sich die Haut über dem behandelten Gebiet gleichmäßig rot, ist die erste Behandlung beendet. Ist hingegen die Rötung unterbrochen, werden die noch hellen Hautpartien erneut so lange mit dem Eislolli abgerieben, bis auch hier eine gleichmäßige Rötung erkennbar ist, aber nicht öfter als 10mal.

Dann lassen Sie sich in die Badetücher einpacken, auf denen Sie liegen, und in die Wolldecke wickeln. So ruhen Sie 10 Minuten lang. Diese Behandlung sollte 2mal täglich erfolgen.

Die wechselwarmen Behandlungen

Wechselwarme Behandlungen gehören zu den Kneippschen Anwendungen. Man versteht darunter das Begießen eines Körperteils oder des ganzen Körpers mit heißem (warmem) und kaltem Wasser im Wechsel. Die gebräuchlichsten wechselwarmen Anwendungen der Kneipp-Therapie sind Knie-, Schenkel-, Arm- oder Oberarmgüsse. Die Technik der Güsse ist immer gleich, nur die Dauer variiert.

Beim Wechselguß dauert die Warmwasseranwendung etwa 40 Sekunden, die Kaltwasseranwendung 10 bis 20 Sekunden. Die Temperatur des warmen Wassers sollte 38 bis 42° Celsius, die des kalten Wassers 12 bis 15° Celsius betragen. Es empfiehlt sich ein zweimaliger Wechsel zwischen warm und kalt. Beendet wird der Guß immer mit kaltem Wasser. Ist die gesamte Rückenmuskulatur überanstrengt, empfiehlt sich die Anwendung wechselwarmer Duschen (siehe nächste Seite).

Der Schenkelguß

Fühlt sich bei Ischiasbeschwerden das betroffene Bein kalt, das nicht betroffene hingegen warm an, dann ist ein Schenkelguß angeraten.

Dieser Guß führt vom Unterschenkel über den Oberschenkel bis zur Hüfte und sollte nicht vom Patienten selbst durchgeführt werden. Da kaum jemand eine Kneipp-Anlage zu Hause haben dürfte, genügen auch zwei Gießkannen. Die eine wird mit warmem Wasser (38 bis 42° Celsius) gefüllt, die andere mit kaltem (12 bis 15° Celsius). Der Patient steht sicher und mit gespreizten Beinen in der Badewanne oder der Duschkabine, er wendet der Hilfsperson den Rücken zu. Der Oberkörper bleibt bekleidet, nur die Beine sind bis zur Hüfte hinauf frei. Der warme Guß beginnt am rechten Fuß, und zwar an der Außenseite des Vorfußes. Die Kanne wird so gehalten, daß der austretende Wasserstrahl weich und ohne Unterbrechung fließt. Nun führt die Hilfsperson den Strahl langsam an der Außenseite des Beines hinauf bis zur Hüfte. Von hier fließt das Wasser breit über das Bein, so daß es vollständig von einem Wassermantel eingehüllt ist. Dann geht man mit dem Wasserstrahl an der Innenseite des Oberschenkels abwärts bis zur Ferse.

Jetzt wird das linke Bein behandelt. Wieder auf der Außenseite des Vorfußes beginnend, führt der Helfer/die Helferin den Wasserstrahl langsam hoch bis zur Hüfte. Der Wasserstrahl wird etwa 5 Sekunden auf diese Partie gerichtet und dann unterhalb der Gesäßmuskulatur von außen nach innen und wieder zurück geführt, bis sich die Haut rötet.

Jetzt läßt man den Wasserstrahl an der Innenseite des linken Beines nach unten laufen und führt ihn hinab bis zur Ferse. Dann dreht sich der Patient um. Bis hierher hat die Anwendung etwa 40 Sekunden lang gedauert.

Die Behandlung der Vorderseite verläuft wie die der Rückseite und dauert ebenfalls rund 40 Sekunden. Der Strahl wird – zunächst beim rechten, dann beim linken Bein – außen bis zur Leiste nach oben geführt, dann auf die Innenseite des Beines und nach unten. Beim Wechsel von außen nach innen sollte er nicht den Unterleib treffen, sondern etwa über die Mitte des Oberschenkels gehen.

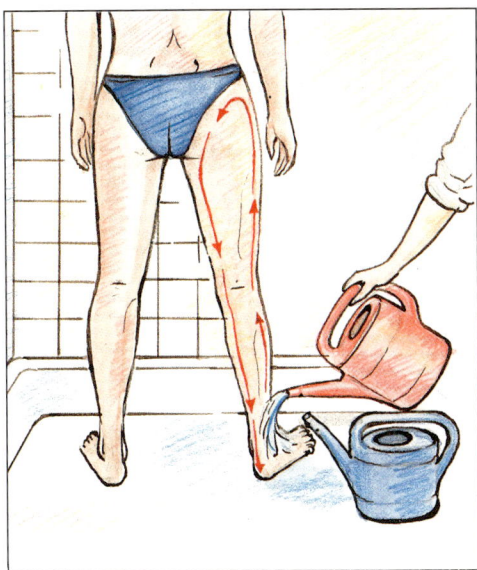

Der Schenkelguß an der Rückseite des Beins ...

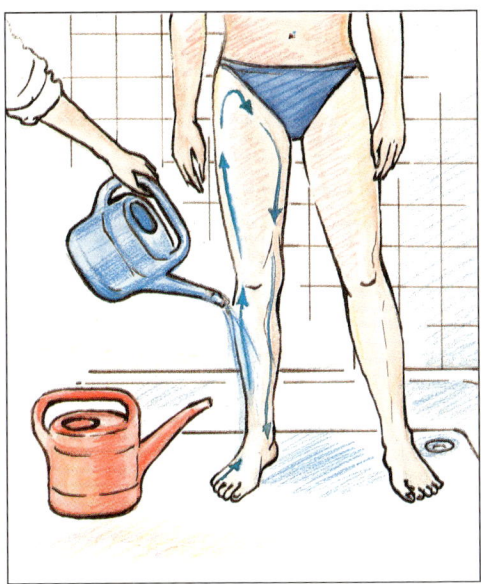

und an der Vorderseite

Nach dem warmen Schenkelguß wird der kalte durchgeführt; er dauert für Vorder- und Rückseite je 20 Sekunden. Diesen Wechsel wiederholt man 2mal. Nach Beendigung der Güsse trocknet man die Beine behutsam ab (nicht heftig abfrottieren!). Der Patient ruht sich dann für etwa 15 Minuten, gut zugedeckt, im Bett oder auf dem Sofa aus.

Je nach Schmerzsituation wird dieser Kneippsche Schenkelguß mindestens 1mal am Tag verabreicht. Verschlimmern sich dabei die Schmerzen, setzt man ihn ab. In der Regel aber wird er gut vertragen und verringert schnell das Kältegefühl am betroffenen Bein.

Die Wechseldusche

Sind Ihre Beschwerden auf Überanstrengung zurückzuführen, zum Beispiel durch erhöhte sportliche Aktivität, und ist die Rückenmuskulatur unelastisch und steif, aber eigentlich nicht schmerzhaft, kann eine Wechseldusche geradezu Wunder wirken. Die Körperhaltung beim Duschen ist die gleiche wie schon zuvor beschrieben (siehe Seite 92–95).

Duschen Sie nun 2 bis 3 Minuten lang bei einer Wassertemperatur von etwa 38° Celsius. Senken Sie sie dann innerhalb von 30 Sekunden auf 20° Celsius und erhöhen Sie sie dann ganz schnell wieder auf 38° Celsius.

Diesen Temperaturwechsel wiederholen Sie 4- bis 5mal.

Anschließend trocknen Sie sich gut ab und lassen sich den Rücken mit Franzbranntwein abreiben. Anschließend ziehen Sie warme Kleidung an, Socken nicht vergessen!

Die Entspannungstherapie

KARIN SCHUTT

Um Körper, Geist und Seele bei guter Gesundheit zu erhalten, sind nicht nur sportliche Aktivitäten wichtig, sondern auch Ruhepausen, die wir uns viel zuwenig gönnen. Besonders bei Menschen mit Rückenbeschwerden fällt auf, daß sie dazu neigen, sich fortwährend zu überlasten, sei es körperlich (etwa durch ständige beruflich bedingte Fehlhaltungen) oder seelisch (beispielsweise durch permanenten Streß). Während falsches Schuhwerk, rückenfeindliche Sitz-, Liege- und Arbeitsmöbel ein übriges tun, um unseren Rücken »von außen« nachhaltig zu strapazieren, kommt »von innen« dazu, daß die Muskulatur im allgemeinen und die Rückenmuskulatur im besonderen beim Unterdrücken oder beim Verdrängen von unangenehmen Empfindungen, wie Wut, Ärger oder Trauer, und auch bei Ablehnung einer nicht akzeptablen Situation stark angespannt wird. Das kann, wenn es öfters oder andauernd passiert, zu Verspannungen, Verkrampfungen und schließlich zu krankhaften Veränderungen führen.

Insgesamt gönnen wir uns kaum noch Erholungspausen, was uns auf Dauer die Reserven an körperlichen, seelischen und geistigen Kräften raubt.

Warum ist Entspannung bei Rückenbeschwerden so wichtig?

Die Wirbelsäule und die sie umgebenden Muskeln sind nicht nur körperlich-anatomisch unsere Stütze, sie sind auch eng mit unserem seelischen Wohl- oder Unwohlsein verbunden. Vielen von uns fällt es einfach schwer, immer und in jeder Situation – innerlich wie äußerlich – eine aufrechte Haltung zu bewahren. Und eigentlich ist es etwas ganz Normales, ab und zu erschöpft, ausgelaugt, von Ängsten und Sorgen geplagt, traurig und deprimiert zu sein.

Leider werden diese »Zustände« heute oft als höchst unangenehm und störend erachtet, da sie den reibungslos ablaufenden Alltag stören und uns in berufliche und private Schwierigkeiten bringen könnten. »Die Haltung verlieren« wird häufig gleichgesetzt mit Sich-Gehenlassen, Willensschwäche und geringer Belastbarkeit. »Die Haltung bewahren« deutet dagegen auf innere Stärke, auf Disziplin im Denken und Fühlen sowie auf Standhaftigkeit hin.

Der von sich überzeugte, moderne Zeitgenosse drückt dies schon durch eine ausgesprochen aufrechte Haltung aus, auch wenn sich die Muskeln seines Rückens sehr anstrengen müssen, um diese unnatürlich starre Haltung immer zu gewährleisten. Eine gebeugte Körperhaltung wiederum spricht oftmals von lange erduldetem Kummer und innerem Leid. Auch ständige Angst oder Demütigungen finden ihren Ausdruck in einer »geduckten« Körperhaltung mit ausgeprägten Muskelverspannungen in Nacken und Rücken.

Unsere Körperhaltung bringt wie auch immer gelagerte innere Spannungszustände auf unmißverständliche Weise zum Ausdruck. Da wir dies aber meist nicht wahrhaben wollen, sendet uns der Rücken Signale, damit wir auf unsere »Fehlhaltungen« aufmerksam werden: er schmerzt, wir bekommen einen Hexenschuß oder sonstige Beschwerden. Erst jetzt haben wir einen Grund, uns einmal »gehenzulassen«, da die Schmerzen oft so stark sind, daß wir auf der Stelle einen Arzt aufsuchen müssen, der uns entweder gleich eine Spritze gibt oder Massagen, Salben und Bettruhe verordnet. Durch die Spritze entspannen sich die Muskeln relativ schnell, bei Massage und Bettruhe dauert es etwas länger, bis sich die verhärteten, »drahtseilartigen« Muskeln wieder entkrampfen. Die verordnete Therapie besteht aber oftmals »nur« aus Entspannung. Dadurch wird deutlich, daß unsere Seele, unser Körper und unser Geist dringend regelmäßige Ruhezeiten und Erholungsphasen brauchen, daß wir uns erlauben sollten, einmal all das, was belastend ist und zu Spannungen führt, loszulassen. Um sich nicht ständig zu überfordern, ist es ratsam, von Zeit zu Zeit eine Art »Betriebsprüfung«, eine Bestandsaufnahme der eigenen Befindlichkeit, Wünsche und Ziele und vor allem der eigenen Kräfte durchzuführen. Besonders die seelischen Kräfte werden allzuoft überschätzt, bis sie sich schließlich schmerzhaft bemerkbar machen. Natürlich soll man sich auch »fordern«, aktiv sein, einem gewissen »Streß« aussetzen, aber keinesfalls bis zum Letzten, bis zum Stadium der völligen Erschöpfung.

Dem Zustand der körperlichen wie auch der seelischen Spannung muß deshalb immer eine Entspannungsphase folgen, damit sich diese Gegensätze in einem weitgehend ausgewogenen Verhältnis befinden. Manche Alltagsprobleme und täglichen Anforderungen lassen sich in einem entspannten Zustand viel leichter lösen und bewältigen. Sicherlich werden Konflikte, Probleme und Sorgen dadurch nicht weniger oder verlieren gar an Bedeutung; doch wir können ihnen mit größerer Gelassenheit begegnen, was uns vor Überlastungen schützt, mit Offenheit, die ein verkrampftes »Nichtloslassen-Können« verhindert, und mit Entscheidungen, die unsere innere und äußere Haltung flexibel und nicht starr werden lassen. Es gibt viele Mittel und Wege, sich nachhaltig zu entspannen, ausreichender Schlaf gehört ebenso dazu wie Spaziergänge in der Natur, Lesen, Malen, Musikhören, Theater- oder Konzertbesuche, Urlaub in einem angenehmen Klima und Hobbys, denen wir in aller Ruhe nachgehen können und die uns den Alltagsstreß vergessen lassen. Darüber hinaus gibt es aber noch gezielte Methoden, um einen umfassenden körperlichen und seelischen Entspannungsprozeß in Gang zu setzen.

Normalerweise sind unsere Muskeln nie ganz entspannt – sie müssen ja dauernd reaktionsbereit bleiben. Spezielle Übungen, mit deren Hilfe sie gezielt entspannt werden, senken nun diese Reaktionsbereitschaft unter den Normalzustand. Damit gelingt es uns, Erregungszustände wieder auf ein körperlich und seelisch erträgliches Maß zu reduzieren oder ganz aufzuheben. Genau das ist für Menschen mit Rückenbeschwerden wichtig, da sie es aus vielerlei Gründen verlernt haben, ihrer strapazierten Seele (und ihren beanspruchten Halte- und Stützmuskeln) die wohlverdiente Ruhepause zu gönnen.

Welche Entspannungstechniken sind ratsam?

Inzwischen gibt es zahlreiche Techniken, die einen umfassenden körperlichen wie auch geistig-seelischen Entspannungsprozeß ermöglichen. Voraussetzung dafür ist aber, daß sich jeder Mensch, der unter bestimmten Rückenbeschwerden leidet, seiner äußeren Fehlhaltung vollständig bewußt wird. Diese Selbsteinschätzung ist Grundlage der sogenannten *Körpertherapien,* die davon ausgehen, daß nur bei vollständiger Wahrnehmung der gesundheitlichen Störungen ein Heilungsprozeß in Gang gesetzt werden kann. Vor allem wird immer wieder auf den Unterschied zwischen *Verspannung* und *Entspannung* hingewiesen, da man sich oft der eigenen verkrampften Haltung nicht bewußt ist. Erst nach dem Erkennen der tatsächlichen Problemfelder können mit Hilfe bestimmter Körperübungen die schlechten Haltungsgewohnheiten behoben und Schmerzen gelindert werden.

Zu den wirksamsten und allgemein anerkannten Muskelentspannungstechniken gehören die »isometrischen Übungen« (siehe Seite 52). Darüber hinaus sind Übungen aus dem *indischen Yoga* und das Erlernen bestimmter *Atemtechniken* einer körperlichen Entspannung hilfreich. Besonders im Yoga kann sich durch das regelmäßige Üben besonderer Körperstellungen die Wirbelsäule sehr häufig auf natürliche Weise wieder einrichten, da man lernt, die Wirbelsäule syste-

matisch zu bewegen und zu strecken. Als Folge werden auch diejenigen Muskeln gelockert, die die Wirbelsäule stützen.
Meditation und heilendes Visualisieren sind Techniken aus dem Yoga, die Sie vorwiegend geistig-seelisch entspannen. Zum einen üben Sie, einmal alle Gedanken loszulassen und abzuschalten, zum anderen lernen Sie, die unentdeckte Quelle Ihrer Selbstheilungskräfte zu nutzen.
Alle hier erwähnten Entspannungstechniken werden im folgenden mit Übungen und praktischen Anleitungen vorgestellt. Die Übungen haben ausnahmslos neben dem beabsichtigten entspannenden Effekt auch eine vorbeugende, heilende und schmerzlindernde Wirkung.

Das Körperbewußtsein
Um Rückenbeschwerden wirksam vorzubeugen, um Muskeln zu entspannen oder sich im Falle von Schmerzen wohltuend Linderung zu verschaffen, ist es zunächst wichtig, daß Sie lernen, jederzeit und in allen Situationen Ihre äußere und somit auch Ihre innere (Körper-)Haltung bewußt wahrzunehmen und die gewohnheitsbedingten Haltungsschwächen zu korrigieren.
Das klingt einfacher als es ist, da wir unserem Körper meist erst dann Aufmerksamkeit schenken, wenn er sich schmerzhaft bemerkbar macht. Haben Sie schon einmal ganz genau gesehen oder gespürt, wie Ihre Alltagskörperhaltung ist? Vielleicht hat Ihnen einmal jemand gesagt, daß sie einen »runden« Rücken oder ein Hohlkreuz haben, aber richtig spüren konnten Sie das bisher noch nicht. Um dieses Spüren und Erleben der eigenen (Fehl-)Haltung geht es im folgenden Test, der es Ihnen ermöglichen soll, jedes Ungleichgewicht schon möglichst früh zu erkennen.

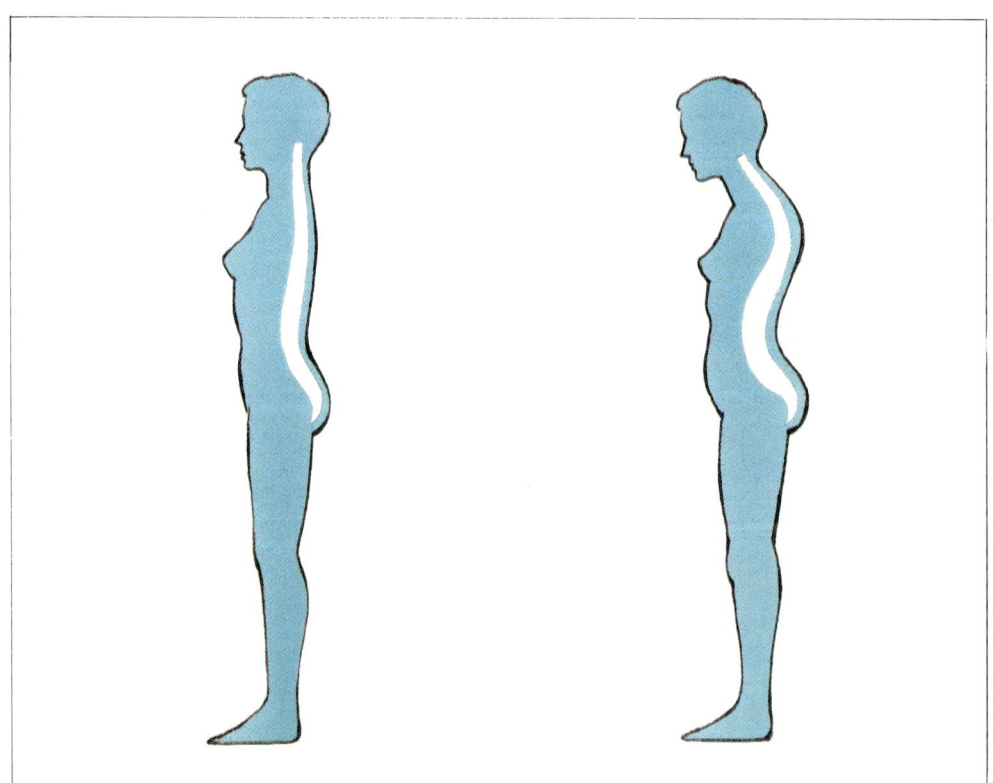

Häufige Fehlhaltungen: der Flachrücken (links) und der Hohlrundrücken (rechts)

Test: Sie benötigen einen großen Spiegel, in dem Sie sich in voller Größe sehen können. Stellen Sie sich, möglichst nur mit einer Unterhose bekleidet, in Ihrer üblichen Haltung so davor, daß Sie Ihren Körper von der Seite sehen können.

Was fällt Ihnen dabei auf? Sind Ihre Schultern etwas nach vorne geneigt, so daß der Rücken eine runde Form annimmt? Oder stehen Sie kerzengerade, so daß Ihre Wirbelsäule auf der gesamten Länge so gut wie keine Krümmung mehr aufweist?

Beide Haltungen sind für die Muskeln des Nackens, des Beckens und des Rückens sehr anstrengend und ungünstig.

Damit Sie das Gefühl einer richtigen Körperhaltung einmal spüren können, sollten Sie sich zunächst eine gedachte Linie von Ihrem Ohr abwärts bis zum Fußknöchel vorstellen. Diese Gerade stellt die Schwerkraftlinie Ihres Körpers dar, Ohr und Armkugel sowie Hüft-, Knie- und Sprunggelenk des Fußes sollten weitgehend auf dieser Linie liegen, damit das Körpergewicht richtig verteilt wird.

Wenn man zum Beispiel ein Hohlkreuz macht, schiebt sich der Bauch nach vorne, und die Schultern hängen. Wird die Hüfte in eine Linie mit den anderen, oben genannten Punkten des Körpers gebracht, verändert sich automatisch die ganze Haltung: Rücken und Schultern richten sich auf, der Bauch wird im Becken gehalten, die obere Rückenpartie hebt sich, da der Rücken durch die Wirbelsäule und das Becken gestützt wird. Jetzt stehen Sie richtig, sämtliche Muskeln können sich entspannen, und das Gewicht ist optimal verteilt.

Wahrscheinlich wird Ihnen diese Haltung aber »unnatürlich« vorkommen, da Sie sich schon an Ihr Hohlkreuz gewöhnt haben. Versuchen Sie nun, ein paar Minuten in dieser Position zu stehen, danach lassen Sie sich wieder in Ihre gewohnte Haltung gleiten.

Wiederholen Sie diese Übung, und nehmen Sie Ihre Hände als Unterstützung. Mit der rechten Hand drücken Sie Ihr Becken am Kreuzbeinbereich sanft nach vorne, die linke drückt leicht von vorne auf den Bauch. Auch wenn Sie einen runden Rücken haben, sollten Sie versuchen, Ihre Haltung so zu korrigieren, daß sich alle entscheidenden Körperpartien auf der Schwerkraftlinie befinden.

Wichtig ist, daß Sie die unterschiedliche Qualität beider Haltungen spüren lernen und allmählich ein Bewußtsein für Ihre Fehlhaltung entwickeln. Achten Sie bei dieser Übung darauf, daß Ihre Muskeln (besonders die der Oberschenkel) entspannt bleiben. Eine Verspannung tritt dann auf, wenn Sie sich angestrengt in die neue Position zwingen, statt die Muskeln locker in die andere Stellung gleiten zu lassen. Sie können diese Übung täglich immer mal wieder zwischendurch machen, etwa beim Warten auf den Bus oder während des Einkaufens.

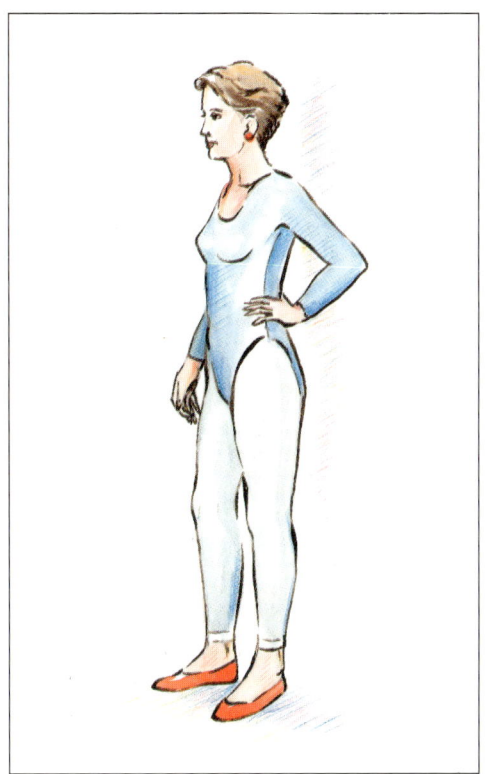

Optimale Körperhaltung

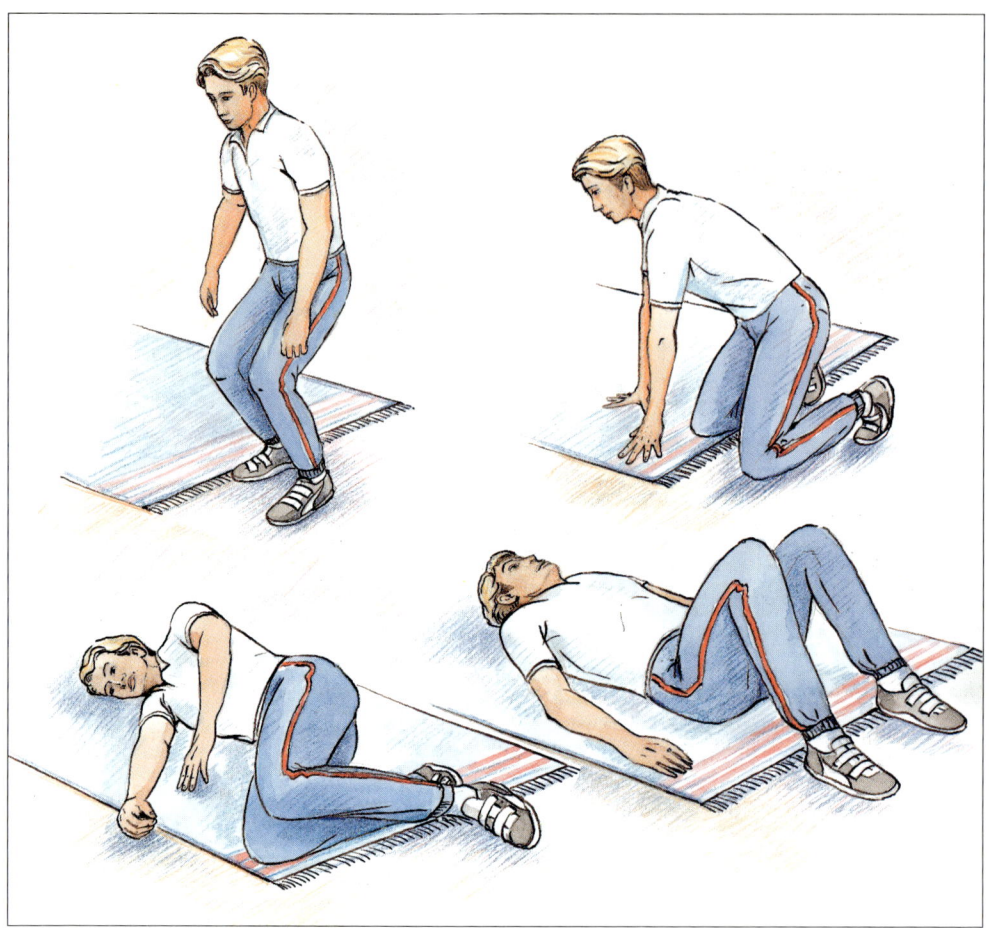

Bewegungsablauf beim Hinlegen

Entspannung durch Bewegungsübungen

Aktive Bewegungsübungen

Auch bei den folgenden Übungen geht es darum, daß Sie alle Bewegungen bewußt mit dem Ziel durchführen, die Muskeln allmählich zu entspannen.

Übung 1: Diese Übung ist in vier aufeinander abgestimmte Phasen unterteilt. *Vorbereitungsphase:* Damit Sie Ihren Rücken beim Hinlegen so wenig wie möglich belasten, sollten Sie folgenden Bewegungsablauf beachten. Gehen Sie langsam in die Knie, und neigen Sie Ihren Oberkörper aus der Taille heraus leicht nach vorne. Wenn Sie in

der Hocke sind, stützen Sie beide Hände rechts neben Ihrem Körper ab und knien sich auf den Boden. Nun können Sie sich langsam auf die Seite legen und dann auf den Rücken drehen. Diesen Bewegungsablauf sollten Sie immer beibehalten, wenn Sie sich auf den Rücken legen wollen. Danach strecken Sie die Beine aus, Ihre Arme ruhen seitlich neben dem Körper. Diese Lage ist zwar für Ihre Wirbelsäule und für die Rückenmuskeln nicht optimal, da die Wirbelsäule nicht gerade aufliegen kann und die Muskeln verkrampft bleiben. Die flache, gestreckte Rückenlage verstärkt zudem bei den meisten Menschen die Krümmung im Bereich der Lendenwirbel-

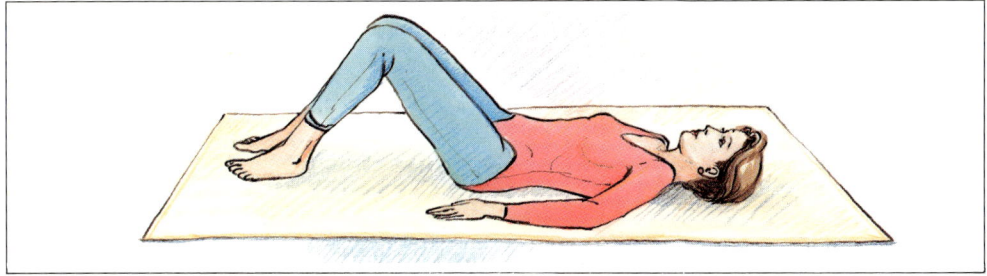

Übung 1: Vorbereitungsphase

säule und verursacht Rückenschmerzen. Trotzdem ist es wichtig, daß Sie zunächst in dieser Position liegen, damit Sie auch jetzt wieder die unterschiedlichen Körpergefühle spüren lernen.

Bleiben Sie ein paar Sekunden in dieser Lage, und stellen Sie dann nacheinander beide Beine auf. Durch dieses Anwinkeln wird das Becken gekippt, so daß Ihr Kreuz besser auf der Unterlage aufliegt. Versuchen Sie, den Unterschied zwischen »vorher« und »nachher« deutlich zu spüren. Vielleicht lassen Sie die Beine nochmals zurückgleiten, bleiben eine Weile ausgestreckt liegen und winkeln sie dann nacheinander wieder an. In dieser Endstellung sollten Sie ein

wenig verharren und das entspannte Körpergefühl genießen.

Beckenrollen: Sie bleiben in dieser Position und atmen zunächst einmal betont aus und ein. Beim nächsten Ausatmen lassen Sie das rechte aufgestellte Bein nach rechts fallen, das linke folgt dieser Bewegung etwas später nach. Beim Einatmen bringen Sie zunächst das linke, dann das rechte Bein wieder in Ausgangsposition. Danach atmen Sie aus und lassen Ihr linkes Bein auf die linke Seite fallen, während das rechte langsam folgt. Auf diese Weise werden besonders die Muskeln im unteren Rückenbereich wirksam gedehnt und können entspannen. Es ist jedoch darauf zu achten, daß der Oberkör-

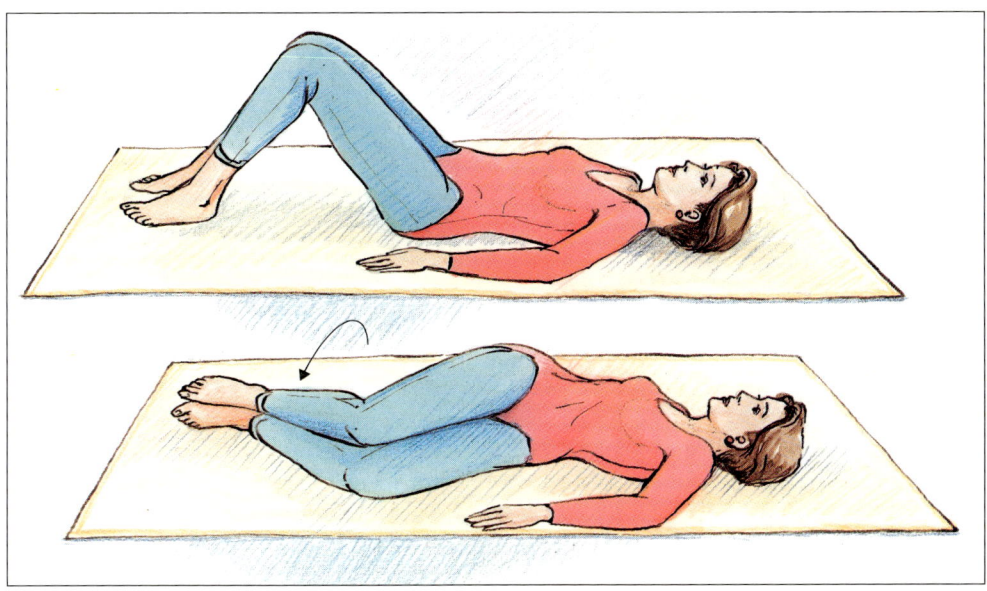

Übung 1: Beckenrollen

per nicht mitgedreht wird, sondern daß sich ausschließlich das Becken und die Beine bewegen. Diese Bewegungsfolge sollte mehrere Male wiederholt werden, wobei Sie auf die richtige Atmung achten.

Kreuzbeinkreisen: Sie liegen in der Ausgangsposition, das heißt, Ihre Beine sind aufgestellt. Heben Sie zunächst das rechte Bein an, schieben Sie es in Richtung Brustkorb, und umfassen Sie mit Ihrer rechten Hand das Knie. Danach ziehen Sie auch das linke Bein zu sich heran und umfassen das Knie mit der linken Hand.

Wenn Sie eine Weile so gelegen haben, beginnen Sie, mit Ihren Händen die Beine *leicht* nach links, nach vorne, nach rechts und zu sich heran zu bewegen. Dadurch entsteht eine kleine Kreisbewegung im Kreuzbeinbereich, die die untere Rückenpartie ebenfalls wohltuend entspannt. Voraussetzung ist aber auch hierbei, daß die Bewegungen leicht und ohne Muskelanspannung erfolgen.

Das Kreuzbeinkreisen sollten Sie mindestens 30 Sekunden lang durchführen, um eine optimale Wirkung zu erzielen.

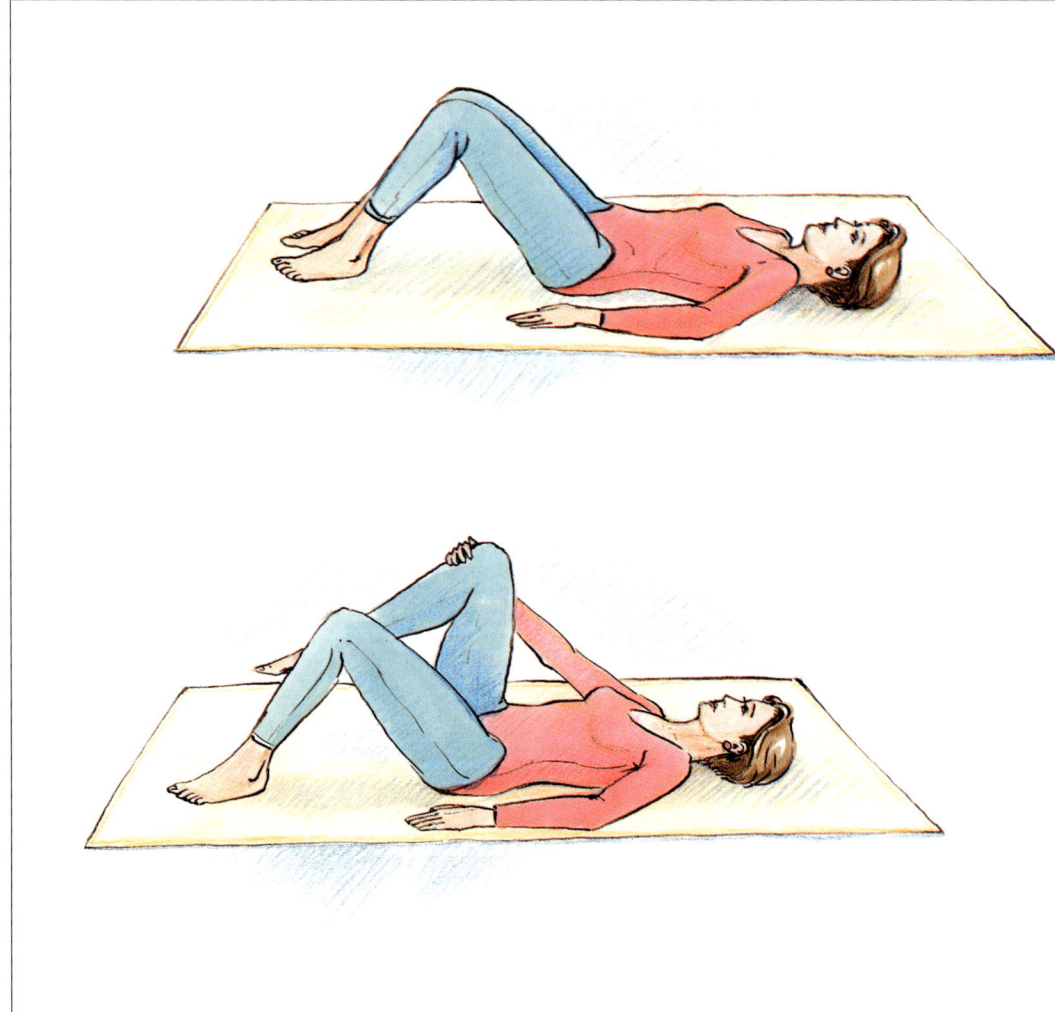

Übung 1: Kreuzbeinkreisen

Ruhepause: Nach diesen aktiven Bewegungsübungen ist eine Ruhepause wichtig, in der Sie Ihr Körpergefühl nochmals genießen sollten.

Lassen Sie dazu Ihre angewinkelten Beine und den Oberkörper einfach zur Seite gleiten, wobei Kopf und Rückgrat eine gerade Linie bilden sollten. Suchen Sie eine bequeme Stellung für Ihre Arme, und atmen Sie ruhig und gleichmäßig. Die sogenannte Fetusstellung ist für den Rücken besonders angenehm, sie vermittelt ein Gefühl der Geborgenheit.

Übung 2: Diese Übung ist als Unterstützung der vorhergehenden Körperbewußtseinsübung gedacht. Sie lernen, die Beckenmuskeln zu entspannen und geschmeidig zu machen. Die Übung wirkt wohltuend bei allen Schmerzen im Lendenbereich, unabhängig von der jeweiligen Ursache. Außerdem verringert sie die Belastung der Gelenkflächen und streckt die Bänder und Muskeln auf sanfte Weise. Da es nur kleine Bewegungen sind, die Sie ausführen, sollten Sie die Übung in Ruhe und mit Bewußtsein genießen.

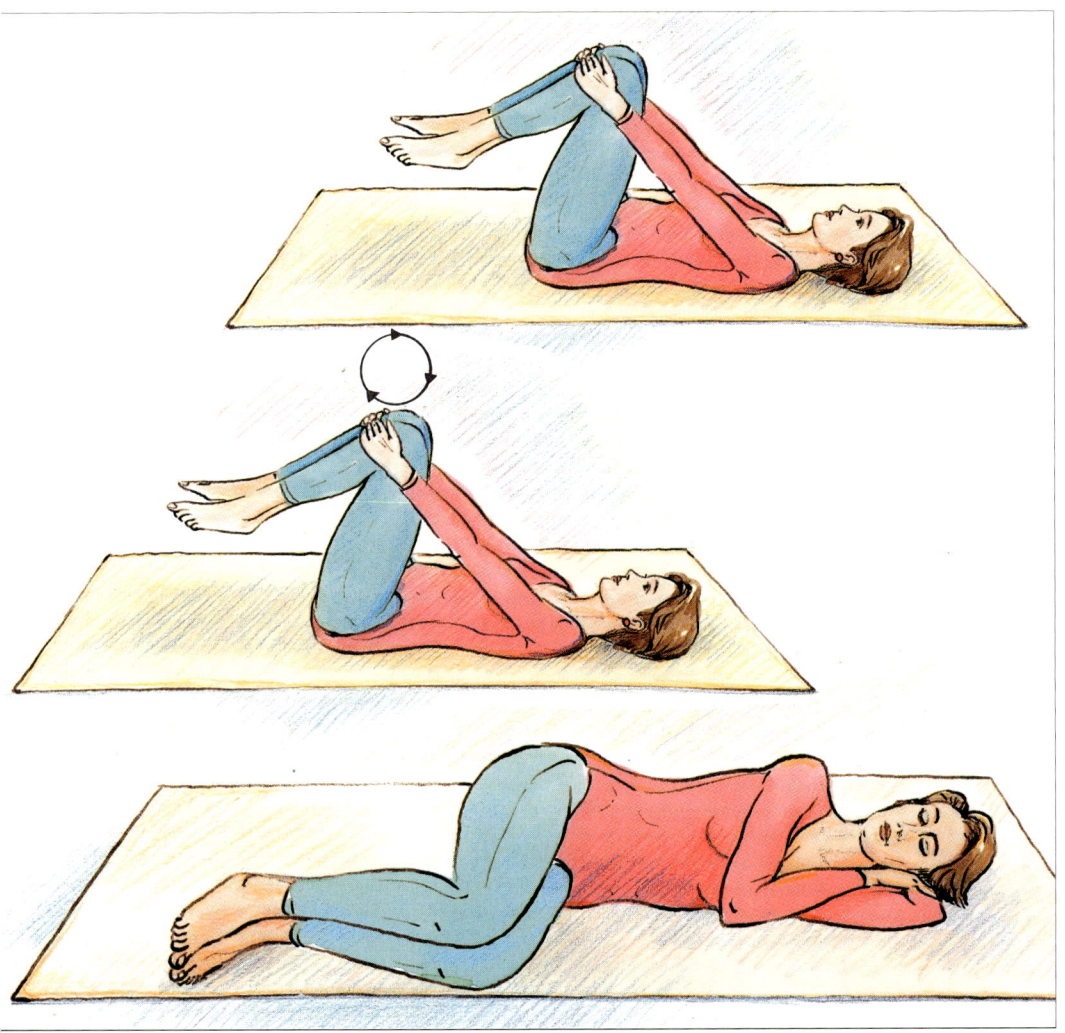

Sie liegen wieder in der gewohnten Stellung auf dem Rücken, die Beine sind aufgestellt, die Arme liegen seitlich neben dem Körper. Atmen Sie einmal tief aus und ein, und versuchen Sie, Ihre Aufmerksamkeit nach innen, in den Bereich Ihres Beckens zu lenken. Stellen Sie sich im Geist das Kugelgelenk Ihrer Hüfte vor, das Ihnen eine problemlose Bewegung ermöglicht.

Drücken Sie nun vorsichtig Ihr Kreuz flach auf die Unterlage, so daß Ihr Becken leicht nach vorne kippt. Achten Sie jedoch darauf, daß die Bauch- und die Gesäßmuskeln sowie die Oberschenkelmuskulatur dabei entspannt bleiben. Dies ist meist sehr schwierig, da die Beckenmuskeln recht unbeweglich sind und wir die oben erwähnten Muskelgruppen für diese Bewegung zu Hilfe nehmen. Stellen Sie sich deshalb vor, daß die Bewegungen ausschließlich aus dem Hüftgelenk kommen. Danach lassen Sie das Becken wieder zurückkippen, das heißt nach hinten. Wiederholen Sie die Übung mindestens 5mal, am besten aber so lange, bis Sie das Gefühl haben, daß das Becken ohne Muskelanstrengung bewegt werden kann.

Nach dieser schwierigen Übung ruhen Sie sich ein paar Minuten in der schon erwähnten Fetusstellung (siehe Seite 111) aus.

Passive Bewegungsübungen

Den aktiven, das heißt durch Sie selbst bewirkten Bewegungen folgen nun die passi-

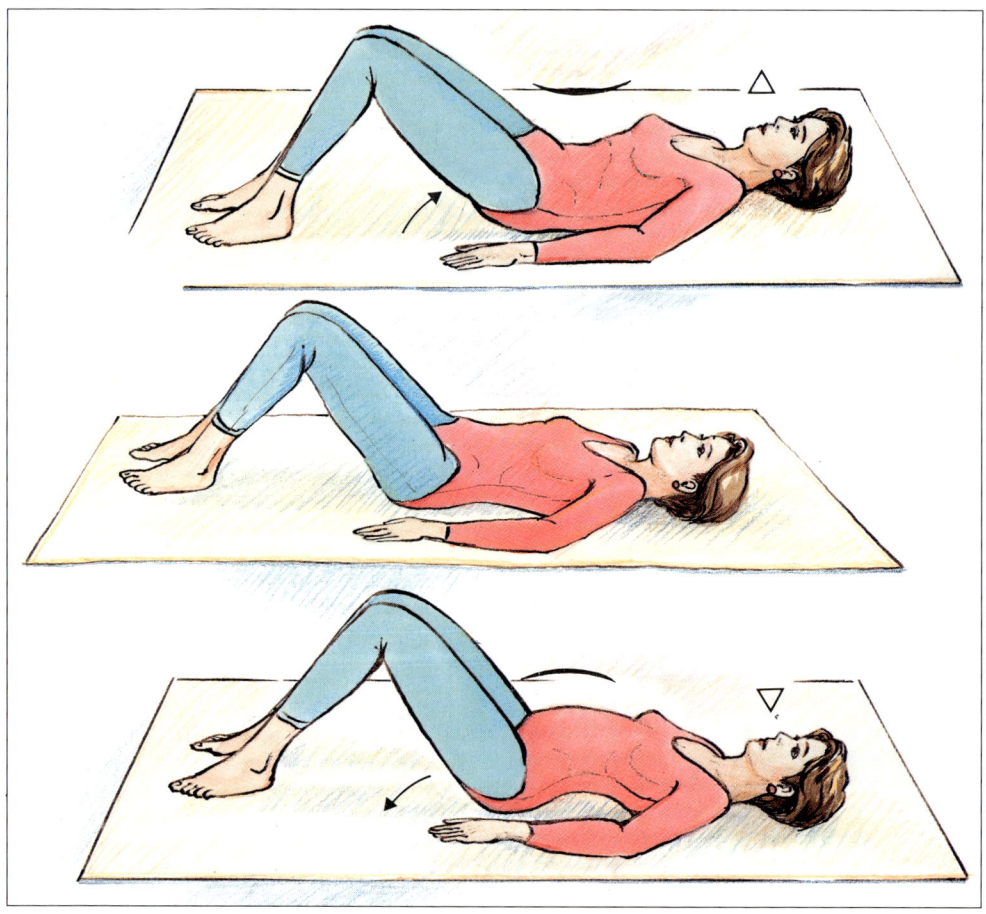

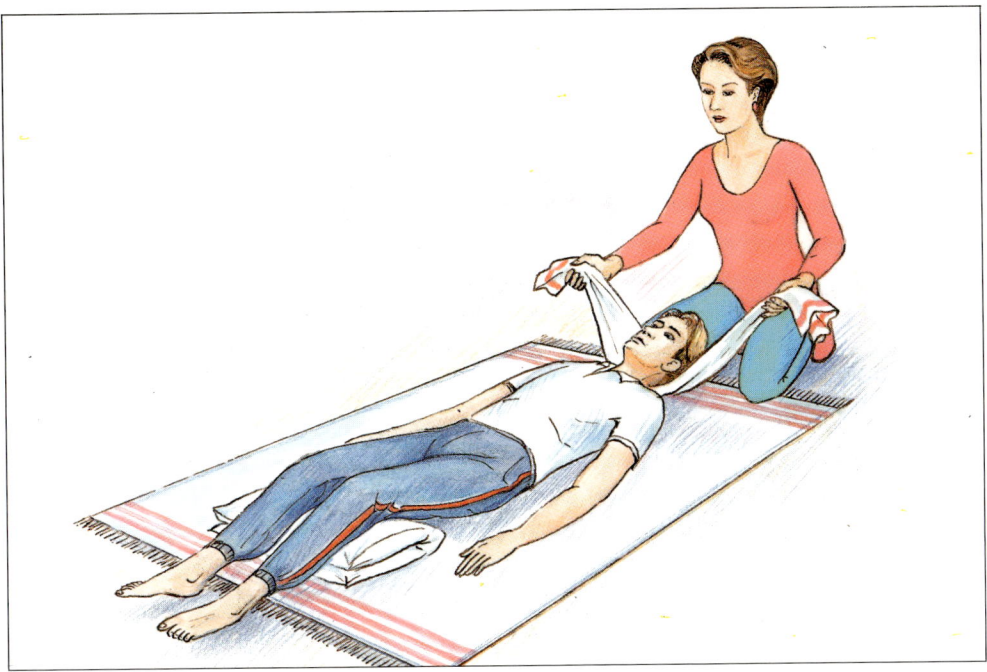

Übung 1

ven, wobei passiv in diesem Zusammenhang bedeutet, daß Sie von einem Partner oder einer Partnerin bewegt werden. Für den Entspannungsprozeß ist gerade dieses Geschehenlassen, das Sich-Bewegenlassen von entscheidender Bedeutung. Zwar hört es sich ganz einfach an, wenn davon die Rede ist, daß jemand bewegt wird; für die Streßgeplagten unter uns aber dürfte dieses Nichtstun sehr schwierig sein, da hier Aktivität und Anspannung in den Hintergrund treten müssen.

Doch gerade für diesen Personenkreis ist es sehr wichtig zu erfahren, wie angenehm es sein kann, sich den liebevollen Händen eines Partners anzuvertrauen.

Insgesamt sind die passiven Bewegungsübungen hervorragend dazu geeignet, den eigenen Entspannungs- oder Verspannungsgrad sehr deutlich spüren zu lernen.

Übung 1: Auf Streßsituationen und anstrengendes Sitzen reagiert oftmals zuerst unser Nacken mit schmerzhaften Verspannungen. Manchmal genügt dann schon ein kühler Luftzug, um unsere Nackenmuskeln völlig unbeweglich zu machen. Aber auch für Menschen, die überwiegend geistige Arbeit leisten, ist die folgende Übung eine Wohltat. Diesen Menschen »sitzt oft einfach so viel im Nacken«, daß der Körper mit Schmerzen an genau dieser Stelle reagiert. Gerade Kopfschmerzen ohne organische Ursache sind als Zeichen chronischer Überlastung zu deuten.

Als Hilfsmittel für diese Übung benötigen Sie ein etwas größeres Handtuch, das Sie ausgebreitet unter Ihren Kopf legen. Außerdem brauchen Sie noch zwei größere Kissen, die Sie unter Ihre Kniekehlen schieben, damit sich Ihr Körper völlig entspannen kann und Sie sich nicht auf das Halten Ihrer Beine konzentrieren müssen.

Der Partner/die Partnerin steht oder kniet mit vorgebeugtem Oberkörper hinter Ihnen und hält jeweils zwei Handtuchzipfel in seinen Händen. Das Handtuch wird jetzt an beiden Enden zugleich langsam etwas angehoben, so daß der Kopf nicht mehr auf dem Boden, sondern im Handtuch liegt. Schließen Sie Ihre Augen und lassen Sie den Kopf schwer werden. Ihr Kopf liegt sicher und bequem im Handtuch. Der Partner zieht jetzt vorsichtig an einer Seite des Handtuchs, dadurch dreht sich der Kopf leicht zur anderen Seite. Die Drehbewegung sollte nur so weit durchgeführt werden, wie es Ihnen angenehm ist. Danach wird der Kopf wieder in die Mittellage und dann zur anderen Seite gedreht.

Während des Drehens können Sie oder auch Ihr Partner ganz genau spüren, ob Sie Ihren Kopf selbst bewegen oder ob Sie an bestimmten Stellen Widerstand leisten. In diesem Fall muß der Partner Ihren Kopf eine Weile ruhighalten, damit Sie sich entspannen können, und dann erst wieder mit der Drehung fortfahren. Der Zustand der völligen Entspannung ist dann erreicht, wenn Sie sich mühelos, ohne Angst und Abwehr den Bewegungen überlassen können. Sollten Sie starke Schmerzen im Nakkenbereich haben, muß der Partner besonders feinfühlig und behutsam vorgehen.

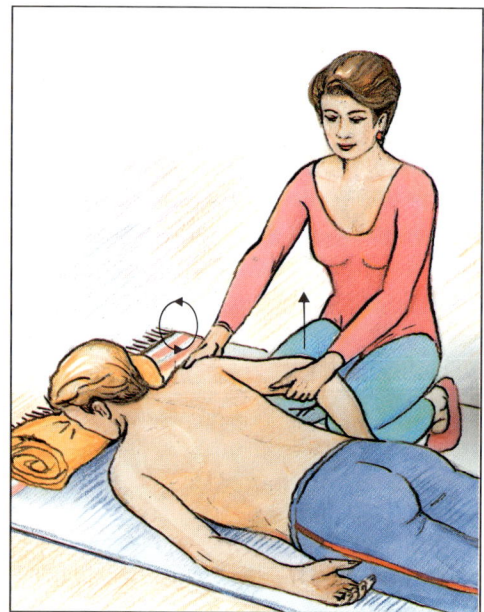

Übung 2

Übung 2: Neben dem Nacken sind auch die Schultern oft schmerzhaft verspannt und die Gelenke unbeweglich. Bei den Menschen, die sich immer zuviel aufladen und zu oft Probleme anderer zu den eigenen machen, kommen diese Symptome sehr häufig vor. Sie haben meist eine gebeugte Haltung, so als würden sie die ganze Last der Welt auf den Schultern tragen. Auch diejenigen, die stundenlang in gekrümmter Haltung am Schreibtisch sitzen, ohne den Schultern regelmäßig den nötigen Ausgleich zu verschaffen, klagen häufig über Schmerzen in diesem Bereich. Durch passive Bewegungsübungen entspannen sich die wichtigen Halte- und Stützmuskeln, und die Gelenke werden wieder beweglich.

Sie befinden sich in Bauchlage, der Partner kniet auf der rechten Seite in Höhe Ihrer Schultern und schiebt seine rechte Hand unter Ihr Schultergelenk. Das Gelenk beziehungsweise die Armkugel sollte sicher in seiner Hand liegen, damit Sie auch hier nicht das Gefühl bekommen, selbst mitmachen zu müssen. Die Schulter wird jetzt leicht angehoben, während die linke Hand den Oberarm umfaßt.

Da das Schulterblatt beweglich aufgehängt ist, kann die gesamte Schulter kreisend bewegt werden. Die Hauptarbeit leistet dabei die rechte Hand, die den Oberarm hochhält und bewegt. Ihr Partner sollte sehr vorsichtig vorgehen und keine ruckartigen Bewegungen machen. Sie selbst lassen den Arm schwer herabhängen und bewegen ihn nicht mit. Nach etwa 30 Sekunden wechselt der Partner zur anderen Seite, wobei die Handgriffe genau umgekehrt sind: Die linke Hand wird unter das linke Schultergelenk gelegt, während die rechte Hand den Oberarm umfaßt.

Übung 3: Diese passive Bewegungsübung ist für jene Menschen gut geeignet, die unter Ischias- oder an starken Rückenschmerzen im Lendenwirbelbereich leiden. Sie wird oft angewandt, da sie rasch zu einer Schmerz-

114

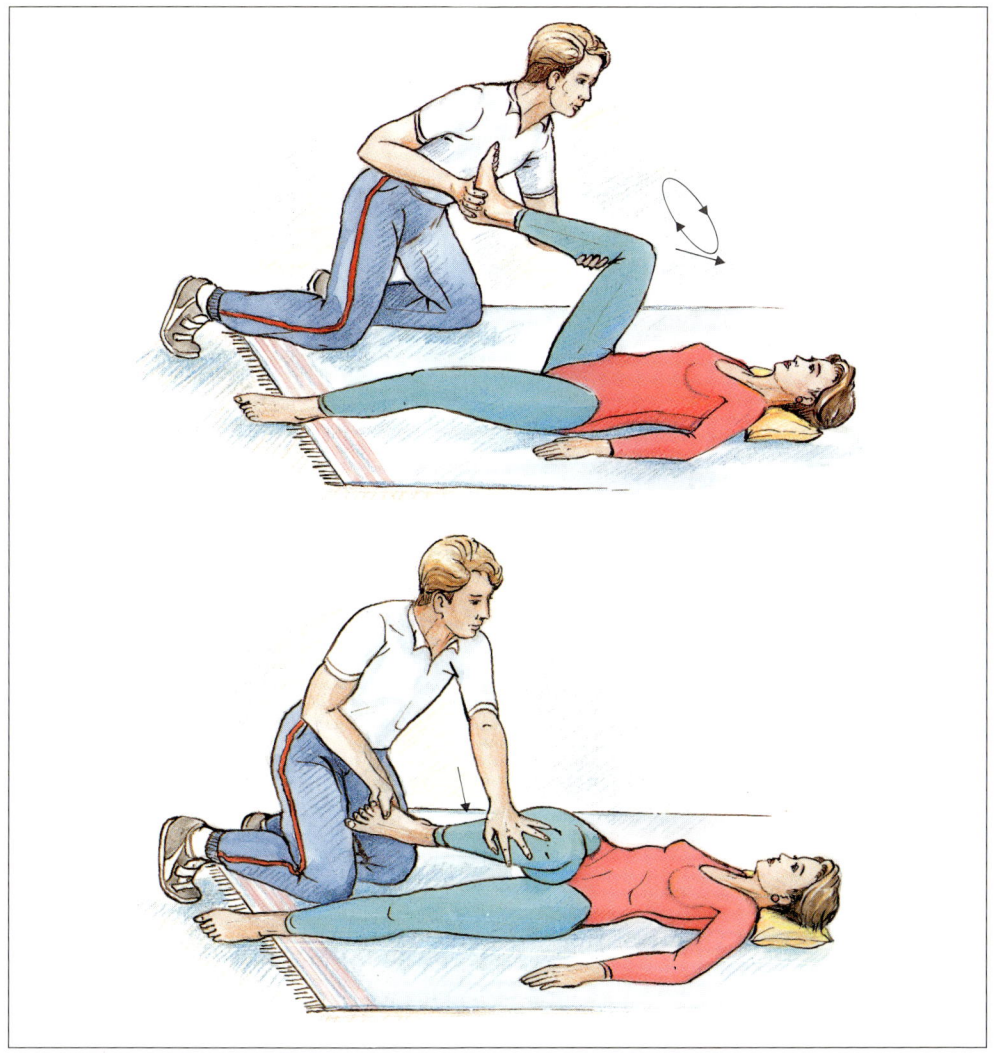

Übung 3

linderung und zu einer Muskelentkrampf-
fung beitragen kann. Wichtig ist auch hier
wieder, daß Sie sich den Armen eines Partners oder einer Partnerin anvertrauen, sich
völlig entspannen und bewegen lassen.
Sie liegen auf dem Rücken, der Partner
kniet dicht neben Ihrem rechten Oberschenkel. Er hebt Ihr Bein, indem er mit der
linken Hand Ihre Kniekehle umfaßt und Ihren Fuß mit seiner rechten Hand abstützt.
Das angehobene Bein wird nun langsam in
Richtung Ihres Kinns gedrückt.

Nach ein paar Sekunden in dieser Stellung
beginnt der Partner, langsam kleine kreisende Bewegungen mit Ihrem Knie auszuführen. Dazu drückt er mit der linken Hand,
die sich zuvor unter der Kniekehle befand,
von oben auf Ihr Knie. Die Kreisbewegun-
gen sind zuerst klein und können dann,
wenn Sie keine Widerstände leisten, allmählich größer werden.
Die Übung wird beendet, indem der Partner
Ihr rechtes Bein langsam durch Drücken
auf die Außenseite des Knies zu Ihrer linken

Körperseite senkt. Jede schnelle und ruckartige Bewegung ist dabei allerdings zu vermeiden, damit Sie nicht das Gefühl bekommen, Ihr Bein doch besser selbst halten zu müssen. Die Muskeln der Hüfte und des unteren Rückens werden auf diese Weise sanft gestreckt, bis das Bein auf der linken Körperseite den Boden berührt.

Danach wechselt der Partner die Seite und wiederholt den gleichen Bewegungsablauf mit Ihrem linken Bein.

Durch diese Übung lernen Sie zum einen, Ihre Beinmuskeln völlig zu entspannen, zum anderen werden die Sehnen und Muskeln des Beckens gestreckt sowie die Durchblutung der Kreuzbeinregion angeregt.

Entspannung durch Yoga

Das indische Hatha-Yoga kennt zahlreiche *Körperstellungen* (sogenannte Asanas), die auf die Rückenmuskeln entspannend wirken und Beschwerden in diesem Bereich positiv beeinflussen.

Um Yoga richtig, das heißt wirkungsvoll auszuführen, wird nach alter Tradition vor oder nach den Körperstellungen immer *meditiert*. Dieses Sich-in-sich-Versenken bringt dem Übenden Gelassenheit und erleichtert gleichzeitig die Konzentration auf Besserung der Beschwerden. Die tiefe Entspannung, die durch Meditation erreicht wird, erweist sich gerade bei chronischen Rückenproblemen und anderen Streßfaktoren als sehr heilsam.

Übung 1: Der berühmte *Yoga-Sitz* (auch Lotos-Sitz genannt) dürfte vielen von uns bekannt sein. Wer ihn nicht mühelos und bequem einnehmen kann, sollte sich in den leichteren Schneidersitz begeben oder sich ganz einfach auf einen Stuhl setzen. Wichtig für diese Meditationsübung ist, daß Sie aufrecht sitzen. Halten Sie Ihre Wirbelsäule während des Übens immer gerade, und achten Sie darauf, ruhig und gleichmäßig zu atmen. Die Hände liegen entspannt zu offenen Schalen geformt auf Ihren Oberschenkeln (Schneidersitz) oder Ihren Füßen (Lotos-Sitz).

Ihre Augen sind geschlossen, und Sie gehen allmählich mit Ihrem Bewußtsein nach innen. Spüren Sie die Stille Ihres Körpers; alle Geräusche, die von außen kommen, verlieren an Bedeutung und sind kaum mehr wahrnehmbar. Ihre Gedanken ziehen ein-

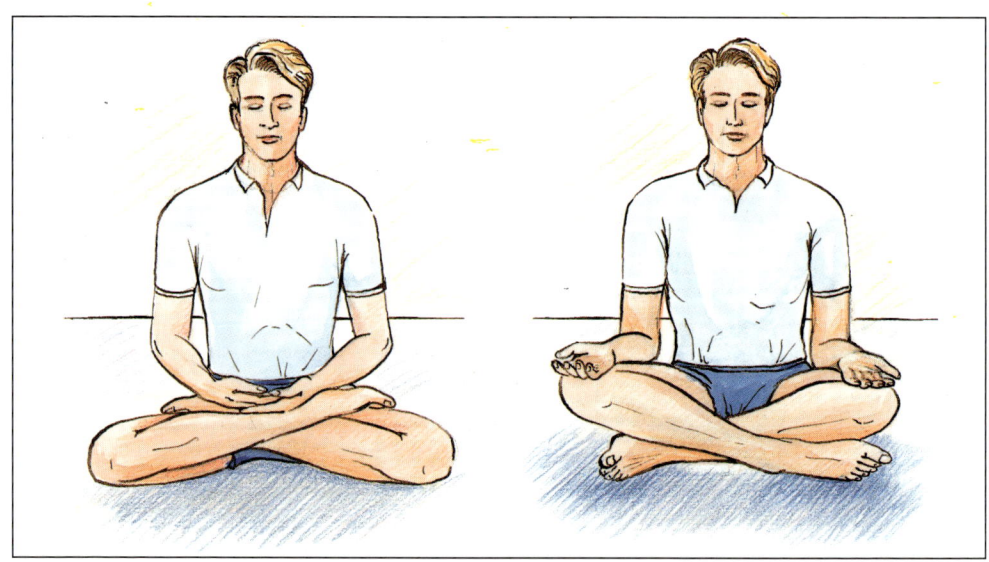

116   *Übung 1: Lotos-Sitz (links) und Schneidersitz (rechts)*

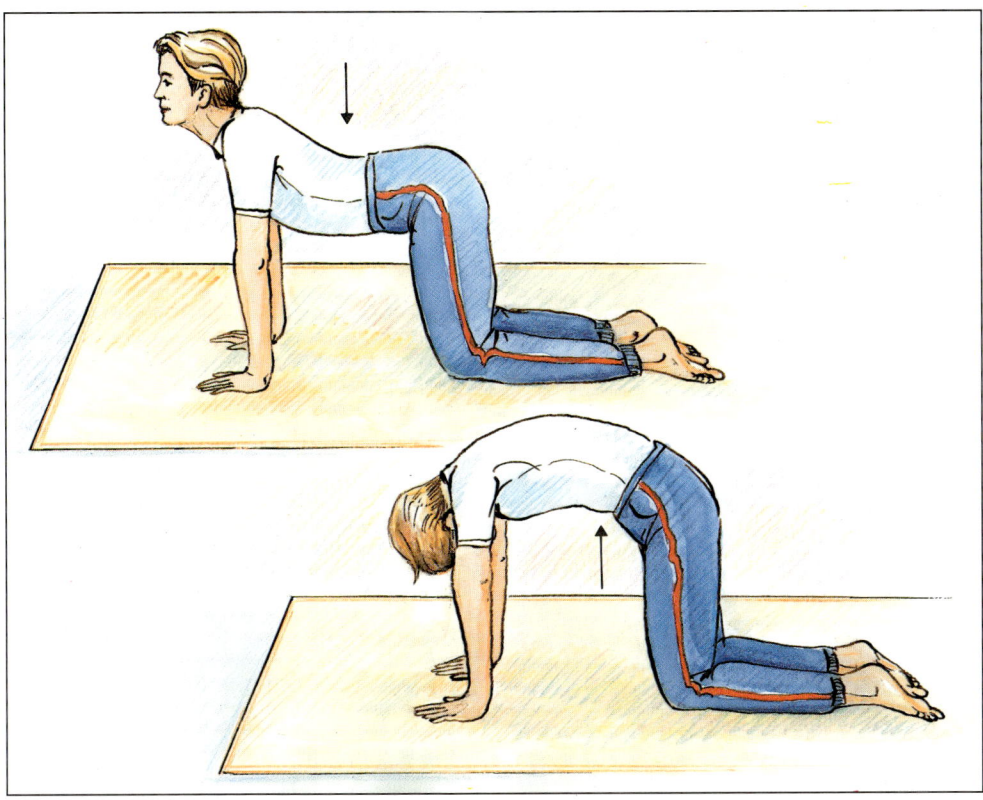

Übung 2

fach vorüber, und Sie versuchen, keinen dieser Gedanken festzuhalten. Mit jedem Atemzug dringen Sie tiefer in Ihr Inneres vor, und Sie bleiben dort mit all Ihrer Aufmerksamkeit. Die tiefe Ruhe, die Sie jetzt spüren, gibt Ihnen Kraft und Energie, sich auf Ihr Vorhaben zu konzentrieren.
Nach etwa 10 Minuten beginnen Sie langsam wieder, aus der Versenkung in sich selbst aufzutauchen. Atmen Sie tief aus und ein, gähnen Sie herzhaft und strecken Sie sich genüßlich. Sie spüren, daß Ihr Geist klar und offen ist, um sich auf das Kommende, Wesentliche zu konzentrieren. In dieser Phase beginnen Sie mit der nächsten Übung.

Übung 2: Diese Yoga-Übung ist unter dem Namen *Katzenbuckel* bekannt. Sie bewirkt eine größere Beweglichkeit der unteren

Brustwirbelsäule, aber auch der Lendenwirbelsäule, und kräftigt den unteren Rücken. Begeben Sie sich zunächst in den Vierfüßerstand. Drücken Sie dann beim Einatmen den Mittelteil des Rückens nach unten, wobei der Kopf möglichst weit zurückgebogen wird. Beim Ausatmen runden Sie den Rücken in die entgegengesetzte Richtung, der Kopf senkt sich und hängt locker herab. Beim Wiederholen der Übung sollten Sie stets darauf achten, daß Sie die Bewegungen Ihrem Atemrhythmus anpassen.

Übung 3: Bei dieser traditionellen Yoga-Übung, genannt die *Kobra,* wird die Wirbelsäule gestreckt, die umliegenden Muskeln werden entspannt.
Da die Kobra nicht ganz einfach ist, gibt es hier insgesamt sechs Lernschritte, die wie folgt aussehen:

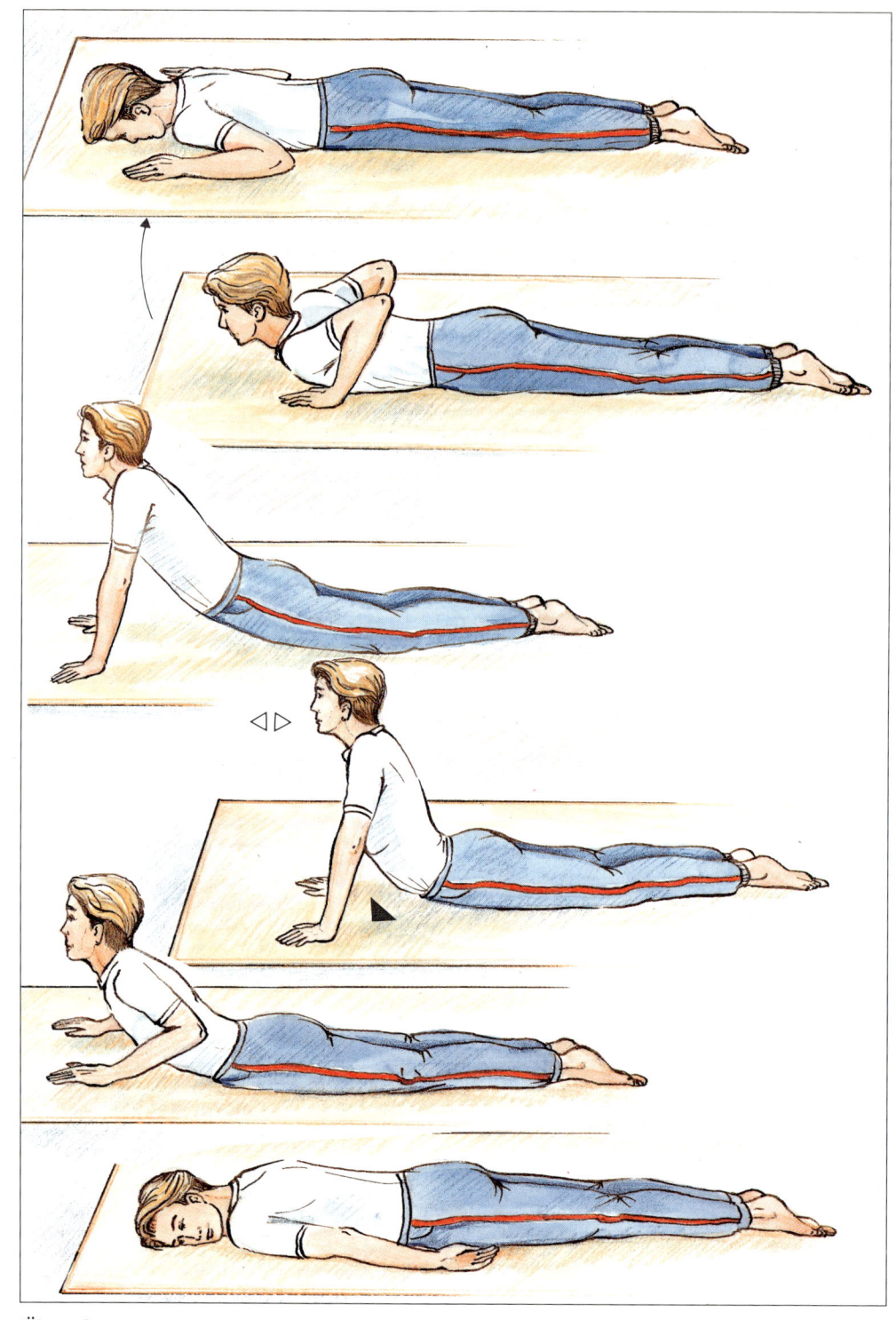

⇨ Sie befinden sich in Bauchlage, die Füße liegen nebeneinander, und das Kinn berührt den Boden. Legen Sie beide Handflächen in Höhe der Schultern auf den Boden.

⇨ Während Sie langsam einatmen, heben Sie den Kopf und strecken die Halswirbelsäule. Jetzt heben Sie – immer noch in der Einatmungsphase – die Brust und stützen sich dabei mit den Händen ab.

⇨ Am Ende der Einatmung richten Sie den Oberkörper so weit wie möglich auf und wölben ihn nach hinten. Die Hüfte bleibt jedoch am Boden, die Arme sind entweder gestreckt oder leicht angewinkelt, je nachdem, wie biegsam Ihre Wirbelsäule ist.

⇨ In dieser Stellung atmen Sie aus und beginnen, etwa eine halbe Minute lang tief ein- und auszuatmen, wobei Sie versuchen sollten, den Nabel gegen den Boden zu pressen.

⇨ Sie bleiben auf die Arme gestützt und senken den Oberkörper bis zu dem Wirbelsäulenabschnitt, der Ihnen Probleme bereitet und deshalb einer Sonderbehandlung bedarf. Halten Sie den Oberkörper dort an, und atmen Sie wieder eine halbe Minute lang tief in diese Blockade Ihrer Wirbelsäule hinein.

⇨ Danach senken Sie Ihren Oberkörper wieder in die Ausgangsstellung, legen den Kopf auf die Seite und die Arme neben den Körper. Schließen Sie die Augen und entspannen Sie sich ein paar Minuten.

Wenn die Übung sehr anstrengend für Sie war, sollten Sie sie zunächst nur einmal durchführen und so lange täglich üben, bis Ihnen die vollständige Streckung mühelos gelingt.

Entspannung durch Heilatmung

Bei den Yoga-Übungen wurde schon deutlich, wie hilfreich wir den Atem zur Unterstützung verschiedener Bewegungen einsetzen können. Da aber fast alle Menschen mit Haltungsschäden und Rückenbeschwerden dazu neigen, ständig flach zu atmen, ist es empfehlenswert, Atemtechniken zu erlernen. Dies geht natürlich nicht von heute auf morgen. Verlieren Sie also bitte nicht die Geduld, wenn sich der Erfolg langsam und schrittweise einstellt.

Richtiges Atmen ist die beste und natürlichste Entspannungstechnik; es erfrischt sowohl körperlich als auch seelisch und befreit den Körper von Verspannungen. Wenn Sie Ihre Haltung verändern wollen, müssen Sie auch Ihre Atemweise vertiefen, so daß besonders die untere Körperhälfte an den Atembewegungen aktiv teilhaben kann.

Übung: Für *die Bauch-Zwerchfell-Atmung* befinden Sie sich in Rückenlage. Zwei Kissen liegen unterstützend unter den Kniekehlen, ein kleines befindet sich unter dem Kopf; die Arme ruhen seitlich am Körper. Wenn Sie die Übung zum ersten Mal durchführen, können Sie Ihre Hände auch auf den Bauch legen, um die Auf- und Abwärtsbewegungen der Bauchmuskeln besser zu spüren.

Beginnen Sie nun, langsam durch die Nase aus- und einzuatmen. Versuchen Sie, dabei zu fühlen, ob Ihr Atem überhaupt bis nach unten, das heißt in den unteren Bauchraum, fließen kann. Sollten Sie Schwierigkeiten damit haben, lassen Sie einfach Ihre Bauchmuskeln und Ihren Willen los: Sie werden geatmet! Auch dürfen Sie die Bauchmuskeln beim Atmen nicht anspannen oder den Bauch herausstrecken, denn dieser Kraftaufwand hat nichts mit Ihrer Atmung zu tun. Um Ihnen die eigene Körperempfindung zu erleichtern, sollten Sie sich beim Ausatmen eine Bewegung nach oben zur Brust hin vorstellen, wobei der Bauch einsinkt. Beim Einatmen dagegen geht die Atemwelle nach

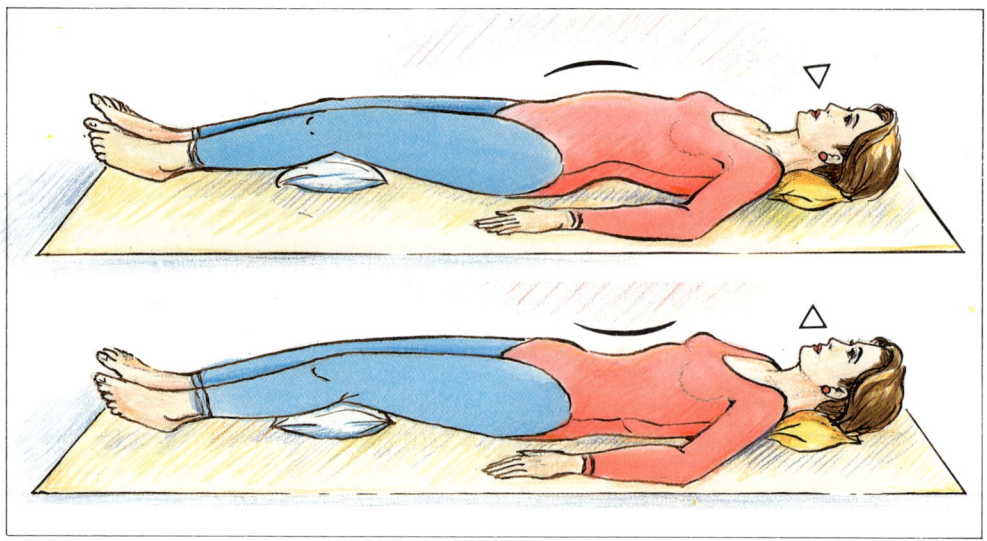

Bauch-Zwerchfell-Atmung im Liegen ...

unten in den Bauch hinein, so daß er sich ganz automatisch ausdehnen muß. Eine weitere Hilfe kann die Vorstellung sein, daß Ihr Bauch ein Luftballon ist, der beim Einatmen aufgeblasen wird und beim Ausatmen wieder zusammensinkt. Nach der etwas längeren Ausatmung warten Sie einen kleinen Augenblick, bis Ihr Körper wieder von allein nach der Einatmung verlangt. Anfangs sollten Sie nur zehn bis fünfzehn Atemzüge in dieser Technik durchführen. In diesem Übungsstadium ist es zunächst wichtig, daß Sie ein Bewußtsein für die Bauchatmung entwickeln, damit sich Ihre Bauch- und Beckenmuskeln entspannen. Die Bauchatmung kann auch im Sitzen (für schwangere Frauen gut geeignet) oder im Stehen, an eine Wand gelehnt, sehr gut durchgeführt werden. Dabei kommt es lediglich darauf an, daß Sie Ihre Wirbelsäule senkrecht und den Kopf aufrecht halten.

Entspannung durch heilendes Visualisieren

Daß die heilende und entspannende Kraft unserer Gedanken vieles bewirken kann, ist eine Erkenntnis, die bereits in die Heilmethoden vergangener Kulturen Eingang gefunden hatte. Die Diagnose und die Heilbehandlung wurden gezielt während jenes besonderen Bewußtseinszustands unmittelbar vor dem Einschlafen durchgeführt, in dem Körper und Geist optimal entspannt sind. In diesem Stadium können besonders Selbstheilungskräfte angeregt und der Wunsch nach Genesung verstärkt werden.

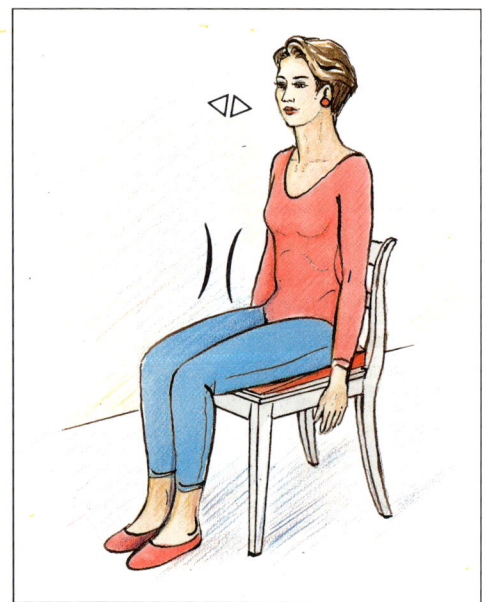

und im Sitzen

Übung: Die folgende Übung bringt Wärme und Entspannung für den Rücken.

Sie liegen mit aufgestellten Beinen auf dem Rücken, unter Ihren Kniekehlen liegt eine zusammengerollte Wolldecke. Die Augen halten Sie geschlossen. Zählen Sie im Geiste langsam von 20 rückwärts bis 1. Mit jeder Zahl sinken Sie tiefer in Ihr Inneres, bis Sie das Gefühl haben, ganz gelöst zu sein. Alle Geräusche von außen nehmen Sie kaum noch wahr, Sie spüren lediglich Ihren Atem, der Ihren Körper leicht bewegt. Stellen Sie sich einen langen Sandstrand vor, auf dem Sie unbekleidet liegen. Es ist warm, und Ihr Rücken sinkt in den weichen Sand. Die Wärme durchdringt jede Faser Ihrer Haut, der Sand gibt Ihrem Rücken Stütze und Sicherheit. Stellen Sie sich außerdem vor, daß Ihr Atem eine warme, blaue Substanz ist, die langsam vom unteren Wirbelsäulenbereich nach oben zum Nacken hin fließt. Mit jedem Atemzug schicken Sie diese heilende Substanz durch Ihren Rücken, besonders an die Stellen, die Ihnen Schmerzen bereiten. Beim Einatmen nehmen Sie die heilende Energie in sich auf, beim Ausatmen lassen Sie die Schmerzen und die Blockaden einfach nach draußen entweichen. Sie fühlen sich völlig entspannt und von Wärme umgeben. Nach etwa 10 Minuten kehren Sie langsam wieder zurück, indem Sie von 1 bis 20 zählen. Danach strecken Sie sich, gähnen einmal kräftig und bleiben noch eine Weile mit geöffneten Augen liegen, um die Entspannung Ihres Rückens bewußt spüren zu können.

Visualisierungsübungen sind besonders für Menschen geeignet, die unter schweren Rückenbeschwerden leiden und die Körperübungen noch nicht machen dürfen oder aufgrund ihrer Krankheit kaum dazu in der Lage sind. Auch bei Verletzungen des Rückens ist das Visualisieren eine gute Methode, die Heilung zu beschleunigen.

Die Heilmassage

KARIN SCHUTT

Die Massage zählt zu den natürlichen Heilmethoden, die so alt sind wie die Menschheit selbst. Meist wenden wir Massagen gefühlsmäßig richtig an: Wenn Sie sich beispielsweise bei Kopfweh an die Schläfen oder an die Kopfhaut fassen und die am stärksten schmerzende Stelle mit leichtem Fingerdruck massieren, können Sie oft schon nach ein paar Minuten feststellen, wie der Schmerz weicht. Auch die altbekannten Einreibungen mit kühlenden oder wärmenden Salben, Flüssigkeiten oder Cremes können als Massage bezeichnet werden. Sie helfen ganz besonders gut bei Muskelverspannungen.

Seit Jahrtausenden haben Heilkundige aller Kulturen und Epochen durch körperliche Berührung Krankheiten geheilt und Schmerzen gelindert. So kennt die asiatische Medizin verschiedene Heilmassagen, die insbesondere der Vorbeugung verschiedenster Krankheiten dienen. Die bei uns bekanntesten fernöstlichen Massageformen sind die *chinesische Akupressur* und das *japanische Shiatsu*. Beiden Methoden liegt eine umfassende Lebenslehre zugrunde, die nicht nur die körperlichen, sondern auch die geistig-seelischen Zusammenhänge berücksichtigt. Krankheiten können nach Auffassung dieser Lehre nur geheilt werden, wenn der ganze Mensch, das heißt seine Seele, sein Geist und sein Körper, behandelt wird. Die in Europa bekannteste Form der Heilmassage, die sogenannte *klassische* oder auch *schwedische Massage,* geht dagegen ausschließlich von körperlichen Ursachen für Krankheiten aus. Sie zählt zu den physikalischen Therapien, auch Physiotherapien genannt, und wird in der Regel von Masseurinnen und Masseuren, Krankengymnastinnen und Heilpraktikern ausgeführt – entweder als Zusatzmaßnahme zu anderen Heilverfahren oder als alleinige Heilmethode.

Ziel der klassischen Massage ist es, verspannte Muskelpartien zu lockern, die Durchblutung der Haut und der tieferliegenden Gewebe zu fördern, sowie Muskeln und Bänder geschmeidiger zu machen. Dadurch können in den meisten Fällen bei regelmäßiger Behandlung Schmerzen gelindert und das Beschwerdebild weitgehend gebessert werden.

Die klassische Massage ist ein natürliches und äußerst wirkungsvolles Mittel, das bei uns jedoch nicht präventiv, also vorbeugend, sondern in der Regel erst dann ärztlicherseits verordnet wird, wenn bereits Schmerzen aufgetreten sind.

Neben der klassischen Massage gibt es noch einige Spezialformen der Massage, die ebenfalls bei Rückenbeschwerden sehr zu empfehlen sind wie die *Bindegewebsmassage* und die *Fußreflexzonenmassage*. Beide Methoden erfordern eine Zusatzausbildung und werden bedauerlicherweise bei uns viel zu wenig angewandt. Ihre besondere Wirkungsweise erzielt eine rasche Schmerzlinderung bei akuten und eine anhaltende Besserung bei chronischen Beschwerden.

Massage steigert die Wahrnehmung des eigenen Körpers und macht Zusammenhänge zwischen psychischem Streß und physischer Reaktion deutlich, da sie nicht nur körperlich entspannt, sondern auch seelische Verkrampfungen lockert.

Sämtliche Arten der Massage fördern die natürlichen Heilungsprozesse des Menschen, denn sie bewirken eine Umstimmung im Körper und stärken seine eigenen Abwehrkräfte. Sie können schmerzlindernd und entspannend wirken und ein schlechtes Allgemeinbefinden positiv beeinflussen: Sie sind Heil- und Gesundheitspflegemittel zugleich.

Die Wirkungsweisen der Heilmassage

Lange Zeit war man sich über die Ursachen der Heilwirkungen der Massage nicht im klaren. Die günstigen Auswirkungen auf den Blut- und den Lymphfluß schienen am einfachsten nachweisbar, während die Beeinflussung des Nervensystems wesentlich schwieriger zu erforschen war.

Auch heute noch sind einige Wirkungsmechanismen nicht geklärt, doch die Behandlungserfolge und die positiven Erfahrungen mit dieser Methode sprechen eine eindeutige Sprache.

Allgemein betrachtet, ist die Massage eine *Reiztherapie,* die unterschiedliche, voneinander abhängige und nicht klar zu trennende Wirkungen hervorruft, je nachdem welche Massagegriffe und -techniken angewandt werden. Des besseren Verständnisses wegen folgt an dieser Stelle eine Aufschlüsselung der Wirkungen.

Die Wirkung auf die Gefäße

Durch das weiche, sanfte oder tiefenwirksame Streichen über die Haut in Richtung des Herzens oder zu größeren Lymphgefäßen hin werden die venöse und die arterielle Durchblutung sowie der Lymphfluß angeregt (vasaler Effekt). Die bessere Durchblutung bewirkt, daß aufgestaute Stoffwechselendprodukte schneller abtransportiert und die Muskeln vermehrt mit frischem Blut versorgt werden können. Als Reaktion darauf wird das vormals harte Muskelgewebe weicher und elastischer.

Die Wirkung auf die Nerven

Dieser nicht ganz einfach zu beschreibende Effekt entsteht im wesentlichen durch die Wärme der massierenden Hände und den durch die Reibung ausgelösten Reiz auf der Haut. Dadurch werden die Nerven, die in der Haut enden, gereizt. Die Nervenendigungen leiten Impulse, die durch Druck, Wärme, Berührung oder Schmerz entstehen, in das Körperinnere weiter. Auf diese Weise kann eine günstige Wirkung auf die Nervenbahnen ausgeübt werden. Allerdings gibt es auch Nervendruckpunkte, wie zum Beispiel den des Ischiasnervs über dem Gesäß, der bei akuten Beschwerden nicht gereizt werden darf.

Die Wirkung auf bestimmte Körperabschnitte

Diese Wirkung, auch segmentaler Effekt genannt, zählt zu den heilsamsten Impulsen einer Massage. Gemeint ist damit eine Art Fernwirkung auf innere Organe, wenn einzelne Körperabschnitte massiert werden. Die Medizin erkannte schon früh, daß es zwischen den inneren Organen und bestimmten, oft nicht einmal unmittelbar darüberliegenden, sondern weiter entfernten Hautzonen Verbindungen gibt. Diese Zusammenhänge wurden weiter erforscht, erprobt und graphisch festgehalten, so daß ganze Landkarten von Körperzonen und -abschnitten entstanden. Sie sollten dabei helfen, daß man durch den Einsatz bestimmter Massagegriffe die entsprechenden erkrankten oder funktionsgestörten Organbereiche positiv beeinflussen konnte. Die Fernwirkung wird insbesondere durch die Bindegewebs- und die Fußreflexzonenmassage erreicht, bei der klassischen Massage ist sie eher ein »Nebenprodukt«.

Die beruhigend-entspannende Wirkung

Vielen Menschen, die schon einmal in den Genuß einer Massage gekommen sind, dürfte die entspannende, wohltuende Wirkung (psycho-sedativer Effekt) während der Behandlung sehr angenehm in Erinnerung sein. Dies liegt daran, daß die Massage sowohl das Zentralnervensystem als auch die peripheren sensiblen und motorischen Nerven beeinflußt. Aber auch die Tatsache, daß Sie einmal nichts tun müssen, sondern Ihnen jemand etwas Gutes tut, führt in den meisten Fällen schon zu einem beruhigenden Gefühl der Entspannung und Lockerung.

Die schmerzlindernde Wirkung

Bei schmerzhaften Massagegriffen und -techniken wird ein bestehender Schmerz oft überlagert: Die Nerven signalisieren dem Gehirn einen neuen, stärkeren Impuls, so daß das bisherige Schmerzsignal regelrecht »übertönt« wird (analgetischer Effekt). Der neue Alarm veranlaßt das Gehirn, vermehrt sogenannte *Endorphine* auszuschütten. Diese körpereigenen Substanzen haben unter anderem die Fähigkeit, das Schmerzempfinden insgesamt herabzusetzen, so daß der Schmerz allmählich nachläßt. Darüber hinaus kann man durch bestimmte Verschiebungen von Muskeln, Sehnen und Bändern, die sich während einer Massage ergeben, die schmerzempfangenden Nerven günstig beeinflussen, was ebenfalls lindernd wirkt. Mitunter genügt aber auch schon das Bewußtsein, von heilenden Händen berührt zu werden, um Muskelschmerzen zum Verschwinden zu bringen; hier wirken psychosedativer und analgetischer Effekt eng zusammen. Schmerzen, die aufgrund innerer Anspannung oder körperlicher Verkrampfung entstanden sind, können so allmählich beseitigt werden.

Dieses breite Wirkungsspektrum der Heilmassage kann durch zusätzliche Begleitmaßnahmen noch vergrößert werden. Dazu gehören vor allem Kälte- oder Wärmeanwendungen und elektrophysikalische Verordnungen, wie Bestrahlungen, oder spezielle Unterwasserbehandlungen.

Nach erfolgter Diagnose entscheidet ein Arzt darüber, welche Zusatztherapie zur Besserung der Beschwerden sinnvoll ist. Sämtliche Anwendungen dürfen nur von geschulten Fachkräften ausgeführt werden, da ein Laie in solchen Fällen mehr Schaden als Nutzen anrichten kann. Dies trifft sowohl auf die Entscheidung zwischen Wärme- und Kältebehandlung als auch auf den Einsatz einer Unterwasser-Druckstrahl-Massage zu. Die in öffentlichen Schwimmbädern installierten Druckstrahl-Einrichtungen beispielsweise sind mit Vorsicht zu genießen, da sie fast alle mit zu hohem Druck laufen, der sich bei schmerzhaften Muskelverspannungen eher negativ auswirkt.

Massagearten, die dem Rücken wohltun

Aus der Vielzahl der bei uns bekannten Massagearten werden im folgenden diejenigen vorgestellt, die besonders bei Rückenbeschwerden aller Art sehr gut geeignet sind. Einige Methoden werden von der Schulmedizin als Heilverfahren nicht anerkannt oder mit Skepsis betrachtet (wie zum Beispiel Akupressur, Shiatsu und Fußreflexzonenmassage). Trotzdem wenden immer mehr Masseure oder naturheilkundlich orientierte Ärzte diese »Außenseitermethoden« in ihrem Praxisalltag mit Erfolg an.

Die klassische Massage

Eine Behandlung nach dieser Methode beginnt zunächst mit einleitenden, kontaktaufnehmenden *Streichungen* (Effleurage) des Rückens. Sie werden mit beiden Handflächen großflächig in Richtung des Herzens oder auch zu größeren Lymphgefäßen hin ausgeführt (wie zum Beispiel zu jenen in der Leistengegend oder in der Achselhöhle). Ziel dieser Technik ist es, die Körpersäfte, wie Lymphflüssigkeit und Blut, in Bewegung zu bringen, um so den Körper besser zu ver- und zu entsorgen. Während der Streichungen kann ein erfahrener Masseur oder eine erfahrene Masseurin schon die Partien ertasten, die besonders verspannt sind.

Es folgen sogenannte *Knetgriffe* (Petrissage), mit denen das Unterhautfettgewebe und die Muskulatur sorgsam durchgearbeitet werden. Diese Technik ist mit »Teigkneten« vergleichbar, da besonders die fleischigen Muskelbereiche, wie zum Beispiel an den Schultern, an den Lenden und am Gesäß, zwischen Handballen und Fingern gut durchgewalkt, gerollt und gewrungen werden. Das abwechselnde Pressen und Entspannen des Muskels regt die Durchblutung in diesem Bereich sehr stark an: Stoffwechselendprodukte, die sich in den Venen und in den Lymphgefäßen angesammelt haben, können so besser abtransportiert werden.

Die anschließenden *Reibungen* (Friktionen) sind kreisförmige Bewegungen mit den Handballen, mit den Fingerkuppen oder mit dem Daumen. Sie wirken an Ort und Stelle, das heißt auf einem besonders verspannten kleineren Muskelgebiet. Diese Massageart dient in erster Linie der Beseitigung von Schmerzen und Muskelknoten; sie unterstützt das Ausleiten von Schadstoffen aus den Geweben. So können zum Beispiel tiefe Daumenreibungen links und rechts der Wirbelsäule die beanspruchten Muskeln und Bänder, die mit der Wirbelsäule verbunden sind, lockern und Verspannungsbeschwerden abbauen.

Das leichte *Klopfen* und *Klatschen* (Tapotement) fördert ebenfalls die Durchblutung und übt starke Reize auf die Nervenenden aus. Es kann mit den Handrücken oder den Handinnenflächen (Klatschen) oder mit den Fingerkuppen (Klopfen) in rascher Abfolge durchgeführt werden.

Die abschließenden *Schwingungen* (Vibrationen) mit der Handinnenfläche oder mit den Fingerkuppen erzeugen leichte, wellenförmige Bewegungen. Sie wirken anregend auf das gesamte Nervensystem und entspannend auf das Muskelgewebe.

In vielen Fällen – insbesondere bei Erkrankungen des Bewegungsapparats, aber auch bei Skoliosen – folgen auf die klassische Massage noch krankengymnastische Übungen. Sie haben zum Ziel, die Gelenke zu lockern und mit der jetzt gut durchbluteten Muskulatur sowohl Bewegungseinschränkungen (wie etwa beim Halswirbelsäulensyndrom) als auch Schmerzgrenzen zu überwinden. Dadurch wird der Bewegungsspielraum der Gelenke erhöht und die Muskulatur insgesamt gekräftigt.

Die Bindegewebsmassage

Diese relativ »junge« Spezialmassage wurde 1929 von der Krankengymnastin Elisabeth Dicke entwickelt. Durch Selbstversuche und durch jahrelange Erfahrungen hatte die Therapeutin herausgefunden, daß sich insbesondere chronische Erkrankungen innerer Organe häufig an einzelnen Stellen des Rückens bemerkbar machten. Das Gewebe in den tiefergelegenen *Bindegewebsschichten* zeichnete sich dort durch erhöhte Spannung aus.

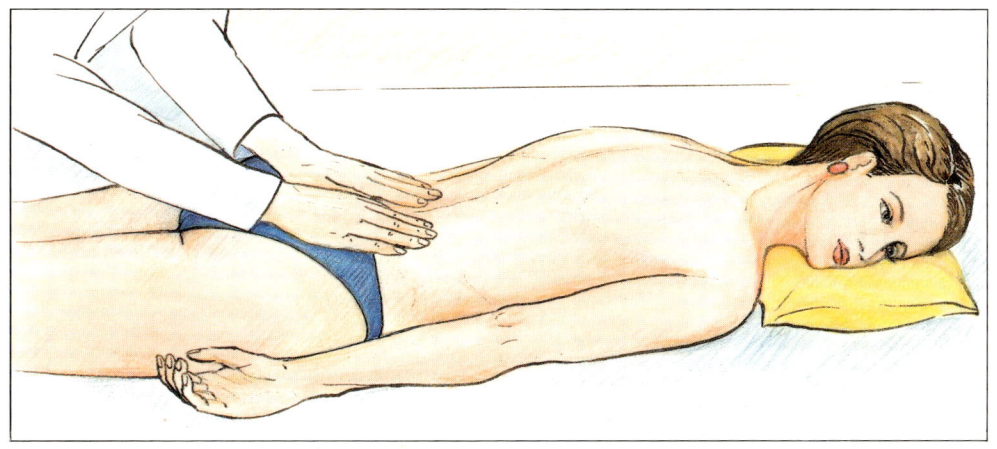

Die klassische Massage: Streichungen, ...

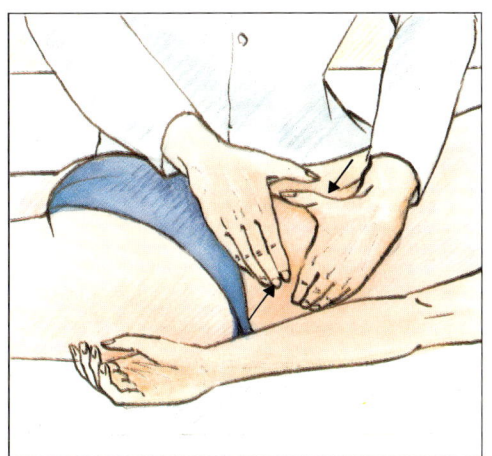

Knetgriffe, ...

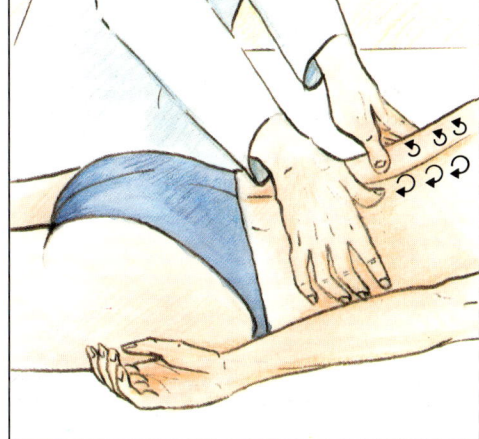

Reibungen, ...

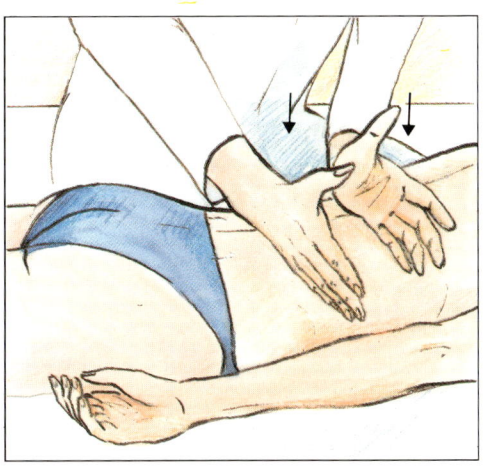

Klopfen und Klatschen, ...

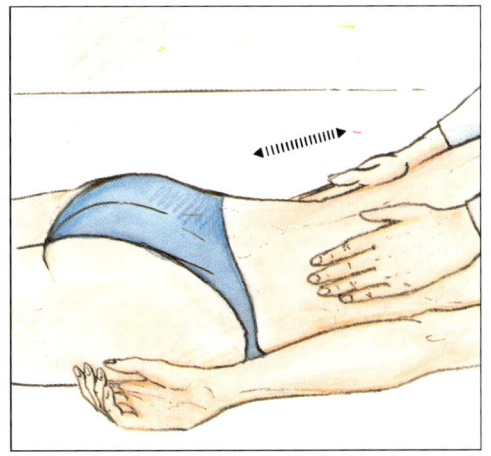

Schwingungen

Diese Zonen, die sich nur im Falle einer Störung schmerzhaft bemerkbar machen, sind von einer erfahrenen Fachkraft mit dem bloßen Auge zu erkennen oder mit den Fingerspitzen zu ertasten. Sie zeigen sich meist als eingezogene, manchmal auch als aufgequollene Bahnen in der Haut oder zwischen Haut und oberer Muskelschicht. Je nach Intensität oder Dauer der Erkrankung oder Organschwäche prägen sie sich mehr oder weniger deutlich aus.

Anders als bei der schon beschriebenen klassischen Massage werden bei einer Bindegewebsmassage nicht alle *Bindegewebszonen* in einer bestimmten Reihenfolge geknetet oder durchgewalkt. Der Therapeut oder die Therapeutin arbeitet sich vielmehr langsam mit vielen *kurzen,* manchmal *ruckartigen* oder mit *ziehenden, streichenden Fingerbewegungen* oder mit *Rollungen* von einer erkennbaren Zone zur anderen vor. Diese Griffe lösen bei dem Patienten unterschiedliche, meist sehr schmerzhafte Empfindungen aus: Ist das Schmerzgefühl hell und schneidend, wurde die richtige Zone behandelt; ist es eher dumpf und nicht klar definierbar, bricht man die Behandlung an dieser Stelle ab, da sie dann nicht behandlungsbedürftig ist und nur ein Fehlalarm im Nervensystem ausgelöst würde.

Die heilsame Wirkung dieser Massagetechnik erklärt sich folgendermaßen: Bindege-

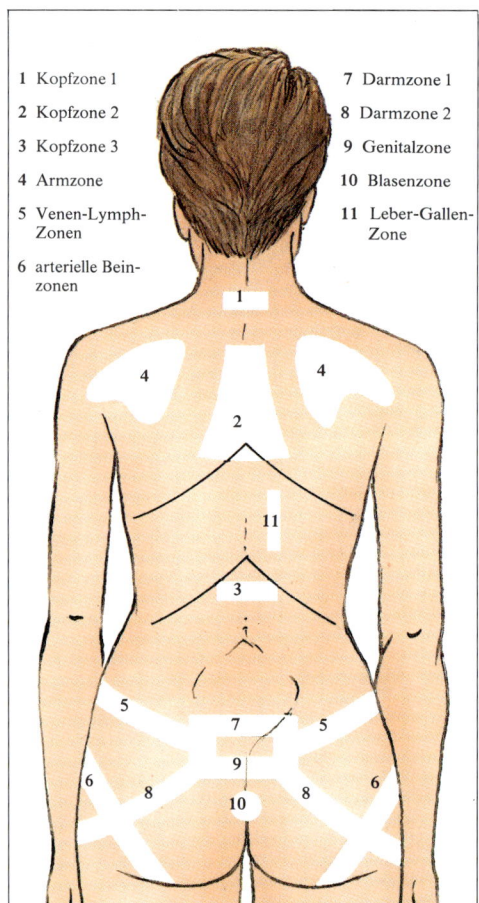

1 Kopfzone 1
2 Kopfzone 2
3 Kopfzone 3
4 Armzone
5 Venen-Lymph-Zonen
6 arterielle Beinzonen

7 Darmzone 1
8 Darmzone 2
9 Genitalzone
10 Blasenzone
11 Leber-Gallen-Zone

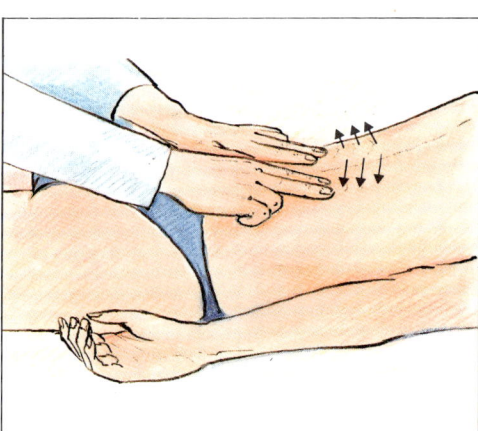

Die Bindegewebsmassage: kurze oder streichende Fingerbewegungen ...

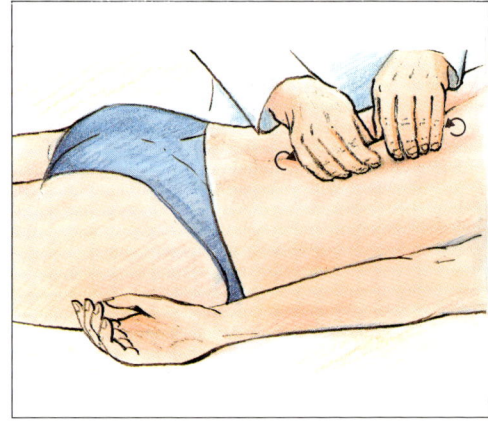

Die Bindegewebszonen am Rücken   *und Rollungen*

webe und Körperorgane sind über das vegetative Nervensystem miteinander verbunden. Innere Erkrankungen sowie angeborene oder erworbene physische Schwächen betreffen nicht nur einzelne Organbereiche, sondern bewirken auch, daß sich die Gewebespannung in den dazugehörigen Bindegewebszonen erhöht. Werden die Spannungen mittels der Bindegewebsmassage aufgelöst, leitet das vegetative Nervensystem heilende Reize nach innen zu den betroffenen Organbereichen weiter. Auch dort lösen sich auf diesem reflektorischen Weg Gewebespannungen, so daß die Durchblutung verbessert, der Abtransport von Schadstoffen und Stoffwechselendprodukten gezielt gefördert und die körpereigene Abwehr gestärkt wird.

Die Fußreflexzonenmassage

Ähnlich wie die schon beschriebene Bindegewebsmassage geht auch diese Methode davon aus, daß zwischen den inneren Organen und bestimmten Zonen – dieses Mal auf der Fußsohle, der Fußaußenseite und der Fußinnenseite sowie am Fußrücken – *reflektorische Verbindungen* bestehen. Ist ein Organ erkrankt, seine Funktion gestört oder geschwächt, bereitet die entsprechende *Fußzone* Schmerzen, wenn sie mit einer besonderen Grifftechnik behandelt wird. Geruch, Gewebetonus und Hautbeschaffenheit der Füße geben ebenfalls Aufschluß über bestehende Leiden.

Besonders für den Rücken, aber auch für den Ischiasnerv gibt es spezielle Bereiche

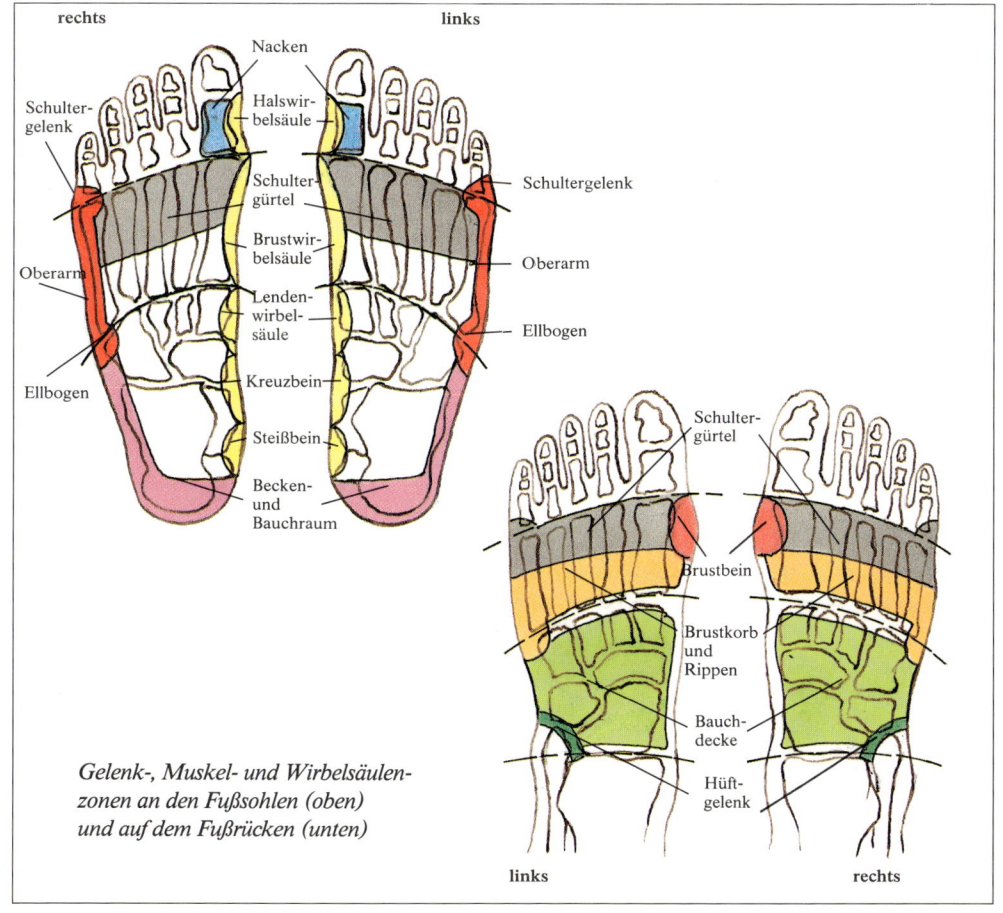

Gelenk-, Muskel- und Wirbelsäulenzonen an den Fußsohlen (oben) und auf dem Fußrücken (unten)

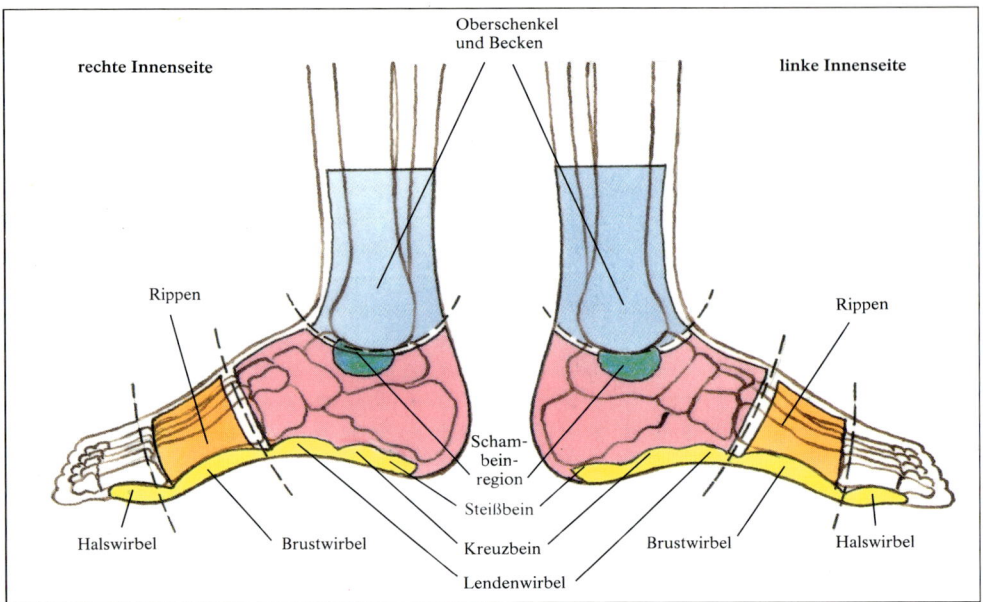

rechte Innenseite

Oberschenkel
und Becken

linke Innenseite

Rippen

Rippen

Scham-
bein-
region

Steißbein

Halswirbel

Brustwirbel

Kreuzbein

Brustwirbel

Halswirbel

Lendenwirbel

Gelenk-, Muskel- und Wirbelsäulenzonen an der Fußinnenseite

entlang des Fußgewölbes und etwas oberhalb der Ferse, die man mit *kleinen, kreisenden Daumenbewegungen* (Reibungen), durch *punktuelles Drücken* oder durch die sogenannte *Raupengangtechnik* millimeterweise bearbeitet. Den mitunter auftretenden stechenden Schmerz beim Massieren erklärt diese Methode mit feinen kristallinen Stoffwechselablagerungen, die bei Druck gegen schmerzleitende Nervenenden scheuern.

Die Massage regt den Blutkreislauf und den Lymphfluß in den Zonen und auf reflektorischem Wege auch in den entsprechenden Körperbereichen (wie zum Beispiel am Rücken) an, so daß Stoffwechselablagerungen abtransportiert sowie die Reinigungs- und die Selbstheilungskräfte des Körpers in Schwung gebracht werden.

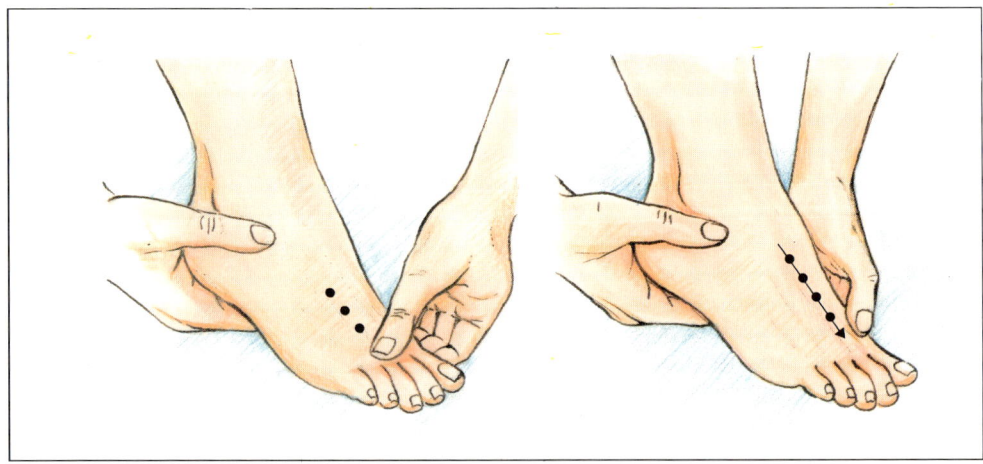

Fußmassage durch punktuelles Drücken (links) oder in der Raupengangtechnik (rechts; siehe auch Seite 146)

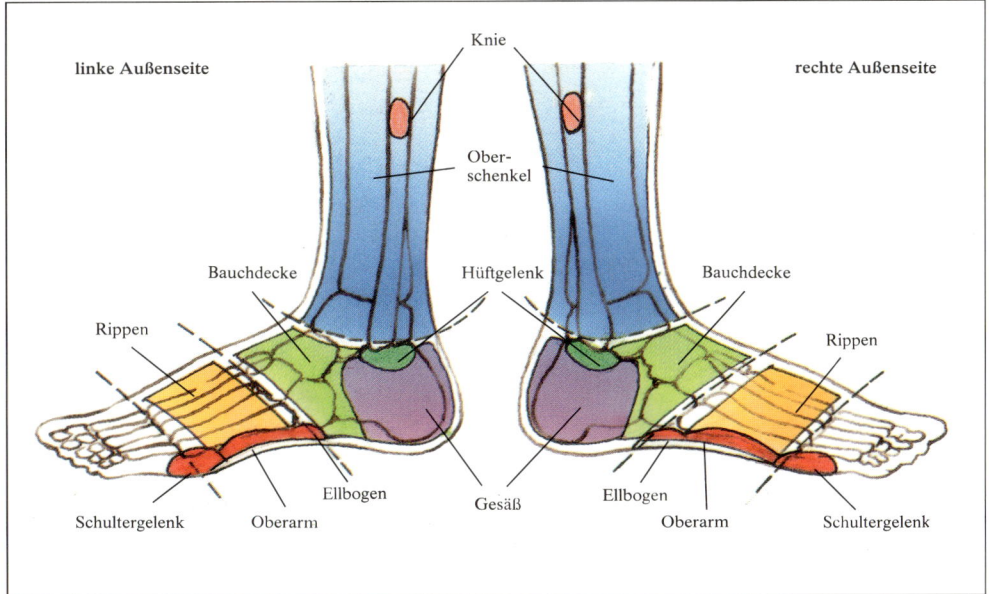

linke Außenseite

rechte Außenseite

Knie

Oberschenkel

Bauchdecke

Hüftgelenk

Bauchdecke

Rippen

Rippen

Ellbogen

Gesäß

Ellbogen

Schultergelenk

Oberarm

Oberarm

Schultergelenk

Gelenk-, Muskel- und Wirbelsäulenzonen an der Fußaußenseite

Akupressur und Shiatsu

Bei beiden Methoden handelt es sich um eine Druckpunktmassage. Während die Akupressur ihren Ursprung in China hat, stammt Shiatsu aus Japan. Beiden Heilverfahren liegt eine gemeinsame Lebenslehre zugrunde, die den Menschen in seiner Ganzheit von Körper, Geist und Seele berücksichtigt.

Im Körper jedes Menschen fließen zwei Energieströme, Yin und Yang. Sie stehen miteinander in einem ständigen Wechselspiel und beeinflussen sich gegenseitig. *Yin* ist das weibliche Prinzip und steht für Kräftesammeln, Ruhe und Aufbau. *Yang* verkörpert das männliche Prinzip und bedeutet im wesentlichen Kräfteeinsatz, Bewegung und Abbau. Wird die Ausgewogenheit beider Energieströme gestört, entstehen Stauungen, und der Mensch kann sowohl körperlich als auch seelisch erkranken.

Bei der *Akupressur* (siehe auch Seite 149) soll eine Druckmassage mit den Daumen- oder mit den Fingerkuppen auf ganz bestimmte Punkte entlang der Meridiane – der »Flußbetten« von Yin und Yang – helfen,

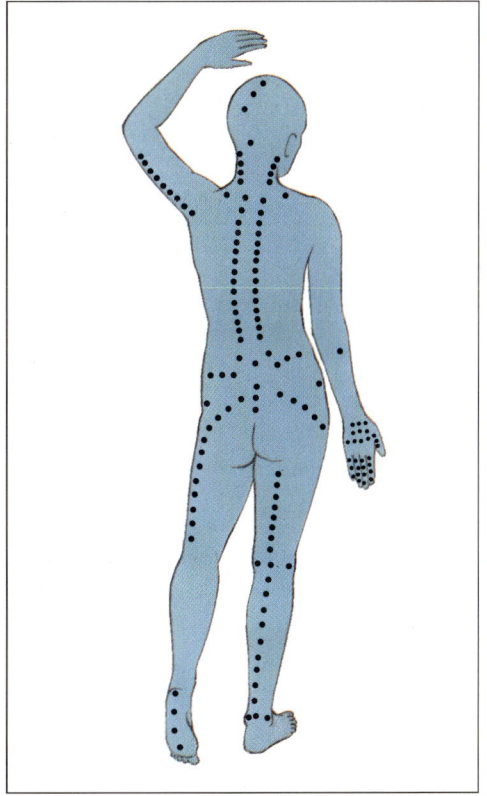

Shiatsu-Punkte auf der Körperrückseite

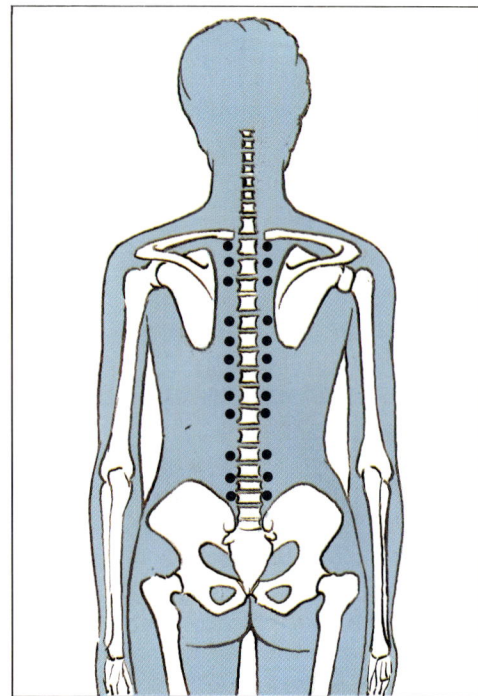

24 Hauptpunkte der Shiatsu-Massage

die Energie wieder ins Fließen zu bringen und die Funktionsstörungen, akute oder chronische Schmerzen sowie seelische Verstimmungen zu beseitigen. Beim *Shiatsu* werden nicht nur einzelne Punkte gedrückt, sondern ganze Meridiane behandelt (siehe Seite 146/147).

Beide Heilmassagen haben zum Ziel, nicht massiv in den Körper einzugreifen, sondern auf recht sanfte Weise das Gleichgewicht der Energieströme und die richtige Verteilung der Energie wiederherzustellen. Je nach Art der vorliegenden Störung werden durch die Massage der Meridiane schwache Energieströme angeregt, zu rasch fließende beruhigt und Stauungen aufgelöst. Für den Rücken allgemein, gegen akute oder chronische Kreuzschmerzen und gegen Ischiasbeschwerden gibt es eine Vielzahl von Punkten, die durch rhythmisch kreisendes Drücken massiert werden.

Akupressur und Shiatsu sind natürliche Heilverfahren, die man problemlos selbst erlernen kann, die keine unerwünschten Nebenwirkungen haben und neben der Heilung besonders der Vorbeugung von Krankheiten dienen.

Selbsthilfe durch Massage

Massagen sind eine altbewährte, natürliche Heilmethode, die man auch sehr gut selbst erlernen und anwenden kann. Sachgemäß durchgeführt sind sie eine Wohltat für Körper und Seele, da sie uns auf allen Ebenen entspannen. Außerdem erstrecken sich ihre Heilwirkungen von der Linderung bei akuten und chronischen Schmerzzuständen über die Ursachenbeseitigung manch chronischer Verspannung bis hin zur Vorbeugung gegen Erkrankungen des Bewegungsapparates. Trotzdem sind Heilmassagen keine Wundermittel und dürfen in manchen Fällen nicht oder nur von einer Fachkraft ausgeführt werden, da unsachgemäße Griffe bei einigen Beschwerden das Krankheitsbild eher verschlimmern als verbessern würden. Grundsätzlich dürfen Massagen selbst ausgeführt werden bei:

⇨ *allgemein muskulären Verspannungen* des Nackens, der Schultern und des Rückens mit zum Teil schmerzhaften Beschwerden (wie beim Halswirbel-, Brustwirbel- und Lendenwirbelsyndrom);
⇨ *Rückenschmerzen,* die aufgrund vorwiegend sitzender oder stehender Tätigkeiten oder durch seelische Überlastung entstanden sind;
⇨ *Kreuzschmerzen* während der Menstruation oder der Schwangerschaft (hier nur, wenn keine Risikoschwangerschaft vorliegt!);
⇨ *Wirbelsäulenverkrümmungen* (Skoliose);
⇨ *leichten Ischiasbeschwerden.*

In die Hände einer Fachkraft (Masseur/ Masseurin, Krankengymnastin usw.) dagegen gehören Menschen mit

⇨ akuten, plötzlich auftretenden und starken Rückenschmerzen;

⇨ Bandscheibenvorfall;
⇨ Scheuermann-Krankheit;
⇨ Bechterew-Krankheit;
⇨ Osteoporose;
⇨ schweren Ischiasleiden.

Jedoch ist nochmals darauf hinzuweisen, daß Sie bei allen Rückenbeschwerden zuerst *immer* einen Arzt aufsuchen müssen. Von dessen Diagnose hängen die weitere Vorgangsweise und die Therapie ab. Dies trifft im besonderen auch auf (Klein-)Kinder zu, die nicht ohne fachmännische Anleitung behandelt werden sollten. Zudem gilt: Je früher ein Rückenleiden, wie etwa eine angeborene Skoliose, erkannt und therapiert wird, desto größer ist die Chance einer Heilung.

Massageregeln
Alles, was Sie zum Massieren benötigen, sind eigentlich Ihre Hände, viel Fingerspitzengefühl und Einfühlungsvermögen sowie das Wissen, wann Sie wo und wie massieren können. Dennoch ist es wichtig, daß Sie zunächst ein paar grundsätzliche Regeln beachten.

⇨ *Die Hände* als Ihr wichtigstes Werkzeug müssen geschmeidig und warm sein. Um das zu erreichen, ist es sinnvoll, daß Sie beide Handflächen eine Weile kräftig aneinanderreiben und ein paar Fingerübungen machen.
⇨ *Ihre Fingernägel* sollten so kurz sein, daß sie nicht bis ans Ende der Kuppen reichen. Dadurch erhöhen Sie Ihr Tastempfinden und vermeiden schmerzhafte Berührungen, die durch zu lange Fingernägel entstehen.
⇨ *Der Raum,* in dem Sie massieren, sollte angenehm warm temperiert sein. Außerdem können Sie *warme Wolldecken* benützen, um unbekleidete Körperteile vor Kälte zu schützen.
⇨ Auch wenn nur der Rücken massiert wird, ist es empfehlenswert, daß der Behandelte *keine beengenden Kleidungsstücke* trägt.

⇨ Versuchen Sie, beim Massieren einen *gleichmäßigen Rhythmus* zu finden und keine ruckartigen Bewegungen zu machen oder den Hautkontakt zu unterbrechen. Selbst wenn nur mit einer Hand massiert wird, muß die andere in Kontakt mit dem Körper bleiben. Auch darf *nicht über knöcherne Stellen* (wie etwa auf der Wirbelsäule) massiert werden, da dies zu unangenehmen Reizungen führt.
⇨ Professionelle Masseure verwenden einen Tisch, dessen Höhe und Beschaffenheit optimale Behandlungsmöglichkeiten bieten. *Massagetische* mit Nasenschlitzen und verstellbaren Kopfteilen sind besonders für Rückenbehandlungen sehr geeignet, da der Kopf nicht zur Seite gedreht werden muß, was bei längerem Liegen zu Verkrampfungen im Hals-Nacken-Bereich führt.
Für den Hausgebrauch reicht eine etwas höhere (etwa 10 Zentimeter) und nicht zu weiche *Schaumstoffmatratze* oder ein größerer *Tisch* (etwa der Küchentisch) mit einer Wolldecke als Unterlage aus. Wichtig ist, daß die Liegemöglichkeit von allen Seiten zugänglich ist und eine einigermaßen bequeme Lagerung ermöglicht.
⇨ *Nicht zu weiche Kissen* oder *Nackenrollen* sind unentbehrliche Hilfsmittel, um eventuelle Hohlräume (zum Beispiel den Kniekehlen- und den Nackenbereich bei Rückenlage) auszufüllen oder um schmerzhaften Druck zu verhindern (zum Beispiel im Stirnbereich bei Bauchlage).
⇨ *Massageöle oder -cremes* sollten Sie nur sparsam verwenden, da sonst die erforderliche Haftung der massierenden Hände auf der Haut sowie die Tiefenwirkung einiger Massagegriffe beeinträchtigt werden. Wenn die Haut jedoch sehr trocken ist oder über stark behaarte Partien massiert werden muß, ist ein Gleitmittel notwendig. Masseure verwenden in der Regel reizfreie, medizinische Massagesalben mit heilenden Kräuterzusätzen oder Massageöle.

Man kann sich eventuell auch ein den Bedürfnissen entsprechendes Massageöl selbst herstellen. Dafür sind pflanzliche Öle, wie das süße Mandel- oder das Weizenkeimöl besonders gut geeignet, da sie geruchsneutral, mild und hautfreundlich sowie reich an natürlichen Vitaminen und mineralischen Wirkstoffen sind.

Diese Öle können mit ätherischen Ölen in einem bestimmten Verhältnis gemischt werden. Ätherische Öle sind flüchtige, duftende Öle, die in Pflanzen gebildet werden. Auf die Haut aufgetragen, wirken sie heilend, entspannend oder belebend.

Rezepturen zur Herstellung von Massageölen

Für all diejenigen, die sich ihr Massageöl selbst herstellen wollen, hier drei Rezepturen. Die einzelnen Ingredienzien erhalten Sie in der Apotheke. Mischen Sie die Bestandteile sorgfältig in einem Porzellangefäß. Füllen Sie das Öl in eine dunkle Glasflasche, und stellen Sie sie an einen kühlen Platz.

Belebendes, erfrischendes Massageöl

17 Tropfen Rosenholzöl
 6 Tropfen Orangenöl
 2 Tropfen Geranienöl
   auf 50 ml pflanzliches Öl

Entspannendes, beruhigendes Massageöl

13 Tropfen Lavendelöl
 2 Tropfen Geranienöl
10 Tropfen Sandelholzöl
   auf 50 ml pflanzliches Öl

Massageöl, das die körpereigene Abwehrkraft stärkt

20 Tropfen Lavendelöl
 5 Tropfen Bergamottöl
   auf 50 ml pflanzliches Öl

Die Massage

Die anschließend beschriebenen Massagen sind so aufgebaut, daß man am Nacken beginnt, dann die Schulterpartie und zum Schluß den mittleren und den unteren Rük-

kenbereich behandelt. Diese Vorgangsweise trifft analog auch auf die Fußreflexzonenmassage zu. Bei der Bindegewebsmassage, bei der Akupressur und beim Shiatsu sind andere Schritte erforderlich, die gesondert beschrieben werden.

Wenn Sie den ganzen Rücken ohne besondere Schwerpunktbehandlung massieren wollen, sollten Sie sich immer an die oben angegebene Reihenfolge halten. Konzentrieren Sie sich auf die Massagen, die Ihrem Partner oder Ihrer Partnerin besonders gut tun. Jeder Griff wird – wenn es nicht anders angegeben ist – 3mal wiederholt.

Bevor Sie beginnen, noch ein paar wichtige Ratschläge:

⇨ Ein *verkrampfter Muskel* tut in der Regel beim Massieren sehr weh. Das auftretende Schmerzempfinden gehört zu den wichtigsten Anzeichen einer Verspannung. Das Schmerzgefühl ist unterschiedlich; es reicht von stechend bis dumpf. Eine solche empfindliche Stelle kann am besten mit kleinen kreisenden oder spiralförmigen Daumenbewegungen (Muskelreibung) erspürt und aufgelöst werden.

⇨ *Entspannte Muskeln* sind weich und elastisch, ein *verspannter Muskel* dagegen ist hart und »drahtseilartig«. Außerdem können im Muskelgewebe kleine Knötchen vorhanden sein, die meist sehr weh tun.

⇨ Die *Reaktion der Haut* gibt ebenfalls wichtige Hinweise auf den Zustand des Gewebes im massierten Bereich; sie variiert je nach Grad der Verkrampfung. Bei einem weichen, entspannten Muskel rötet sich die Haut durch die Reibung nur leicht; bei einem verkrampften Muskel wird sie meist sehr rot durch die Massage. Verursacht wird dies durch die vermehrte Freisetzung aufgestauter Stoffwechselendprodukte. Dadurch werden die Gefäße zusätzlich erweitert, und die Haut rötet sich.

Die Massage des Nackens

Eine Behandlung der Nackenmuskeln mit Hilfe der klassischen Massage ist besonders geeignet bei Kopfschmerzen, die aufgrund muskulärer Verspannungen in diesem Bereich auftreten, beim Halswirbelsäulensyndrom sowie bei allgemeinen Muskelschmerzen und bei Verkrampfungen aufgrund vorwiegend sitzender Tätigkeiten.

Lagerung: Der zu Behandelnde sitzt auf einem Stuhl, beugt den Oberkörper nach vorne und stützt sich leicht mit den Unterarmen auf dem Tisch ab. Die Stirn ruht auf den übereinandergelegten Händen, auf einer Nackenrolle oder auf einer zusammengefalteten Decke. Wichtig ist, daß die Nase frei bleibt und die Nackenmuskeln weitgehend entspannt sind.

Behandlung: Stellen Sie sich seitlich hinter Ihren Partner, und legen Sie beide Daumen links und rechts der Halswirbelsäule an den Haaransatz. Die übrigen Finger werden abgewinkelt auf die Haut gestützt, damit die Daumen frei arbeiten können. Die Finger dürfen allerdings nicht zu fest gegen den Hals gedrückt werden, sondern dienen nur als Stütze. Streichen Sie nun leicht mit Ihren Daumen nach unten. Anschließend lassen Sie sie sanft zurückgleiten. Wiederholen Sie diese Bewegung 4mal.

Bei dieser Gelegenheit können Sie oft schon deutlich spüren, wie sich das Muskelgewebe unter Ihren Daumen anfühlt. Ist es besonders hart und verknotet und verursacht es dem Behandelten Schmerzen, sollten die Striche zunächst wirklich sehr zart ausgeführt werden. Dies gilt vor allem, wenn Sie die Streichrichtung leicht variieren und etwas seitlich in Richtung der Schultern massieren.

Nun legen Sie beide Daumen auf die rechte Seite und streichen abwechselnd mit festerem Druck nach unten. Das heißt, zunächst streicht Ihr rechter Daumen nach unten, während Sie den linken etwas abgehoben dahinter ruhen lassen. Dann legen Sie den linken Daumen auf die Haut und streichen

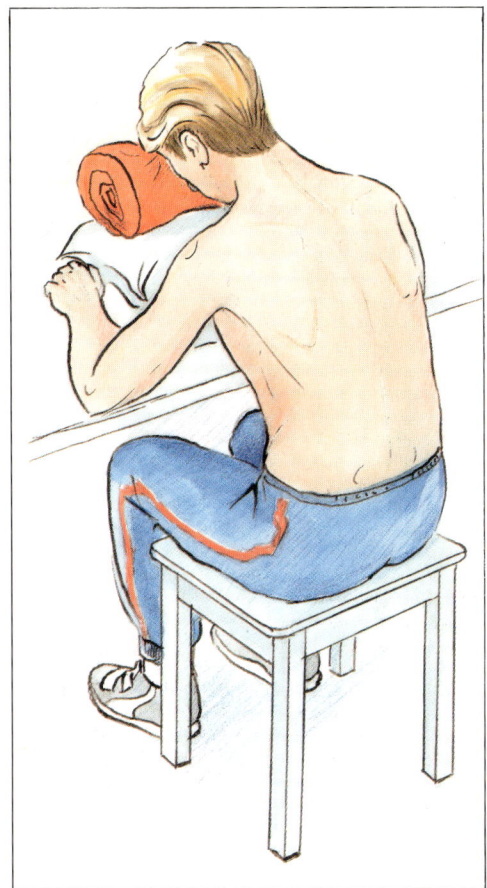

Grundposition bei der Nackenmassage

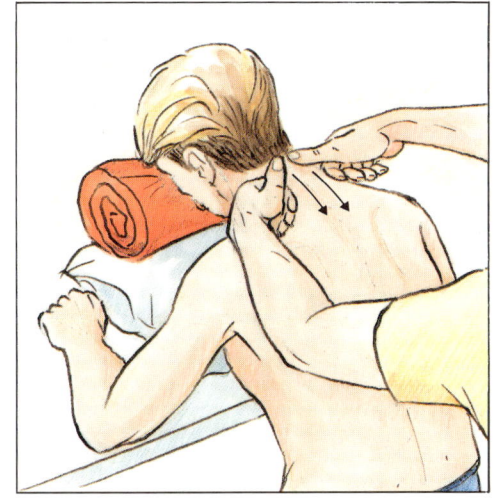

Mit beiden Daumen gleichzeitig nach unten streichen

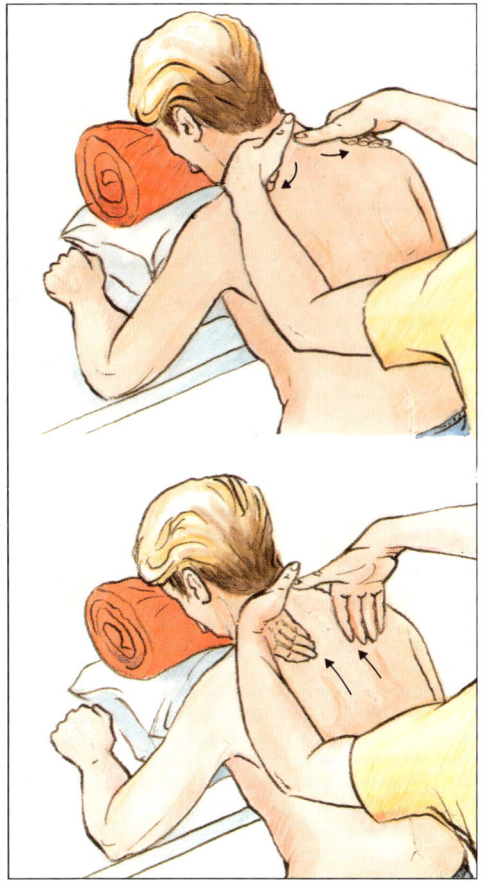

nach unten, während jetzt der rechte Daumen liegenbleibt usw. Die übrigen Finger sind zu einer Faust geballt, und nur die Daumen arbeiten sich langsam in Richtung der Schultern vor. Dort angekommen, öffnen Sie Ihre Hände und streichen mit allen Fingerspitzen leicht zurück nach oben zum Haaransatz.

Das abwechselnde tiefenwirksame Streichen sowie das leichte Ausstreichen am Ende dürfen insgesamt 3mal wiederholt werden, dann wechseln Sie die Seite.

Damit sich die lokalen Muskelhärten in diesem Bereich auflösen können, folgen nun die besonders wirkungsvollen Reibungen. Dazu legen Sie Ihre Hände wieder in die Ausgangsposition links und rechts der Halswirbelsäule an den Haaransatz. Üben Sie zunächst leichten Druck aus, und beginnen Sie, sich mit kleinen spiralförmigen Daumenbewegungen nach unten vorzuarbeiten. Sind Sie in der Höhe der Schultern angelangt, streichen Sie einfach mit den Daumen zurück und massieren nochmals die Nackenpartie – jetzt aber mit etwas stärkerem Druck. Diese Griffolge kann 3- bis 4mal wiederholt werden.

Sollten Sie eine besonders verspannte Stelle bemerkt haben, verweilen Sie dort und führen kreisende – nicht spiralförmige – Daumenbewegungen aus. Wenn Ihr Partner

Mit den Daumen abwechselnd nach unten streichen, mit den Fingerspitzen der anderen Finger zurück nach oben gleiten

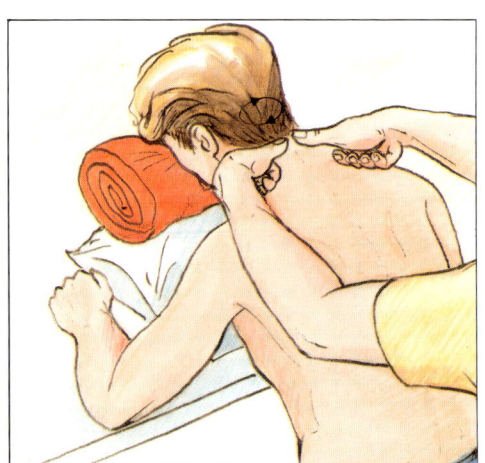

Kreisende Daumenbewegungen

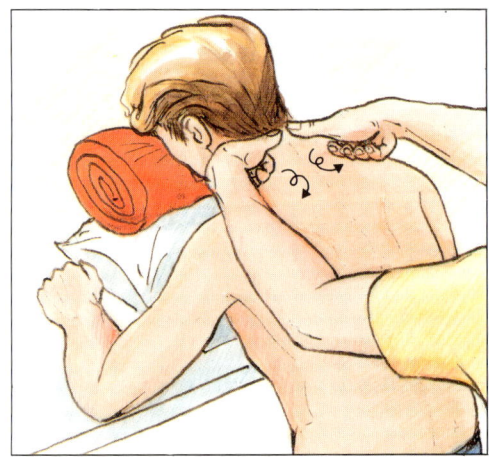

Spiralförmige Daumenbewegungen

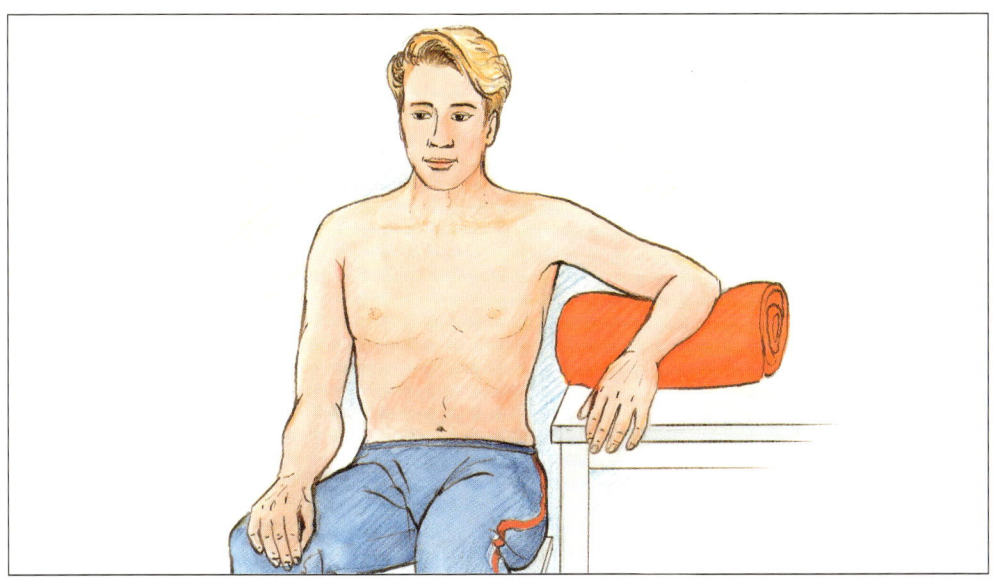
Grundposition bei der Schultermassage

dabei Schmerzen verspürt, ermuntern Sie ihn, tief durchzuatmen, in diese Gegend »hineinzuatmen«, aber keinesfalls die Luft anzuhalten. Spüren Sie, daß er sich zunehmend verkrampft, können Sie den Druck auch verringern und den Punkt oder den Bereich nur oberflächlich reiben. Auch das hilft in vielen Fällen schon, den Knoten im Muskelgewebe etwas zu lockern.

Nach diesen intensiven Muskelreibungen folgen zum Abschluß die angenehmeren spiralförmigen Bewegungen mit den Fingerkuppen beider Hände. Führen Sie diese kleinen, schnellen Bewegungen wieder von oben (am Haaransatz) nach unten (zu den Schultern) an beiden Seiten gleichzeitig mit nur leichtem Druck aus, so daß die Muskeln etwas in Schwingung geraten. Anschließend lassen Sie Ihre Fingerkuppen wieder leicht über die Haut zur Ausgangsstelle zurückgleiten. Diese entspannenden Griffe können Sie insgesamt 4mal wiederholen.

Die Massage der Schultern

Die meisten Menschen leiden an einer chronischen Verspannung der Schulterpartie, wodurch die Gelenkspielräume oft erheblich eingeschränkt sind. Eine Massage in diesem Bereich hilft beim Rundrücken, bei nach vorne geneigten Schultern und bei schmerzhaften Verkrampfungen.

Lagerung: Damit der Schulterbereich sowohl von hinten als auch von vorne massiert werden kann, sitzt der Behandelnde am besten auf einem Stuhl neben einem Tisch. Die Massage wird zunächst auf einer Seite durchgeführt; der Arm liegt angewinkelt auf dem Tisch, abgestützt durch eine zusammengefaltete Wolldecke. Er darf allerdings nicht zu stark abgewinkelt werden (maximal 60°), da dies zu Verkrampfungen führt.

Behandlung: Bei einer wirksamen Schultermassage werden zunächst die Muskeln auf der Vorderseite des Rumpfes bearbeitet (Brustmuskulatur), im Anschluß dann diejenigen auf der Rückseite (obere Rückenmuskulatur). Außerdem zählen zum Schulterbereich alle Muskeln, die an den Bewegungen unserer Arme beteiligt sind. Ihr großer Bewegungsradius wird durch die bewegliche Anlage des Schultergürtels ermöglicht, der von Muskeln bewegt wird, die von der Wirbelsäule zum Schulterblatt ziehen.

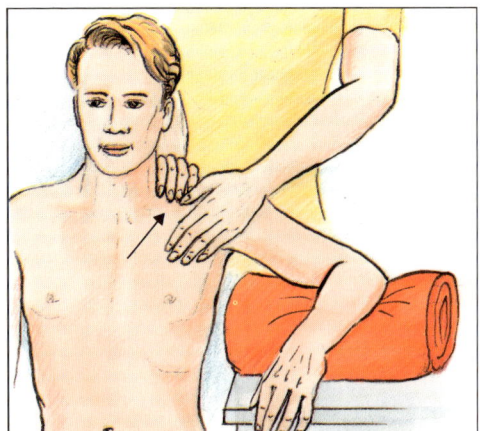

Vom Brustbein zum Oberarm streichen

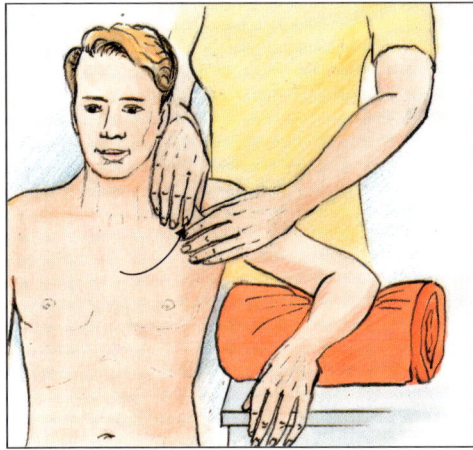

Den Brustbereich kneten

Bevor Sie mit der Massage der Brustmuskulatur beginnen, sollten Sie sich versichern, daß Ihr Partner oder Ihre Partnerin nicht an einer Herzkrankheit leidet. In diesem Fall ist die Brustmassage strikt verboten.

Massieren Sie Ihre Partnerin, beachten Sie bitte, daß bei Frauen nur der obere Teil der Brustmuskulatur behandelt wird, um das Drüsengewebe der Brust nicht zu beeinträchtigen.

Wir beginnen zuerst wieder mit den leichten Streichungen, und zwar mit den Handflächen vom Brustbein zum Oberarm hin. Von dort lassen Sie die Hände wieder zurückgleiten und wiederholen die Bewegung. Da die Muskelfasern in diesem Bereich sehr flach sind, ist es am sinnvollsten, sie mit den Fingerspitzen zu kneten. Beginnen Sie eine Handbreit über der Brustwarze (bei Frauen) oder etwas unterhalb davon (bei Männern), und arbeiten Sie sich langsam, Stück für Stück, nach oben in Richtung des Halses und der Schultern vor. Nehmen Sie einfach das fleischige Muskelgewebe zwischen den Daumen und die übrigen Finger, und kneten Sie es behutsam durch. Dabei werden die Brustwarzen ausgespart.

Nun kommt die Muskulatur rund ums Schultergelenk an die Reihe. Wenn Sie die rechte Seite behandeln, stehen Sie hinter

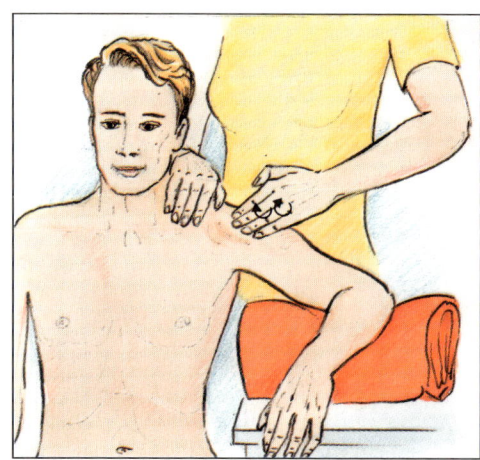

Die Muskulatur der Schulterpartie schütteln

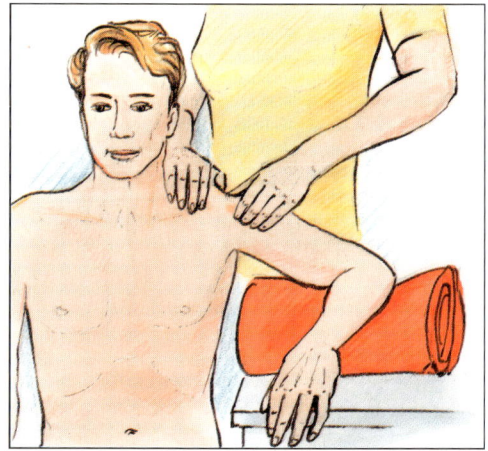

Die Partie mit einer Hand kneten …

Ihrem Partner oder Ihrer Partnerin und stützen Ihre linke Hand auf der Schulter ab. Beginnen Sie dann, mit den Fingerkuppen der rechten Hand kleine Schüttelbewegungen in diesem Bereich auszuführen, indem Sie kreisende Bewegungen mit etwas Druck machen. Auf diese Art versetzen Sie das ganze Muskelpaket in Schwingung, und es entspannt sich.

Anschließend folgen die Knetungen, wobei eine kleine, schwach entwickelte Muskulatur am besten nur mit einer Hand bearbeitet wird, während die andere wieder stützend auf der Schulter ruht. Ein größerer Muskel kann dagegen mit beiden Händen gleichzeitig, und zwar mit den Fingerspitzen geknetet werden, was die Tiefenwirkung verstärkt. In der Folge wird die Schultermuskulatur zwischen Wirbelsäule und Schulterblatt geknetet. Dazu stellen Sie sich am besten hinter Ihren Partner und nehmen das fleischige Muskelgewebe mit beiden Händen zwischen den Daumen und die übrigen Finger. Heben Sie es leicht ab, so können Sie es besser bearbeiten. Sie massieren von außen nach innen, das heißt vom Schultergelenk zum Nacken hin. Wahrscheinlich wird dieser Bereich sehr verspannt sein, deshalb sollten Sie den Muskel anfangs mit weniger, danach mit mäßigem Druck kneten.

Zum Abschluß noch eine ganz besondere Wohltat: die Knöchelstreichung. Legen Sie eine zur Faust geballte Hand so auf den Schulter-Nacken-Bereich, daß die Fingerknöchel die Haut berühren. Streichen Sie nun mit leichtem Druck nach oben bis zum Haaransatz, danach öffnen Sie Ihre Hand, und lassen Sie die Fingerspitzen leicht auf der Haut zur Ausgangsstelle zurückgleiten. Die Bewegung können Sie 3mal wiederholen.

Danach gehen Sie zur Behandlung der anderen Seite über.

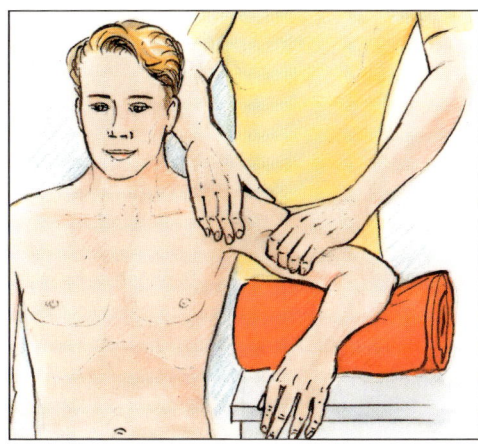

oder mit beiden Händen kneten

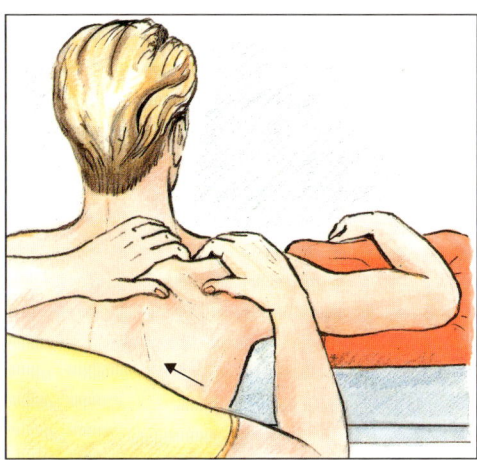

Die rückwärtige Schultermuskulatur kneten

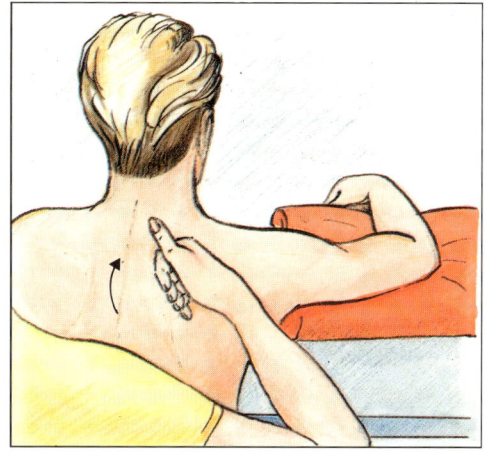

Knöchelstreichung dieses Bereichs

Die Massage des Rückens

Eine Rückenmassage hilft insbesondere bei allgemeiner Verspannung des mittleren und des unteren Rückens, beim Brust- und Lendenwirbelsäulensyndrom, bei Kreuzschmerzen während der Menstruation und der Schwangerschaft sowie bei Skoliose und Ischiasbeschwerden. Wenn Sie nervös und abgespannt sind, beruhigt und entspannt sie.

Lagerung: Ihr Partner liegt auf dem Bauch. Um eine Überstreckung im Bereich der Halswirbelsäule zu vermeiden, schiebt man eine Decke (ein Stück harten Schaumgummi) unter den Oberkörper; sie sollte etwa vom Beckenkamm bis zum Schlüsselbein reichen. Die Stirn ruht auf einer kleinen Rolle, der Kopf kann aber auch seitlich gelegt werden. Am besten ist es, wenn der Partner die Lage des Kopfes während der

Massage öfter wechselt: rechte Seite – Stirnlage – linke Seite, so kann man Verkrampfungen der Nackenmuskeln weitgehend vermeiden. Die Arme liegen ausgestreckt seitlich neben dem Körper. Zur Entspannung der Beinmuskulatur in Bauchlage werden die Unterschenkel in Höhe der Sprunggelenke durch eine Unterlage (zum Beispiel eine Nackenrolle) gestützt.

Behandlung: Die Rückenmassage wird mit einer Streichung über die ganze Rückenregion begonnen. Dazu legen Sie beide Hände mit den Fingerrückenflächen nach unten oberhalb des Kreuzbeins so auf, daß die Wirbelsäule mit ihren Dornfortsätzen dazwischenliegt. Streichen Sie mit etwas Druck rechts und links neben der Wirbelsäule nach oben bis zum Hinterkopf. Dort drehen Sie die Hände und streichen – mit den Handflächen nach unten – zum Kreuz-

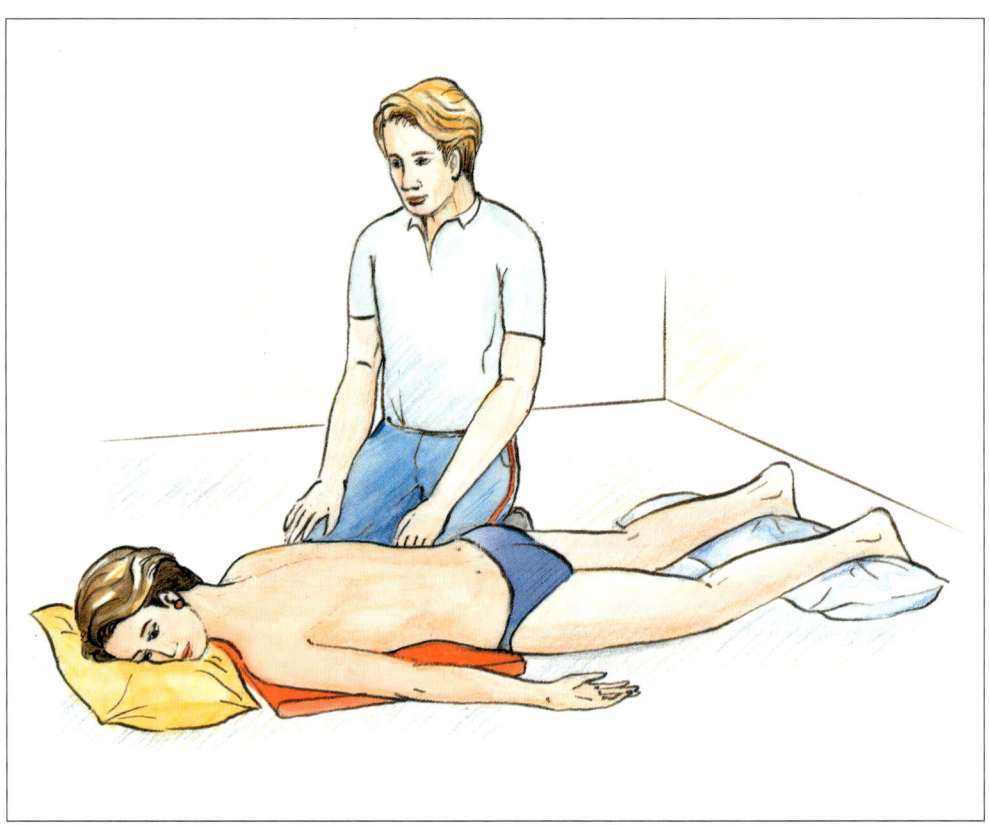

Grundposition bei der Rückenmassage

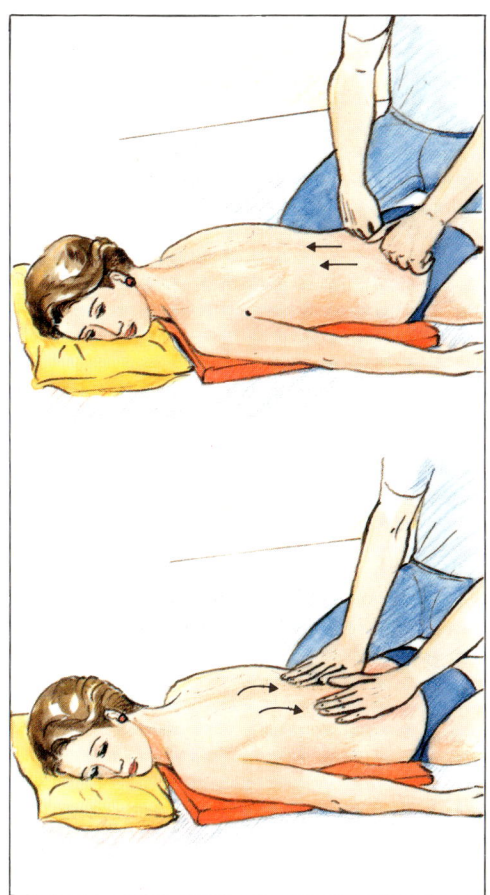

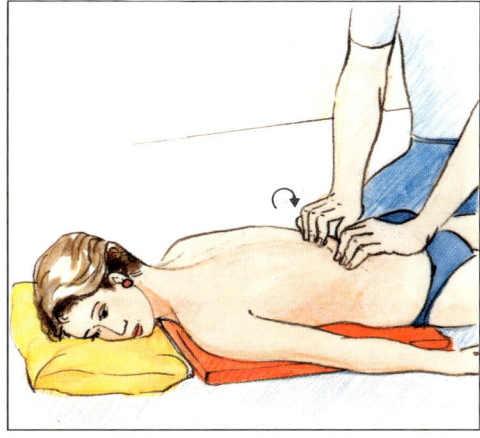

Fingerspitzenknetung des Rückens

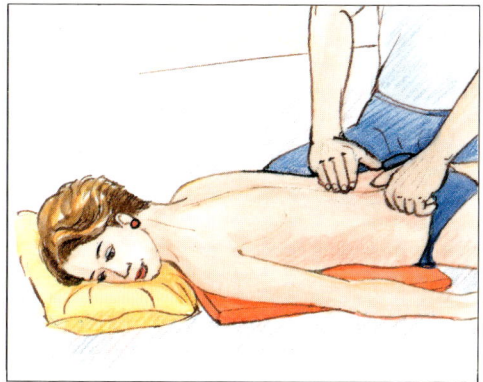

Mit den Fingerrückenflächen vom Kreuzbein bis zum Hinterkopf streichen; dort die Hände drehen und mit den Handflächen zurückstreichen

Mit den Knöcheln nach oben streichen, ...

bein zurück. Diese Grifftechnik soll mindestens 2mal wiederholt werden.

Ist die einleitende Streichung beendet, folgt die einseitige Massagebehandlung. Dazu müssen Sie beim Massieren der rechten Rückenhälfte links, beim Behandeln der linken Rückenseite rechts von Ihrem Partner stehen oder knien. Wegen der tiefen Lage und der besonderen Festigkeit der Rückenmuskulatur ist die Fingerspitzenknetung eine sehr wirkungsvolle Grifftechnik, um Verspannungen zu lösen. Die Behandlung wird zunächst aufwärts, dann abwärts mit Daumen und Fingern beider Hände durchgeführt, das heißt von der Lendenwirbel-

säule zur Halswirbelsäule und wieder zurück. Dazu heben Sie mit den Daumen und mit den übrigen Fingern ein Stück Muskel leicht an und kneten es kräftig durch. Lassen Sie sich dabei viel Zeit, und versuchen Sie, Muskelhärten genau zu spüren.

Es folgt nun die Massage der Rückenmuskulatur zwischen Hüfte und Schulterblatt. Beginnen Sie mit einer Fingerknöchelstreichung, da die vorhergehenden Griffe sehr intensiv und vermutlich sehr schmerzhaft waren. Legen Sie dazu Ihre zur Faust geballte Hand mit den Knöcheln auf den unteren Lendenbereich. Die andere, nicht massierende Hand liegt in Höhe der Taille.

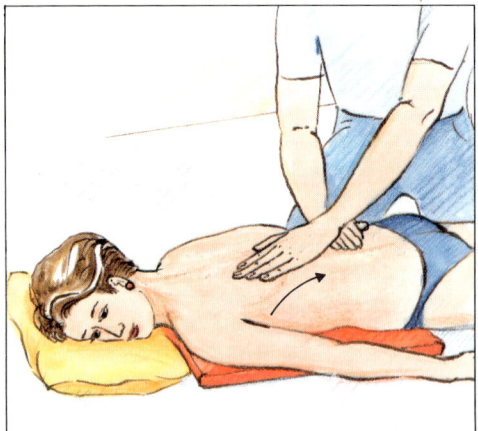

mit der Handinnenfläche nach unten gleiten

Streichen Sie nun aufwärts in Richtung der Achselhöhle. Dort öffnen Sie die Hand und fahren mit der Handinnenfläche zurück zur Ausgangsstelle im Lendenbereich. Diesen Vorgang wiederholen Sie 2mal.

Danach folgt wieder die intensive Fingerspitzenknetung mit beiden Händen. Das Gebiet wird zentimeterweise bis in Höhe der Achselhöhlen durchgearbeitet. Dort ist die Muskulatur in der Regel sehr fleischig, so daß Sie mit beiden Händen, nicht nur mit den Fingerspitzen kneten können.

Um lokale Muskelverhärtungen genau zu ertasten und aufzulösen, setzt man nun rechts und links neben der Wirbelsäule die ebenfalls sehr tiefenwirksame Muskelreibung ein. Sie beginnen am unteren Teil der Wirbelsäule (am Becken), legen die nicht massierende Hand immer vor die zu behandelnde Stelle, während die andere, aktive, mit dem Daumen kleine, spiralförmige Reibungen auf dem Muskel ausführt. Wenn Sie eine verhärtete Stelle entdeckt haben, lassen Sie Ihren Daumen genau dort kreisen. Falls die Stelle sehr schmerzt, lassen Sie sie zunächst aus und kehren später langsam wieder zu diesem Punkt zurück. Wenn Sie in Höhe des Schulterblattes sind, werden Sie vermutlich sehr viele dieser Knoten zu spü-

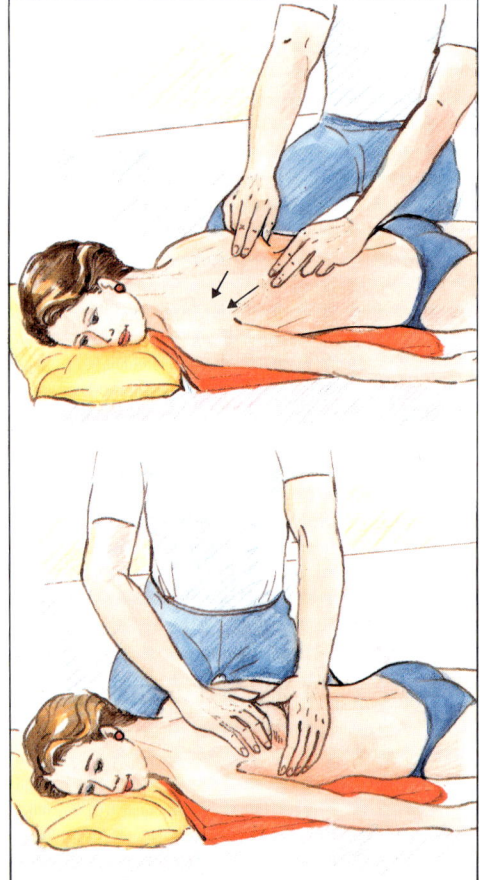

Die zweite Knetung entweder mit den Fingerspitzen (oben) oder mit den ganzen Händen durchführen (unten)

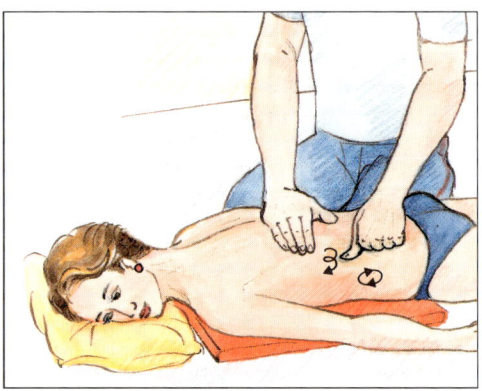

Spiralförmige und – wenn noch Verhärtungen zu spüren sind – kreisende Daumenbewegungen ausführen

ren bekommen. Schenken Sie diesem Bereich deshalb besonders viel Aufmerksamkeit und Zeit.

Den Abschluß der Rückenmassage bilden wieder die anfangs schon beschriebenen Knöchelstreichungen mit einer Hand (siehe Seite 138). Sie entspannen die Muskeln und erleichtern das Ableiten aufgestauter Stoffwechselschlacken.

Danach folgt die Massage auf der anderen Seite des Rückens.

Die Bindegewebsmassage für den Rücken

Die schon erwähnte Bindegewebsmassage (siehe Seite 124–127) ist eine sehr wirkungsvolle natürliche Heilmethode, die insbesondere zur Behandlung funktioneller Störungen eingesetzt und von speziell ausgebildeten Masseuren oder Physiotherapeuten ausgeführt wird. Eine Behandlung des Rückens in dieser Form hilft bei Kopfschmerzen, Menstruationsbeschwerden, Hexenschuß, Ischias sowie beim Hals-, Brust- und Lendenwirbelsäulensyndrom.

Lagerung: Der Zustand des Gewebes wird am besten beurteilt, wenn der zu Behandelnde auf einem Hocker sitzt. Sie selbst stehen direkt vor dem Rücken oder etwas seitlich davon. Bei der Behandlung des Becken- und des Gesäßbereichs nimmt Ihr Partner oder Ihre Partnerin die Bauch- oder die Seitenlage ein.

Behandlung: Bei fast allen Rückenbeschwerden sind auf der Körperoberfläche des Rückens deutliche Veränderungen zu sehen in Form von

⇨ *Einziehungen* verschiedener Größe im Bereich des Beckens, am Gesäß und am unteren Brustkorbrand;

⇨ *Eindellungen* flächiger Art im unteren Wirbelsäulenabschnitt, über dem Brustkorb und über den Schulterblättern.

Wenn Sie den Spannungsgrad des Unterhautgewebes und seine Verschiebbarkeit in

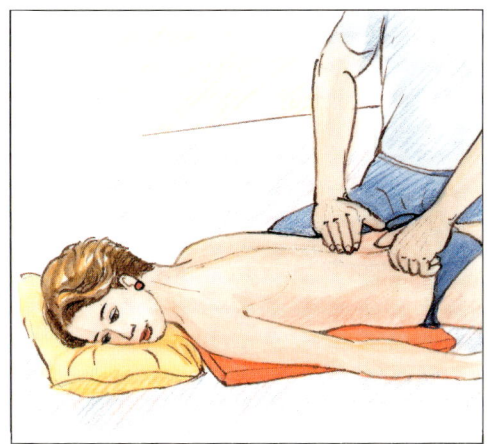

Abschließende Knöchelstreichung

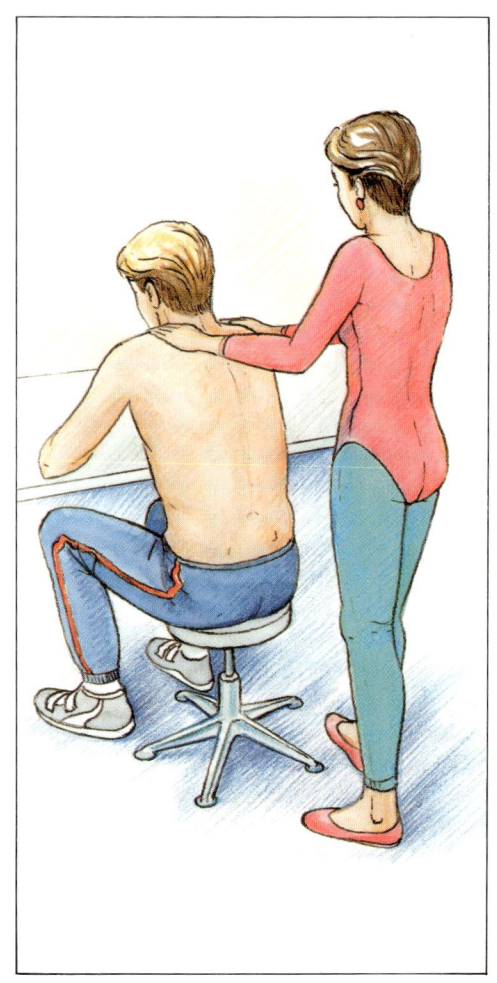

Grundposition bei der Bindegewebsmassage

141

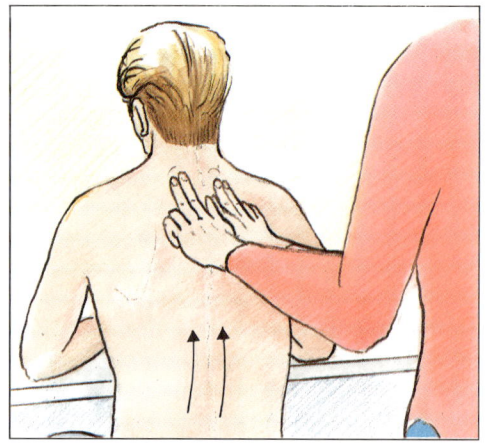

Mit den Fingerkuppen nach oben streichen

diesen Zonen prüfen möchten, sollten Sie folgendermaßen vorgehen:

Mit den Fingerkuppen des Mittelfingers und des Ringfingers streichen Sie am Kreuzbein beginnend, rechts und links der Wirbelsäule langsam mit mäßigem Druck nach oben bis zum Nacken.

Sollten Sie bei gleichmäßig fortlaufendem Streichen erhöhten Widerstand im Gewebe spüren (sogenannte Verschieblichkeitsunterschiede), dann streichen Sie langsamer oder beginnen nochmals etwas unterhalb dieser Zone. Mit diesen Längsstrichen auf beiden Seiten der Wirbelsäule können Sie sich

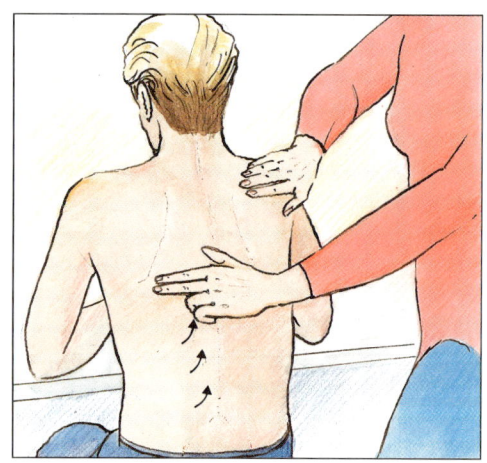

Kurze Querstriche zur Wirbelsäule hin

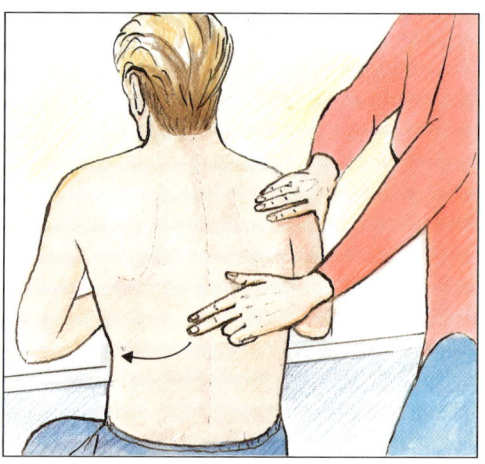

Lange Querstriche am unteren Brustkorbrand

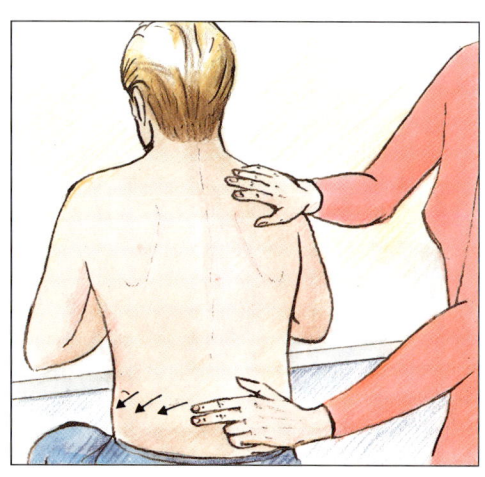

Lange Querstriche am Beckenrand

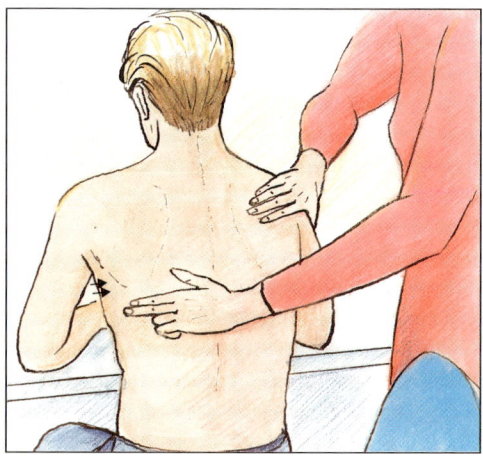

Breitere Querstriche im Rippenbereich

schon ein erstes Bild über den Spannungsgrad der Haut- und der Unterhautabschnitte
der Rückensegmente machen.
Die eigentliche Massage verläuft dann folgendermaßen:

⇨ Zunächst widmen wir uns wieder der
Muskulatur, die rechts und links der Wirbelsäule verläuft. Von ihrem äußeren Rand
zieht man kurze Querstriche schräg aufwärts zur Wirbelsäule hin.
⇨ Danach wird das Gewebe am Beckenrand mit langen Querstrichen massiert, und
zwar am Kreuzbein beginnend entlang des
Beckenkamms bis zur Hüfte.
Das Gewebe zwischen Becken und Wirbelsäule weist oftmals eine hohe Spannung auf,
die als Zeichen von Beschwerden in diesem
Bereich zu deuten ist. Deshalb sollten Sie
dieser Zone besonders viel Aufmerksamkeit
schenken, indem Sie dort nur kleine, kurze
Striche ziehen.
⇨ Nun wird das Gewebe im Bereich des
unteren Brustkorbrands mit langen Querstrichen massiert. Sie beginnen an der Wirbelsäule und folgen dem Verlauf der unter-
sten Rippen bis zur Taille.
⇨ Danach führen Sie im Bereich der Zwi-
schenrippenräume etwas breitere Querstriche aus, die entweder von der seitlichen
Brustwand zur Wirbelsäule oder auch umgekehrt verlaufen.
⇨ Wichtig ist auch die Massage des Gewebes um das Schulterblatt. Ziehen Sie die
Striche an seinem äußeren Rand entlang
nach oben in Richtung der Armkugel.
Das Gewebe auf dem Schulterblatt wird behandelt, indem Sie vom inneren Schulter-
blattrand in Richtung Oberarm streichen.
⇨ Die Bearbeitung des Halsgewebes erfolgt durch Streichen links und rechts der
Halswirbelsäule bis zum Haaransatz.

Nachdem sich Ihre Partnerin oder Ihr Partner auf den Bauch gelegt hat, kann mit der
intensiven Bearbeitung des Becken- und des
Gesäßbereichs begonnen werden. Die

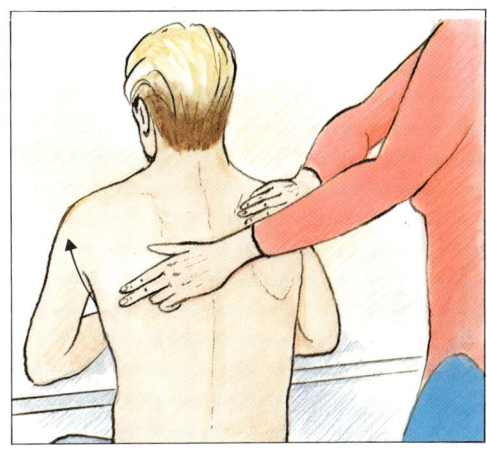

Striche rund um das Schulterblatt

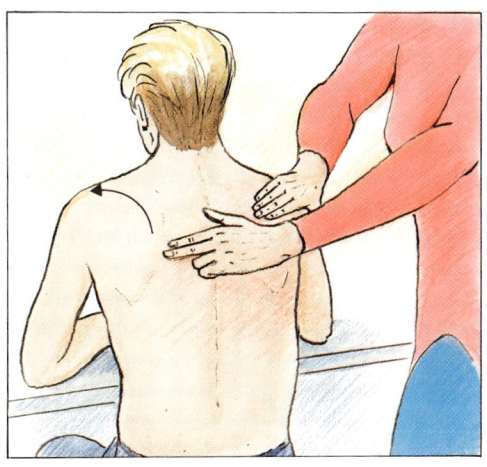

Striche auf dem Schulterblatt

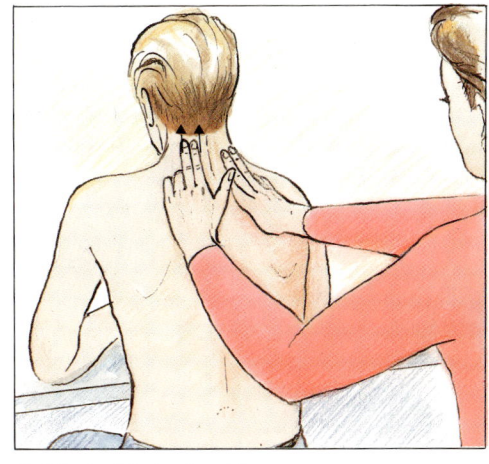

Striche im Nackenbereich

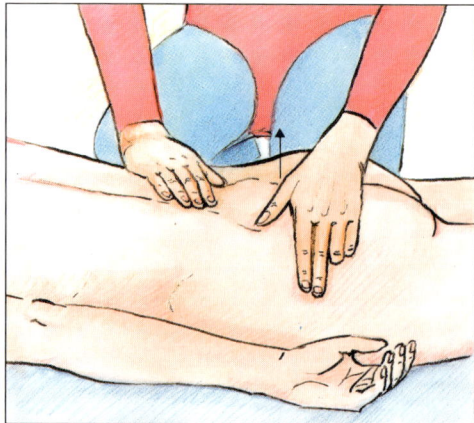

Lange Querstriche am Gesäß

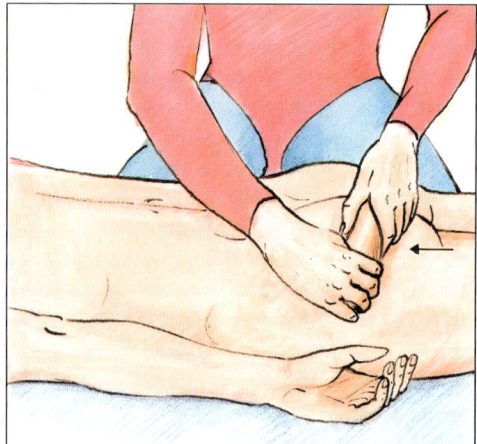

Rollungen am Gesäß (von unten nach oben)

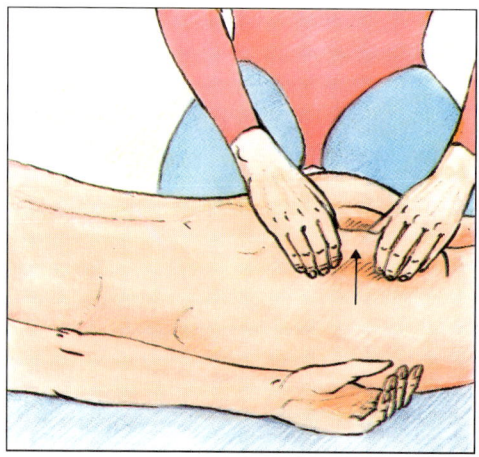

Rollungen am Gesäß (von außen nach innen)

Massage dieser Körperpartien wirkt reflektorisch bei allen Ischias- oder Menstruationsbeschwerden, aber auch bei Verdauungs- und Kreislaufstörungen:

⇨ Sie beginnen mit langen Querstrichen auf zunächst nur einer Gesäßhälfte. Streichen Sie dabei vom seitlichen Hüftbereich zur Gesäßmitte. Der Druck kann hier etwas stärker sein, da diese Muskulatur meist sehr dick ist. Beginnen Sie am unteren Gesäßrand, und arbeiten Sie nach oben, bis Sie den Beckenrand erreicht haben. Behandeln Sie im Anschluß die andere Gesäßhälfte.

⇨ Danach folgen die besonders wirksamen Rollungen, die man sowohl quer – vom unteren Gesäßrand zum oberen Beckenrand – als auch seitlich – vom Hüftbereich zur Gesäßmitte – ausführen kann.
Sie heben eine fleischige Hautfalte mit den Daumen und den übrigen Fingern ab und rollen sie langsam in die angegebene Richtung.
Anschließend massiert man die andere Gesäßhälfte.

Die Grifftechnik ist sehr intensiv und kann deshalb stechende Schmerzen hervorrufen. Ermutigen Sie Ihre Partnerin oder Ihren Partner, in diesem Fall schneller zu atmen und keinesfalls den Atem anzuhalten. Das Durcharbeiten dieser Körperpartie kann besonders für Frauen mit »Orangenhaut« (Cellulite) sehr schmerzhaft sein. Die Bindegewebsmassage ist hier jedoch besonders wirksam, da sie das Gewebe durchlässiger und besser verschiebbar macht.

Hinweis: Die Anwendung der Bindegewebsmassage auf einer funktionsgestörten Zone ruft normalerweise starke Hautreaktionen hervor, die von einer Färbung der Haut (hell- bis dunkelrot) bis zur Quaddelbildung reichen. Ist das Gewebe gesund, das heißt spannungsfrei, durchlässig und leicht verschiebbar, bleiben diese Wirkungen aus.

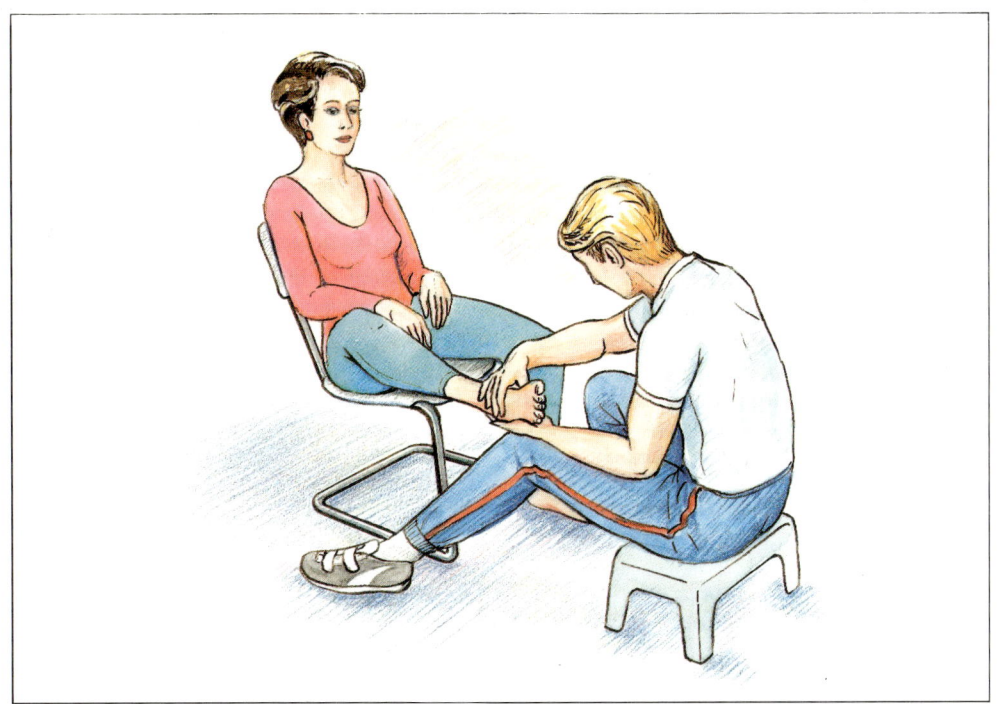

Grundposition bei der Fußreflexzonenmassage durch einen Partner ...

Die Fußreflexzonenmassage für den Rücken

Die Reflexzonenmassage der Füße ist ebenfalls eine natürliche Methode, um Rückenbeschwerden aller Art vorzubeugen oder diese auf reflektorischem Wege positiv zu beeinflussen. Meistens können Sie sich von einem in diesem Heilverfahren ausgebildeten Heilpraktiker massieren lassen. Inzwischen gibt es aber auch einige Masseure und Masseurinnen mit Zusatzausbildung, die nach dieser Methode arbeiten.

Lagerung: Bei einer Partnermassage sollte der zu Behandelnde bequem auf einem Sessel sitzen, die Füße sind gewaschen und nackt. Sie sitzen auf einem etwas niedrigeren Hocker vor Ihrem Partner oder Ihrer Partnerin.

Bei einer Selbstmassage setzen Sie sich auf einen bequemen Stuhl mit gerader Rückenlehne ohne Armstützen. Legen Sie den zu behandelnden Fuß auf den Oberschenkel des anderen Beins. In dieser Position können

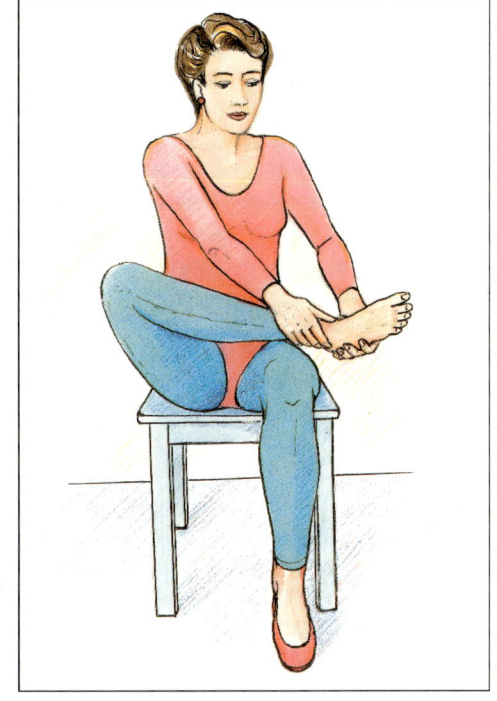

und bei der Selbstbehandlung

Sie relativ unverkrampft an den Fußzonen arbeiten.

Behandlung: Zunächst ist es wichtig, sich ein erstes Bild vom Zustand der Füße zu machen (der sogenannte *Sichtbefund*). Für Rückenleiden können auch Veränderungen am Knochengerüst der Füße verantwortlich sein. So wirkt sich beispielsweise ein *Senk- oder Plattfuß* reflektorisch nachteilig auf die gesamte Wirbelsäule aus. Die *Abknickung der Großzehe* im Grundgelenk, der sogenannte Hallux valgus, belastet durch Fernwirkung insbesondere die Halswirbelsäule und den Nacken.

Danach folgt der *Tastbefund,* der zum Beispiel bei Überprüfung der einzelnen Wirbelsäulenabschnitte folgendermaßen durchgeführt wird:

Umfassen Sie zunächst den rechten Fuß Ihrer Partnerin oder Ihres Partners mit Ihrer linken Hand stützend an der Ferse. Halten Sie den Fuß etwas seitlich, so daß Sie den Daumen Ihrer rechten Hand auf das Fußlängsgewölbe in Höhe der Reflexzone für den 1. Halswirbel legen können.

Massiert wird nun mit der »Raupengangtechnik« entlang des Fußlängsgewölbes von der Reflexzone des 1. Halswirbels bis zu der des Steißbeins.

Bei dieser Grifftechnik wird Druck mit der Daumenkuppe ausgeübt, indem man den

Daumen steil abwinkelt. Danach lassen Sie ihn zurück auf die Daumenbeere gleiten, schieben sie millimeterweise vor und winkeln sie wieder steif an, so daß die Kuppe zum Aufliegen kommt. Diese Grifftechnik wurde der Fortbewegungsart einer Raupe abgeschaut, wie der Name schon sagt, und sie gibt erste Hinweise auf empfindliche Stellen im Bereich der gesamten Wirbelsäule.

Wenn Sie ein schmerzendes Gebiet entdeckt haben, folgt die eigentliche Behandlung: Dazu legen Sie Ihre Daumenbeere auf die entsprechende Zone und führen dort kleine spiralförmige Bewegungen (Reibungen) aus. Oftmals lassen sich mit Hilfe der Daumenreibung auch die winzigen kristallinen Ablagerungen ertasten, die Sie dann mit ausleitenden Daumenstrichen nach oben (zur Herzzone oder zu den Lymphzonen hin) massieren können.

Sämtliche Reflexzonen der Wirbelsäule, der Gelenke und der Muskulatur des Körpers können, je nach Bedarf, aufgrund des Tast- und des Sichtbefundes mit Hilfe dieser drei Grifftechniken behandelt werden. Nehmen Sie sich für jeden Fuß mindestens 15 Minuten Zeit. Nach der Massage können Sie die Füße noch mit einem ätherischen Öl (siehe dazu Seite 132) einreiben und damit die Heilwirkung der Behandlung verstärken.

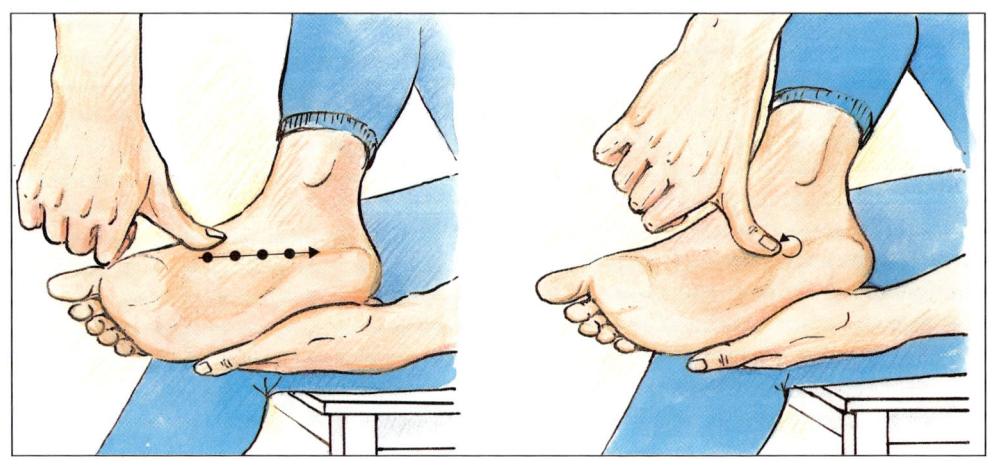

146   *Die Raupengangtechnik (links) und gezielte Reibungen (rechts)*

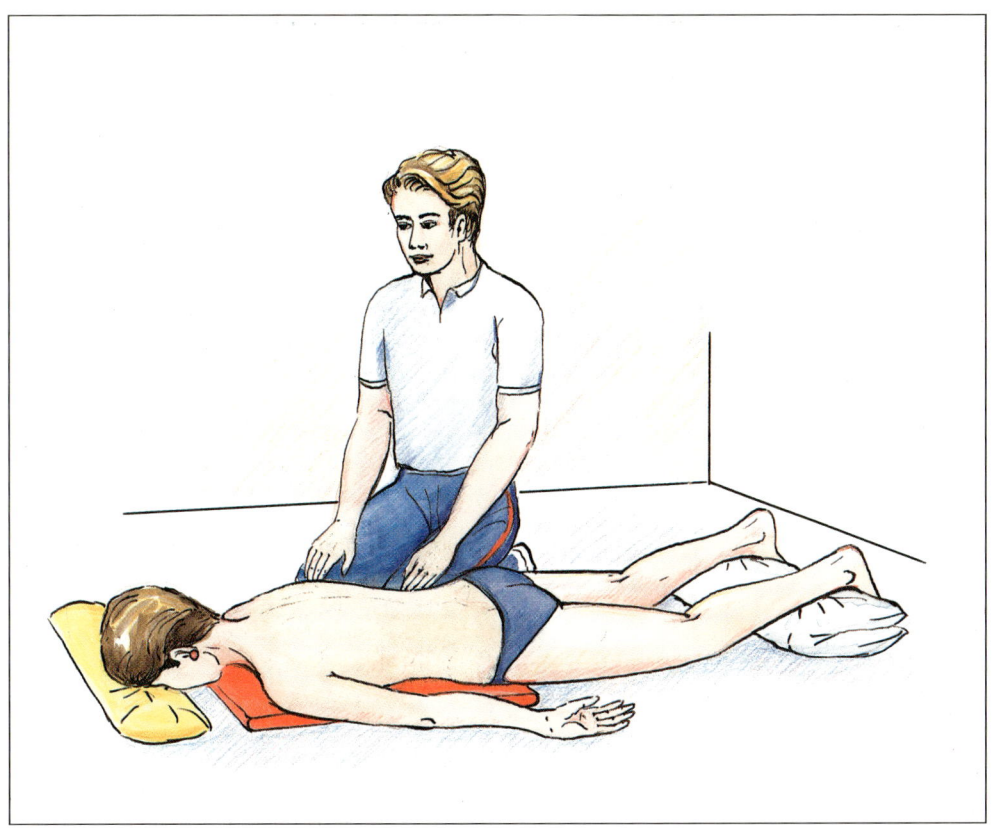

Grundposition bei der Shiatsu-Behandlung

Shiatsu und Akupressur für den Rücken

Beide fernöstlichen Techniken kennen eine Reihe von Druckpunkten, die zur Linderung akuter oder chronischer Schmerzzustände sowie zur Vorbeugung verschiedenster Rückenleiden dienen. Beide Heilmassagen werden wegen der fehlenden wissenschaftlichen Nachweisbarkeit ihrer Wirkung fast ausschließlich von Heilpraktikern oder naturheilkundlich orientierten Ärzten ausgeführt.

Akupressur und Shiatsu sind sehr gut als Selbsthilfemaßnahmen geeignet, da sie relativ einfach zu erlernen sind und keine unerwünschten Nebenwirkungen verursachen. Beim *Shiatsu* befinden sich insgesamt 24 Hauptpunkte auf der Muskulatur, die sich rechts und links neben der Wirbelsäule befinden.

Die Behandlung dieser Punkte soll insbesondere bei Rückenschmerzen, Bandscheibenverschiebungen, Ischias und gegen steife Schultern helfen. Durch Fernwirkung über das Nervensystem können auch viele Erkrankungen beeinflußt werden, die mit der Wirbelsäule selbst nichts zu tun haben, wie zum Beispiel Funktionsstörungen der Bauch- und der Brustorgane.

Lagerung: Der Partner oder die Partnerin liegt auf dem Bauch, unter den Fußgelenken befindet sich eine Nackenrolle. Die Arme befinden sich seitlich neben dem Körper, der Oberkörper ist unbekleidet.

Behandlung: Zuerst führen Sie kleine, sanfte Reibungen mit den Fingerkuppen der rechten Hand direkt auf die Wirbelsäule von unten (Kreuzbeinbereich) nach oben

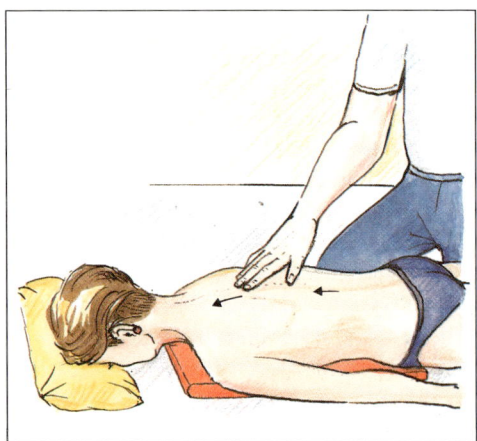

Sanfte Reibungen auf der Wirbelsäule

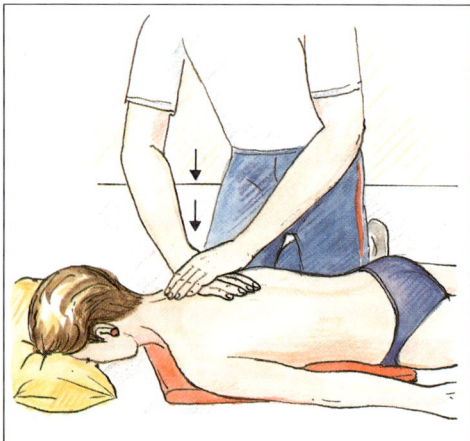

Druckmassage mit dem Kreuzgriff

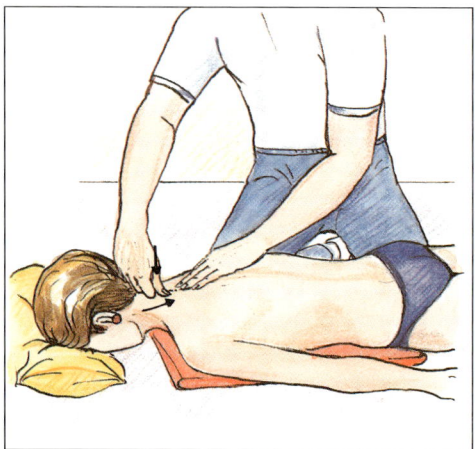

(bis zum 1. Halswirbel) aus. Dabei soll kaum Druck ausgeübt werden, die Fingerkuppen gleiten vielmehr leicht über die einzelnen Wirbel.

Danach legen Sie die rechte Hand flächig auf den oberen rechten Schulterbereich, während die linke Handfläche quer auf dem Handrücken der rechten Hand ruht. Mit diesem Kreuzgriff wird im Rhythmus mit der Atmung auf die beschriebenen Stellen entlang der Wirbelsäule gedrückt.

Beim Einatmen lassen Sie mit dem Druck nach, heben die Hände leicht an, so daß sie gerade noch Hautkontakt haben, beim Ausatmen verstärken Sie den Druck Ihrer Hände durch Vorbeugen Ihres Oberkörpers bei ausgestreckten Armen. Auf diese Weise behandeln Sie die gesamte Wirbelsäule vom Nacken abwärts bis zum Kreuzbein.

Anschließend massieren Sie zunächst die 12 Punkte auf einer Rückenseite mit der Zwei-Finger-Technik. Dabei beugen Sie den Zeigefinger an und legen ihn zusammen mit der Kuppe des gestreckten Daumens in Höhe des 1. Halswirbels auf den Muskel, der sich entlang der Wirbelsäule erstreckt. Die andere, nicht massierende Hand liegt mit der Innenfläche nach unten zwischen den beiden Schulterblättern. Üben Sie nun mit dem Daumen Druck aus, und verharren Sie eine Weise auf diesem Punkt. Nach etwa 10 Sekunden lassen Sie mit dem Druck nach und schieben den Daumen auf den nächsten Punkt, den Sie ebenfalls drücken. Arbeiten Sie sich auf diese Weise Punkt für Punkt nach unten bis zum 2. Lendenwirbel in Höhe des Beckenrandes vor.

Dort wechseln Sie die Seite und beginnen mit der Massage der anderen Rückenhälfte. Sollten die Punkte oder auch nur einige davon sehr schmerzhaft reagieren, lassen Sie mit dem Druck etwas nach, hören dann ganz auf, Druck auszuüben und beginnen anschließend nochmals, mit mäßigem Druck zu pressen.

Massage mit der Zwei-Finger-Technik

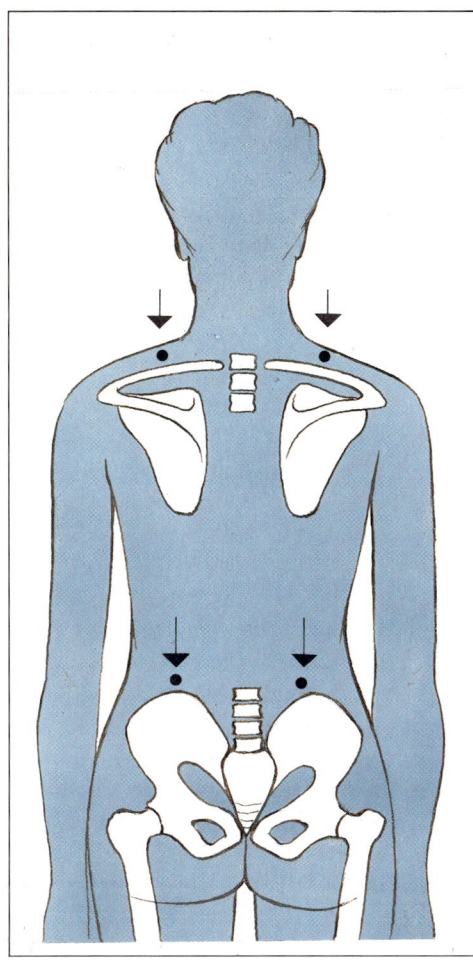

4 Spezialpunkte der Akupressur

Bei der *Akupressur* sind die Punkte ähnlich verteilt, jedoch gibt es ein paar Spezialpunkte, deren Behandlung besonders in akuten Fällen oder bei chronischen Rückenbeschwerden sehr wirksam ist.

Sowohl links als auch rechts befinden sich auf dem Beckenkamm solche Punkte, die bei Bandscheibenschäden und bei Beschwerden im Bereich der Lendenwirbelsäule behandelt werden. Sie werden *ka-te* genannt und können entweder von Ihnen selbst oder von einem Partner, einer Partnerin gedrückt werden.

Dazu üben Sie mit beiden Daumenballen starken Druck auf die angegebenen Stellen aus, und zwar 1 bis 2 Minuten lang, je nachdem wie stark die Beschwerden sind, wobei der Punkt auch mehrmals täglich akupressiert werden kann.

Sogenannte Harmonisierungspunkte liegen auf beiden Körperseiten in Höhe der Schultern. *Fei-yan* genannt, beeinflussen sie unter anderem die Halswirbelsäule; außerdem harmonisieren sie Verspannungen im Bereich des gesamten Schultergürtels, die durch Stauungen im Energiefluß hervorgerufen wurden.

Fassen Sie die Hautstellen zwischen Daumen und Zeigefinger, und pressen Sie die Punkte zunächst leicht, dann stärker. Die Behandlung kann mehrmals wiederholt werden; in den meisten Fällen klingen die Spannungsschmerzen rasch ab.

Ganz gleich, nach welcher Art Sie massiert wurden, genießen Sie das Gefühl danach, und vermeiden Sie es, nach der Behandlung gleich aufzustehen.

Register

Halbfette Seitenzahlen verweisen auf eine ausführliche Erläuterung des Begriffs, kursive Seitenzahlen auf Abbildungen.